U0352164

青少年特发性脊柱侧凸

手术计划方略

Principles of Surgical Plan for
Adolescent Idiopathic Scoliosis

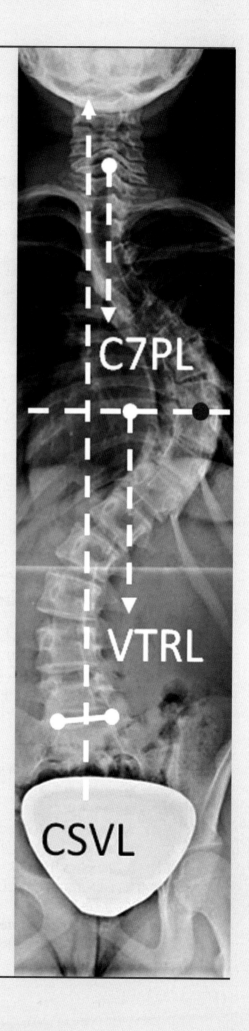

编　著

Hong Zhang，MD（美国）

Daniel J. Sucato，MD（美国）

B. Stephens Richards Ⅲ，MD（美国）

Texas Scottish Rite Hospital for Children，
2222 Welborn Street，
Dallas，TX 75219
United States

编写助理

Xiaobin Wang，MD（中国）
2013～2014，Spine Research Fellow
Texas Scottish Rite Hospital for Children

人民卫生出版社

图书在版编目（CIP）数据

青少年特发性脊柱侧凸手术计划方略 /（美）张宏，（美）苏卡托（Sucato, D.J.），（美）理查兹（Richards, B.S.）编著. —北京：人民卫生出版社，2015

ISBN 978-7-117-20212-1

Ⅰ. ①青…　Ⅱ. ①张…②苏…③理…　Ⅲ. ①青少年－脊柱畸形－外科手术　Ⅳ. ①R682.305

中国版本图书馆 CIP 数据核字（2015）第 011512 号

| 人卫社官网 | www.pmph.com | 出版物查询，在线购书 |
| 人卫医学网 | www.ipmph.com | 医学考试辅导，医学数据库服务，医学教育资源，大众健康资讯 |

青少年特发性脊柱侧凸手术计划方略

编　　著：Hong Zhang, MD（美国）
　　　　　Daniel J. Sucato, MD（美国）
　　　　　B. Stephens Richards Ⅲ, MD（美国）
出版发行：人民卫生出版社（中继线 010-59780011）
地　　址：北京市朝阳区潘家园南里 19 号
邮　　编：100021
E - mail：pmph @ pmph.com
购书热线：010-59787592　010-59787584　010-65264830
印　　刷：北京人卫印刷厂
经　　销：新华书店
开　　本：889×1194　1/16　印张：20
字　　数：499 千字
版　　次：2015 年 3 月第 1 版　2015 年 3 月第 1 版第 1 次印刷
标准书号：ISBN 978-7-117-20212-1/R·20213
定　　价：265.00 元

打击盗版举报电话：010-59787491　E-mail：WQ @ pmph.com
（凡属印装质量问题请与本社市场营销中心联系退换）

Hong Zhang（张宏），医学博士（Medical Doctor, M.D.），美国得克萨斯州苏格兰礼仪式儿童医院（Texas Scottish Rite Hospital for Children）脊柱研发中心主任，得克萨斯州大学西南医学中心（University of Texas Southwestern Medical Center）骨科副教授。毕业于中国天津医科大学，在中国天津市天津医院完成骨科医师培训。获国际骨矫形与创伤外科学会（SICOT）奖学金资助于意大利米兰市的盖氏骨矫形外科研究学院（Istituto Ortopedico Galeazzi）接受培训，后在美国得克萨斯州大学西南医学中心（University of Texas Southwestern Medical Center）骨科做研究学者（Research Fellow），是北美骨科研究学会（ORS）和北美脊柱侧凸学会（SRS）会员，*Spine*（《脊柱》）杂志审稿人。主要从事重度脊柱畸形，青少年特发性脊柱侧凸，小儿早发性脊柱畸形的临床及相关基础研究。在国际著名的骨科杂志上发表论文20余篇，在国际著名的骨科学术会议上发表论文演讲70余篇次。参与最新出版的脊柱外科教科书 *The Textbook of Spinal Surgery*（3rd Edition, 2011）的写作。连续两次获得SRS年会John H. Moe基础论文奖（John H. Moe Award），多次获得SRS、北美小儿骨科学会（POSNA）、北美脊柱畸形研究基金协会（CW&SD）的研究基金。在骨科及脊柱外科领域拥有美国发明专利四项。

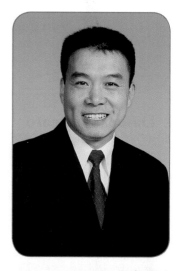

Hong Zhang（张宏）

Dr. Hong "Johnny" Zhang is the director of creative innovations for the Sarah M. and Charles E. Seay/Martha and Pat Beard Center for Excellence in Spine Research at TSRHC. He also serves as an associate professor in the department of orthopedic surgery at the University of Texas Southwestern Medical Center at Dallas. He earned his medical degree at Tianjin Medical University in Tianjin, China. He completed his orthopedic surgery residency at Tianjin Hospital in Tianjin, China. Dr. Zhang's research focuses on growth modulation for the correction of early onset scoliosis and developing instrumentation for surgical treatment of spinal deformities. Dr. Zhang has published many peer-reviewed scientific papers and holds four patents in the orthopedic field. Dr. Zhang has received numerous awards, including two Best Basic Science Awards form the Scoliosis Research Society and research awards from the Pediatric Orthopedic Society of North America and Chest Wall Spine Deformity Research Foundation. He is a member of the Orthopedic Research Society and the Scoliosis Research Society.

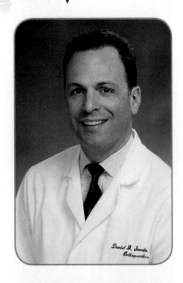

Daniel J. Sucato

Daniel J. Sucato，医学博士（Medical Doctor，M.D.），美国得克萨斯州苏格兰礼仪式儿童医院（Texas Scottish Rite Hospital for Children）全职骨科医生、医疗院长（Chief of Staff）、脊柱研究中心主任，得克萨斯州大学西南医学中心（University of Texas Southwestern Medical Center）骨科教授。毕业于美国纽约州立大学 Buffalo 医学院，并在 Buffalo 医学院完成骨科住院医师和相关基础研究培训，在美国得克萨斯州苏格兰礼仪式儿童医院完成小儿骨科和脊柱侧凸专科医师培训。获 2003 年北美脊柱侧凸学会（SRS）国际巡讲会员（International Traveling Fellows）。美国医学学会（American Medical Association）、北美小儿骨科学会（POSNA）、SRS、北美脊柱学会（NASS）、美国骨科医师学会（AAOS）会员。主要从事小儿骨科及脊柱畸形的临床及相关临床研究工作。在国际著名的骨科杂志上发表论文 100 余篇，参加学术著作写作 23 余部，在国际著名的骨科学术会议上发表论文演讲 150 余篇次。多次获得 SRS、POSNA 等学会最佳论文奖。国际著名 *JBJS*（《骨与关节杂志》）、*Spine*（《脊柱》）杂志、*Journal of Pediatric Orthopaedics*（《小儿骨科杂志》）、*Clinical Orthopaedic and Related Research*（《临床骨科及相关研究》）审稿人。

Dr. Dan Sucato is currently the chief of staff and has been on staff at Texas Scottish Rite Hospital for Children since he completed the Dorothy and Bryant Edwards Fellowship in Pediatric Orthopaedics and Scoliosis at TSRHC in 1998. He serves as Director of the Sarah M. and Charles E. Seay/Martha and Pat Beard Center for Excellence in Spine Research. He graduated magna cum laude from Canisius College in Buffalo, New York. Dr. Sucato received his medical degree (magna cum laude) and a Master of Science degree in biophysics from the State University of New York at Buffalo School of Medicine, where he also completed his general surgery internship, orthopaedic surgery residency and basic science research fellowship. He served as one of three International Traveling Fellows for the Scoliosis Research Society in 2003. During this three-week fellowship, Dr. Sucato delivered research presentations, studied and discussed complex cases, observed surgeries at centers throughout Europe and collaborated with international spine experts. Dr. Sucato is widely published in pediatric orthopaedics with a focus in the areas of spinal deformity and and hip conditions and has delivered dozens of presentations worldwide. He is a professor in the department of orthopaedic surgery at The University of Texas Southwestern Medical Center at Dallas and is an active staff member at Children's Medical Center Dallas. Dr. Sucato is a member of the American Medical Association; the Texas Medical Association; the Scoliosis Research Society; the North American Spine Society; the Pediatric Orthopaedic Society of North America; and the American Academy of Orthopaedic Surgeons. Dr. Sucato is a reviewer for the *Journal of Pediatric Orthopaedics* and the *Clinical Orthopaedics and Related Research*, and a consultant reviewer for *Spine*, Spinal Deformity *The Journal of Bone and Joint Surgery* and the *Journal of Spinal Cord Medicine*.

B. Stephens Richards Ⅲ，医学博士（Medical Doctor，M.D.），现任美国得克萨斯州苏格兰礼仪式儿童医院（Texas Scottish Rite Hospital for Children）首席医疗官（Chief Medical Officer），得克萨斯州大学西南医学中心（University of Texas Southwestern Medical Center）骨科教授。毕业于美国圣路易斯大学医学院，在犹他州大学医学院完成骨科住院医师培训，于1987年在美国得克萨斯州苏格兰礼仪式儿童医院（Texas Scottish Rite Hospital for Children）完成小儿骨科和脊柱侧凸专科医师培训。参与北美脊柱侧凸学会（SRS）的很多工作，并担任2012年度SRS主席。北美小儿骨科学会（POSNA）会员，并担任2009年度POSNA主席。国际著名的 *Journal of Pediatric Orthopaedics*（《小儿骨科杂志》）编委，*Spine*（《脊柱》）和 *Spine Deformity*（《脊柱畸形》）的顾问审稿人。美国骨科学会（American Orthopaedic Association）、美国骨科医师学会（AAOS）、美国医学学会（American Medical Association）、达拉斯地区医学会（Dallas County Medical Society）、得克萨斯州医学会（Texas Medical Association）会员。

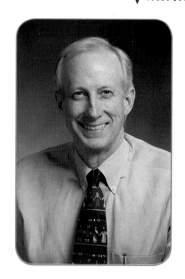

B. Stephens Richards Ⅲ

Dr. Steve Richards is currently the Chief Medical Officer at Texas Scottish Rite Hospital for Children, and Professor of Orthopaedic Surgery at the University of Texas Southwestern Medical Center. Dr. Richards earned his medical degree at St. Louis University School of Medicine, completed his surgical internship at the University of California, San Diego, and his residency in orthopaedic surgery at the University of Utah. He completed the Harrington Fellowship of Pediatric Orthopaedics and Scoliosis at Texas Scottish Rite Hospital for Children in 1987. He has been very involved with the Scoliosis Research Society, having served as its President in 2012. He served as President of the Pediatric Orthopaedic Society of North America in 2009. He is on the editorial board of the *Journal of Pediatric Orthopaedics* and is a consultant reviewer for the journals Spine Deformity and Spine. Dr. Richards is a member of the American Orthopaedic Association; the American Academy of Orthopaedic Surgeons; the American Medical Association; the Dallas County Medical Society; and the Texas Medical Association.

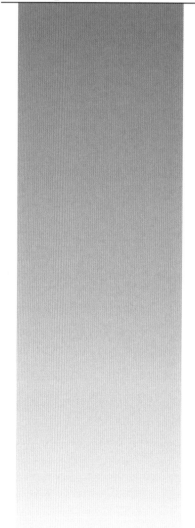

B. Stephens Richards III

　　这是一本关于青少年特发性脊柱侧凸（AIS）手术计划方法与策略的书，重点讲述青少年特发性脊柱侧凸影像学的测量与分析，以及外科手术方案的制订。脊柱畸形由于变化多样，经常给脊柱外科医师一种复杂、神秘、高不可攀的感觉。相对于其他脊柱畸形，AIS 规律性较强，从认识 AIS 入门，可以让广大读者更清楚地认识畸形的脊柱，更好地了解其他类型的脊柱畸形。本书对 AIS 的基本治疗理念全部以实例 X 线片的形式进行清晰详细的阐述，对一些复杂和学术界尚有争议的问题进行分析归纳，并以简单的方式予以解答。

　　本书内容大体上分为两部分：第一部分对与 AIS 有关的基本概念、测量方法及其临床意义用准确的语言和 X 线片进行讲解。题目的设计和 X 线片的编排都力求简单一致，便于读者阅读。第二部分，本书从近 600 例的 AIS 病例中精选出 50 余例各种类型的典型病例，以 Lenke 分型为基础，对每一例进行细致的影像学测量与分析，结合患者的临床表现对诊断、分型及手术方案等进行深入浅出的讲解，针对每一例的特点和问题进行点评式的讨论，并参照术后长期随访的结果对最初手术方案的制订进行反思和评估。列举的病例中既有成功的经验，也有失败的教训。通过对临床实际病例的测量、分析和讨论，加深读者对 AIS 基本概念的认识，解答临床工作中的疑惑，提高骨科医师和脊柱外科医师对脊柱畸形的研究兴趣。

　　在这里我要特别感谢美国得克萨斯州苏格兰礼仪式儿童医院（Texas Scottish Rite Hospital for Children，TSRH），感谢她用近百年时间积累起来的科学、严谨、务实、开放的学术精神和对患者无微不至的人文关怀理念。感谢我们的患者，是他们教会了我们。我还要感谢"中国-美国 TSRH 骨科医师联合会"，他们进行了许多开创性的工作。中国骨科与美国 TSRH 有着超过 25 年的学术交流与合作。在过去的 25 年里，超过 70 位中国脊柱外科和小儿骨科医师到 TSRH 交流培训，近 300 位中国骨科医师到 TSRH 参观访问。TSRH 全职的骨科医师中有 60% 以上的医师到过或多次到过中国进行学术交流和访问。我非常珍惜这中美之间在骨科领域史无前例的学术交流与合作，希望这种合作能持续下去，最终使两国的患者受益。

Hong Zhang（张宏）

2014 年冬，美国达拉斯

目　录

Ⅰ　青少年特发性脊柱侧凸的影像学测量与分析原理

Ⅱ 青少年特发性脊柱侧凸的诊断依据及分型

I 青少年特发性脊柱侧凸的影像学测量与分析原理

Principles of Surgical Plan for
Adolescent Idiopathic Scoliosis

青少年特发性脊柱侧凸患者的影像学检查

　　X 线片是目前评价脊柱畸形的最佳影像学检查工具,高质量的正侧位 X 线片,能够清晰地显示骨性结构,以便于对畸形进行测量和评估。

　　正侧位 X 线片规格大小为 14×36 英寸(1 英寸 = 0.0254 米,图 1),投照距离为 72 英寸(图 2)。正位片要求上端包括下颌,下端包括股骨头,两侧包括整个胸廓和髂骨的外缘。侧位片要求上端包括颈 1(C1),下端包括股骨头,两侧包括整个躯干。

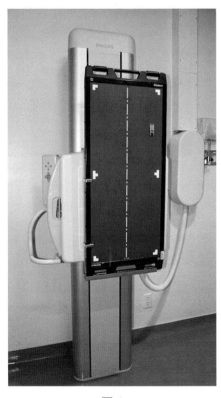 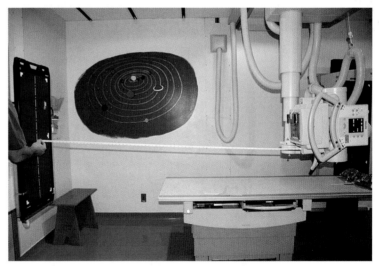

图1 图2

　　脊柱畸形的正位 X 线片均为后前位,即患者面对投照板,X 线光束自患者后方射入。这样做的目的一是为了减少 X 线对甲状腺、胸腺、性腺的损害;二是便于读片,脊柱畸形 X 线片的左侧为患者的左侧,右侧为患者的右侧,这样的影像与临床医生从后面评估患者的背部畸形以及后路手术的视野相对应。

拍摄 X 线片的姿势要求

　　正位片(图3,图4):患者站立位,赤足,双脚分开与肩同宽,双膝、髋关节自然伸直,双肩

3

放松，双手自然下垂于身体两侧，下颌抬平，双眼平视前方。

　　侧位片（图5，图6）：同样方法站立，双臂屈肘呈90°，水平举于胸前。主弯的凸侧在投照板侧，X线光束自主弯的凹侧射入，以获得高质量的侧位片。

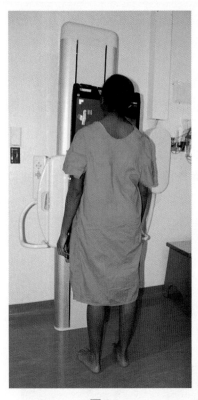 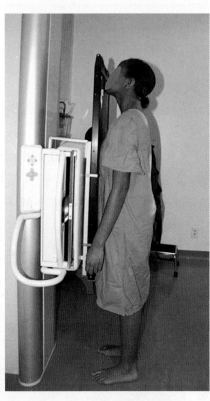 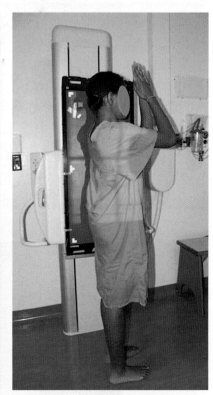

图3   图4   图5

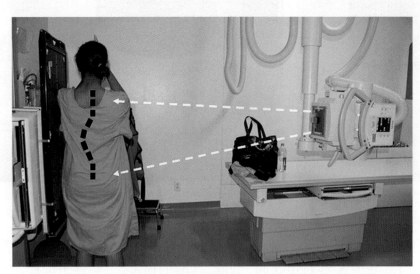

图6

　　注意消除下肢不等长对脊柱带来的影响，如果双下肢的长度差大于2cm，拍片时应垫高短侧下肢使骨盆保持水平。图7和图8显示，同一名患者双下肢不等长引起骨盆倾斜，34°腰弯并伴有明显的椎体旋转。将左下肢垫高3cm以后，骨盆水平，腰弯减少到12°。

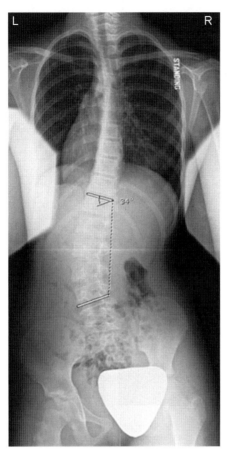

图7

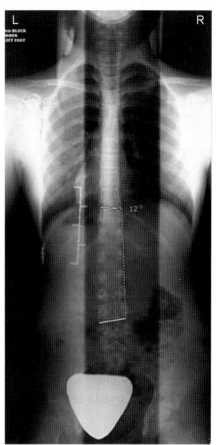

图8

放射线防护

特发性脊柱侧凸患者以青少年、女性多见，在整个的治疗过程中将要接受多次X线检查。已有研究报道了脊柱侧凸患者乳腺癌[1]和甲状腺癌[2]的发生率明显增加，研究者将其归咎于影像学检查带来的放射暴露。

避免不必要的影像学检查是减少放射暴露的关键。患者在第一次就诊拍摄X线片时，不采取任何遮挡（图9，图10），以免遗漏病变。第一次检查时拍摄脊柱全长的正侧位X线片，以观察冠状面和矢状面的畸形。患者复诊时观察脊柱畸形的进展和变化，通常只需要拍摄一张正位（侧凸患者）或者侧位（后凸患者）X线片，并且对甲状腺、性腺和乳腺进行保护，以减少放射暴露（图11）。

性腺防护板（图12）：拍片时给患者戴在身上，注意男性和女性防护板的方向和位置不同。女性患者防护板的基底部朝上，尖部朝下且位于臀裂（尾骨尖）的上方（图13），主要用于保护卵巢。男性患者防护板的尖部位于臀裂（尾骨尖）的上方，基底部朝下（图14），主要用于保护睾丸。

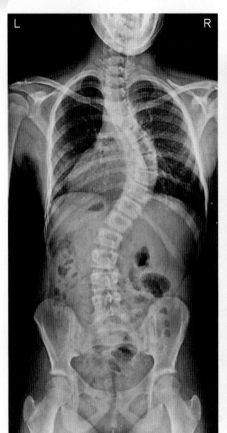

图 9

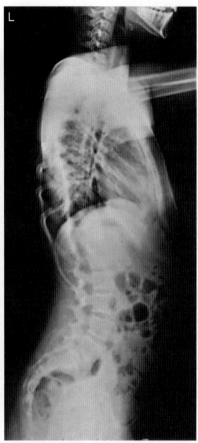

图 10

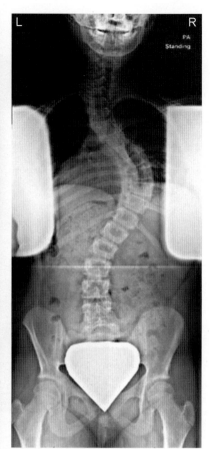

图 11

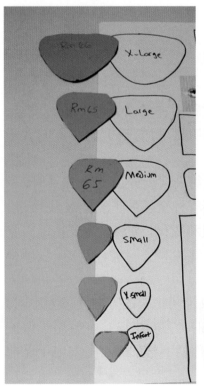

图 12

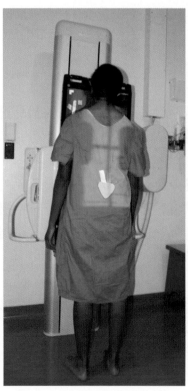

图 13

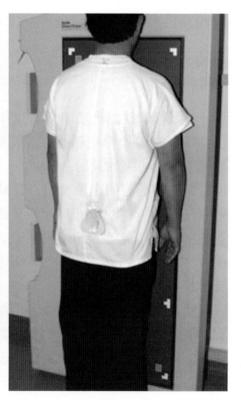

图 14

甲状腺防护板（wedge filter）：置于球管上（图15，图16）。

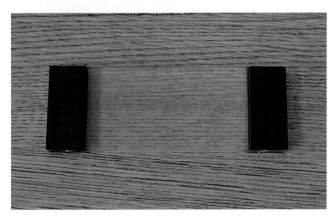 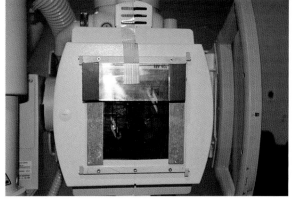

图 15   图 16

乳腺防护板：置于球管上，遮住肺的外侧 1/2 部分（图17，图18）。

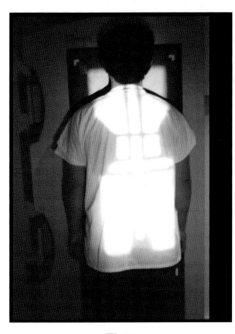 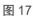 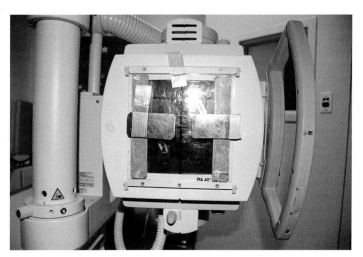

图 17   图 18

侧位片需对甲状腺和胸腺进行保护（图19，图20）。

脊柱侧凸患者需要接受手术治疗时，术前拍摄仰卧位的左右侧屈位（Bending）X 线片，以确定畸形的柔韧性和制订手术方案。

仰卧位右侧 Bending 像的检查方法：患者仰卧，左臂绕过头顶，右臂屈曲，右手背贴在右侧面颊部，双眼直视天花板（图21）。检查者佩戴放射线防护服位于患者右侧，为患者放置性腺防护板，确认患者头部为中立位（图22）。检查者左手握住患者左手，右手握住左侧小腿中下 1/3 处，用力做屈曲牵拉，直至患者完全屈曲拍片。整个屈曲牵拉过程，患者躯干及头部不能有任何的扭转，躯干背部平贴检查板（图23）。同样的方法向左是仰卧位左侧 Bending 像的检查方法（图24）。

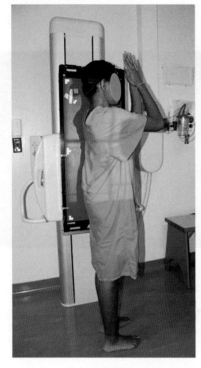
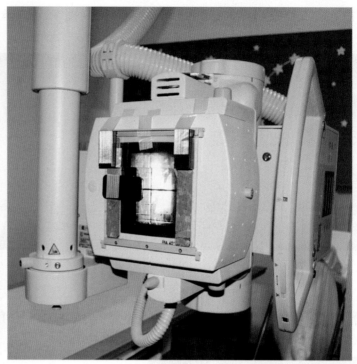

图 19　　　　　　　　　　　　　　　图 20

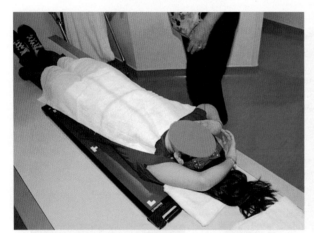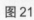
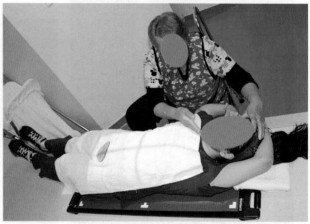

图 21　　　　　　　　　　　　　　　图 22

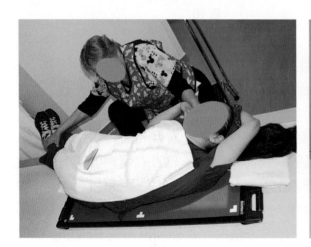
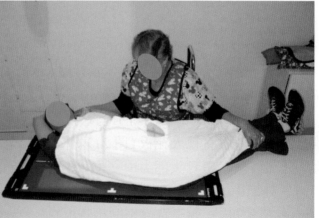

图 23　　　　　　　　　　　　　　　图 24

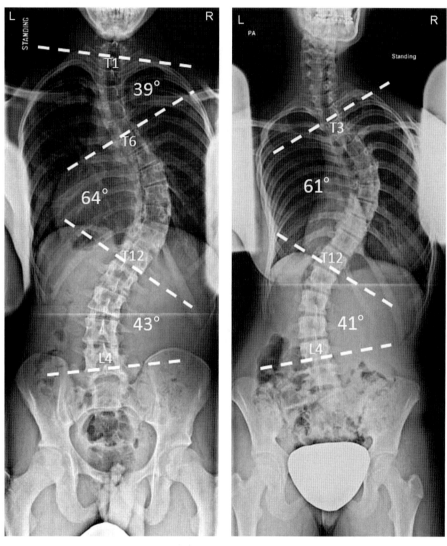

图 1   图 2

　　站立位 X 线片上，侧弯头侧和尾侧倾斜角度最大的椎体，即 Cobb 角端椎（end vertebrae，EV）。沿上端椎的上终板和下端椎的下终板各画一条直线，两线的夹角或者其垂直线的交角，即 Cobb 角。Cobb 角度数的测量存在 3°～5°的个体误差。

　　图 1：上胸弯（proximal thoracic，PT）T1-T6、主胸弯（main thoracic，MT）T6-T12、腰弯（lumbar，L）T12-L4 分别为 39°、64°、43°。

　　图 2：主胸弯 T3-T12、腰弯 T12-L4 分别为 61°、41°。

03 端椎的选择

主胸弯上端椎(upper end vertebra, UEV)的选择

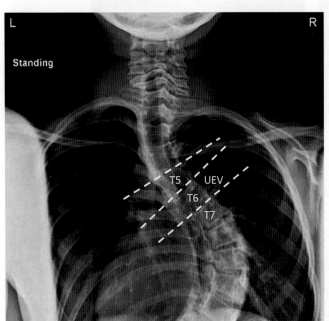

图1

主胸弯上端倾斜度最大的椎体即为主胸弯UEV。主胸弯UEV下椎间隙应向主胸弯凸侧张开,主胸弯UEV上椎间隙应向主胸弯凹侧张开。

图1:将相邻几个椎体的上终板连续画线,与水平线夹角最大的椎体(T6)即为主胸弯的UEV。

当上端椎区出现两个平行的椎体(即平行的椎间隙)时,主胸弯UEV应选择平行椎间隙头侧端的椎体。

图2:T4与T5两个椎体平行,其椎间隙平行,主胸弯UEV应选在平行T4-T5椎间隙头侧端的椎体T4。主胸弯UEV(T4)以上的椎间隙(T3-T4椎间隙),向主胸弯凹侧张开(箭头),T5以下的椎间隙(T5-T6椎间隙),向主胸弯凸侧张开。

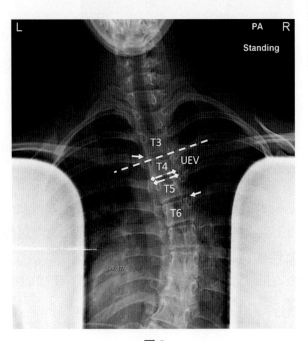

图2

主胸弯下端椎（lower end vertebra，LEV）的选择

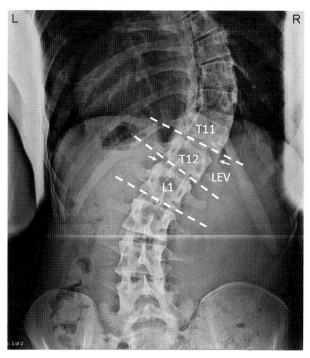

图3

主胸弯下端倾斜度最大的椎体即为主胸弯 LEV。主胸弯 LEV 上椎间隙向主胸弯凸侧张开，主胸弯 LEV 下椎间隙向主胸弯凹侧张开。

图3：将相邻几个椎体的下终板连续画线，与水平线夹角最大的椎体（T12）即为主胸弯的 LEV。主胸弯 LEV（T12）上方椎间隙（T11-T12）向主胸弯凸侧张开（箭头），下方椎间隙（T12-L1）向主胸弯凹侧张开（箭头）。

当主胸弯下端椎区出现两个平行的椎体（即平行的椎间隙）时，主胸弯 LEV 应选择平行椎间隙尾侧端的椎体。

图4：T11 与 T12 两个椎体平行，其椎间隙平行，主胸弯 LEV 为平行 T11-T12 椎间隙尾侧端的椎体 T12。T11 以上的椎间隙（T10-T11 椎间隙）向主胸弯凸侧张开（箭头），主胸弯 LEV（T12）以下的椎间隙（T12-L1 椎间隙）向主胸弯凹侧张开（箭头）。

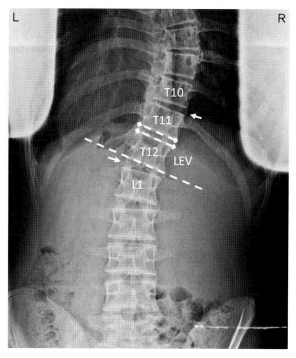

图4

胸腰弯 / 腰弯 LEV 的选择

胸腰弯 / 腰弯下端倾斜度最大的椎体即为胸腰弯 / 腰弯 LEV。胸腰弯 / 腰弯 LEV 上椎间隙向胸腰弯 / 腰弯凸侧张开，胸腰弯 / 腰弯 LEV 下椎间隙向胸腰弯 / 腰弯凹侧张开。

图 5：将相邻几个椎体的下终板连续画线，与水平线夹角最大的椎体（L3）为胸腰弯的 LEV。胸腰弯 LEV（L3）上方椎间隙（L2-L3）向胸腰弯凸侧张开，下方椎间隙（L3-L4）向胸腰弯凹侧张开。

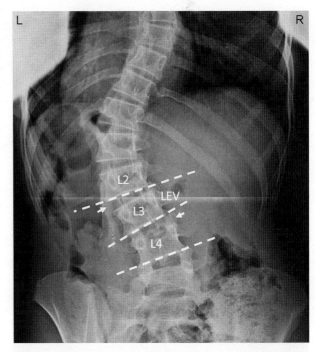

图 5

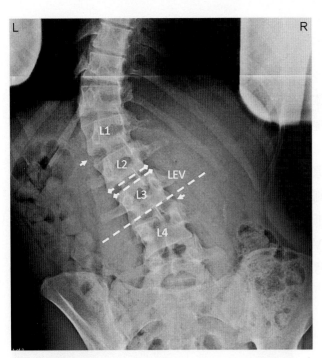

图 6

当下端椎区出现两个平行的椎体（即平行的椎间隙）时，胸腰弯 / 腰弯 LEV 应选择平行椎间隙尾侧端的椎体。

图 6：L2 与 L3 两个椎体平行，其椎间隙平行，LEV 为平行 L2-L3 椎间隙尾侧端的椎体 L3。L2 以上的椎间隙（L1-L2）向胸腰弯凸侧张开（箭头），胸腰弯 LEV（L3）以下的椎间隙（L3-L4）向胸腰弯凹侧张开。

准确地选择 Cobb 角的 UEV 和 LEV 对 Cobb 角的测量和手术融合节段的确定非常重要。

骶骨中垂线（center sacral vertical line，CSVL）是分析脊柱侧凸时最重要的一条线，堪称生命线，准确地画出 CSVL 对特发性脊柱侧凸的分型和手术方案的制订都至关重要。

CSVL 是经过 S1 上缘的中点垂直于水平地面方向向上的直线。画法：1）连接 S1 左右上关节突内侧缘（黄色箭头）与 L5 左右下关节突内侧缘的交点 A 和 B 画一条线段 AB；2）经过直线 AB 的中点画一条与水平地面垂直，方向向上的直线即为 CSVL（图 1）。CSVL 是有方向的，即由尾侧端指向头侧端。CSVL 永远和水平地面垂直，当骶骨有倾斜时，CSVL 和骶骨上缘并不垂直（图 2）。在脊柱侧凸 X 线片分析时，如果 CSVL 线条的粗细影响了对畸形的分析和测量，可将 CSVL 线想象成最细。

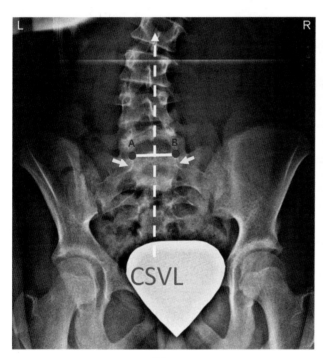

图 1

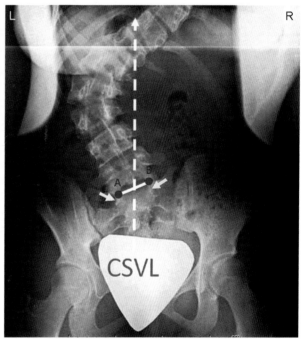

图 2

颈 7 铅垂线

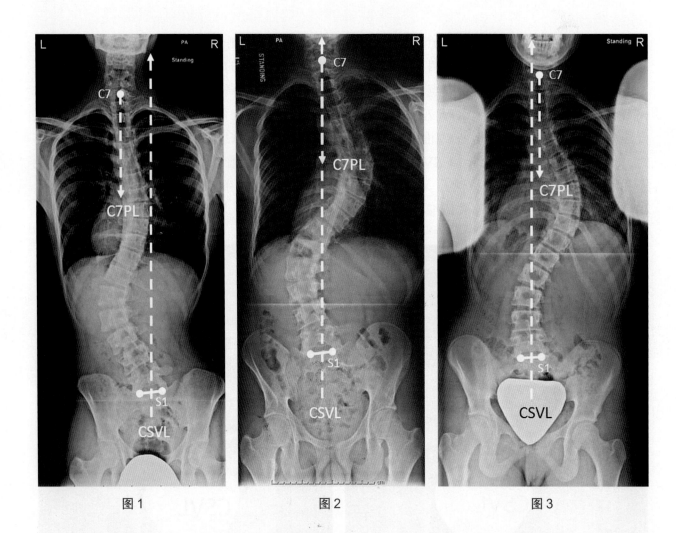

图 1　　　　　　　　　　图 2　　　　　　　　　　图 3

　　颈 7 铅垂线（C7 plumb line，C7PL）是经 C7 椎体中点垂直向下的直线。C7PL 可能位于 CSVL 的左侧（图 1），与 CSVL 重叠（图 2），或位于 CSVL 右侧（图 3）。C7PL 是脊柱畸形冠状面测量与分析时非常重要的一条线，它与 CSVL 的位置关系用来定义冠状面是否有失平衡。

主弯顶椎的选择

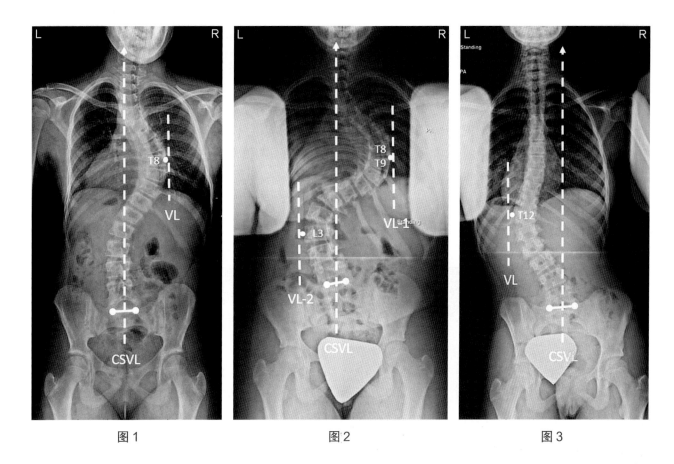

图1　　　　　　　　　图2　　　　　　　　　图3

　　顶椎（apex）是整个弯曲范围内距离骶骨中垂线（CSVL）最远、最水平、旋转程度最大、楔形变最明显的椎体。顶椎有时候也可以是椎间盘。

　　方法：画一条与 CSVL 平行的垂线（vertical line，VL），由 X 线片边缘向 CSVL 靠近，最先触碰到的椎体或椎间盘，即为顶椎。

　　图1：结构性主胸弯，顶椎为 T8。

　　图2：胸腰双主弯，主胸弯的顶椎为 T8-T9 椎间盘，腰弯的顶椎为 L3。VL-1 是自右向 CVSL 靠近的垂线，VL-2 是自左向 CVSL 靠近的垂线。

　　图3：胸腰弯顶椎为 T12。

07 椎体旋转的评估

Nash-Moe 是临床中测量脊柱侧凸椎体旋转（vertebral rotation）最常用的方法。它是通过观察和测量正位 X 线片中椎体凸侧和凹侧椎弓根的位置变化来评估椎体的旋转程度，共分为 5 级：

0 级：双侧椎弓根对称，椎体无旋转。

1 级：凸侧椎弓根开始向椎体中线偏移，凹侧椎弓根与椎体凹侧缘重叠。

2 级：凸侧椎弓根移至椎体中线与凸侧缘之间 2/3 处，凹侧椎弓根正在消失。

3 级：凸侧椎弓根移至椎体中线处，凹侧椎弓根完全消失。

4 级：凸侧椎弓根移位超过椎体中线，凹侧椎弓根完全消失。

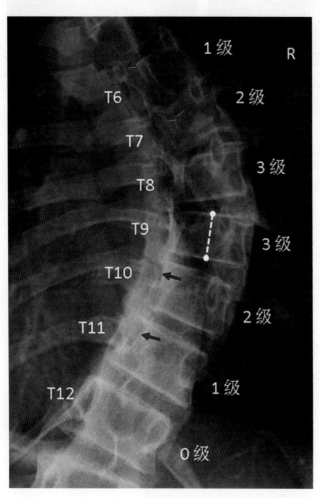

图1

图 1：右侧胸弯，Nash-Moe 椎体旋转评估：T12 为 0 级，双侧椎弓根对称；T11 为 1 级，凸侧椎弓根开始向椎体中线移动，凹侧椎弓根与 T11 椎体凹侧缘重叠（红箭头）；T10 为 2 级，凸侧椎弓根移至椎体中线与凸侧缘之间 2/3 处，凹侧椎弓根正在消失（红箭头）；T9 为 3 级，凸侧椎弓根移至椎体中线与凸侧缘之间 3/3 或中线处，凹侧椎弓根完全消失。

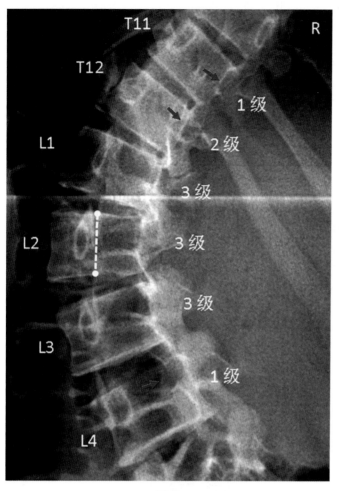

图 2

图 2：左侧腰弯，Nash-Moe 椎体旋转评估：T11 为 1 级，凸侧椎弓根开始向中线移动，凹侧椎弓根与 T11 椎体凹侧缘重叠（红箭头）；T12 为 2 级，凸侧椎弓根移至椎体中线与凸侧缘之间 2/3 处，凹侧椎弓根正在消失（红箭头）；L2 为 3 级，凸侧椎弓根移至椎体中线与凸侧缘之间 3/3 或中线处，凹侧椎弓根完全消失。

顶椎偏距的测量

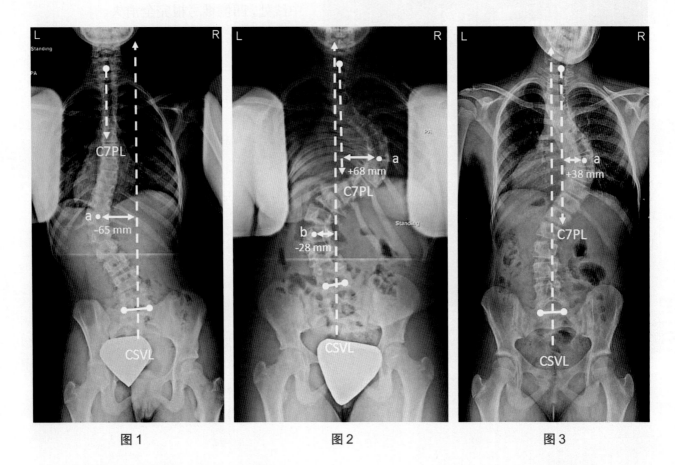

图 1　　　　　　　　　　　图 2　　　　　　　　　　　图 3

当 C7PL 与 CSVL 重叠时，顶椎偏距（apical vertebra translation，AVT）为侧弯的顶椎（或椎间盘）的中点到 CSVL 的水平距离。

当 C7PL 与 CSVL 不重叠时，胸腰弯 / 腰弯的 AVT 测量顶椎（或椎间盘）中点到 CSVL 的水平距离，胸弯的 AVT 测量顶椎（或椎间盘）中点到 C7PL 的水平距离。顶椎偏向 CSVL/C7PL 左侧为负值，偏向右侧为正值。

图 1：胸腰弯畸形，AVT 为顶椎的中点（a）到 CSVL 的距离 -65mm。

图 2：胸腰双主弯畸形，主胸弯 AVT 为顶椎的中点（a）到 C7PL 的距离 +68mm，腰弯 AVT 为顶椎的中点（b）到 CSVL 的距离 -28mm。

图 3：主胸弯 AVT 为顶椎的中点（a）到 C7PL 的距离 +38mm。

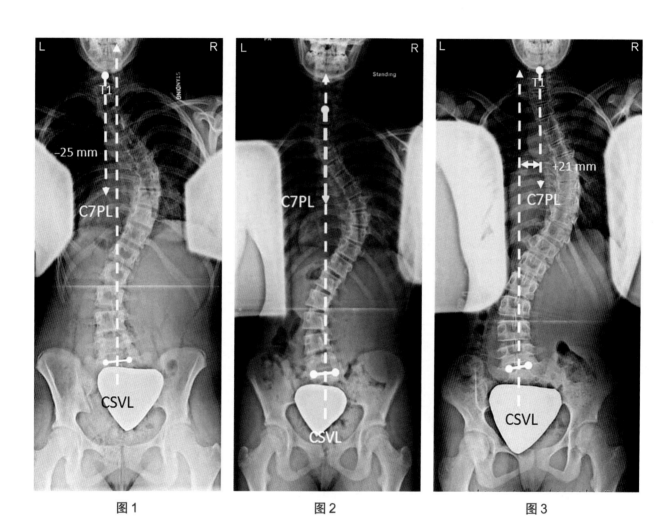

图 1   图 2   图 3

    冠状面平衡（coronal balance）是指颈 7 铅垂线（C7PL）同骶骨中垂线（CSVL）的相对关系。

    在站立位脊柱 X 线片上，C7PL 与 CSVL 之间的垂直距离测量即为冠状面平衡的测量。C7PL 位于 CSVL 左侧时为负值（图 1），位于 CSVL 右侧时为正值（图 3），C7PL 也可能与 CSVL 非常接近或者重叠（图 2）。

    对于青少年特发性脊柱侧凸患者，当 C7PL 偏移 CSVL 左侧或右侧的垂直距离超过 2cm 时，即为冠状面失平衡。

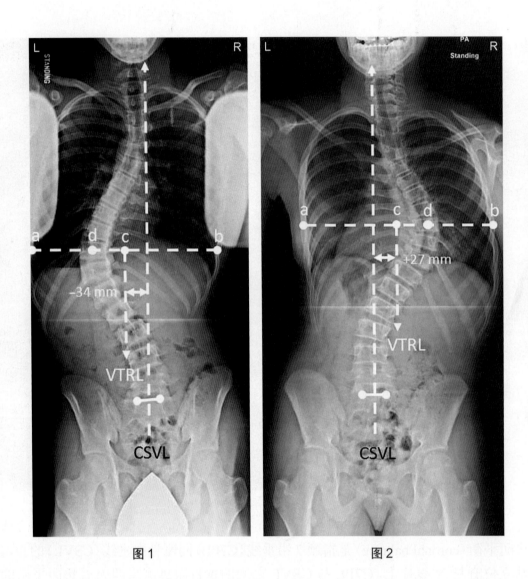

图 1   图 2

　　首先确认主胸弯的顶椎,经过顶椎的中点(d)做一水平线,与两侧胸廓外缘相交(a,b)。再经这条水平线段(ab)的中点(c),做垂直平分线,即躯干垂直参考线(vertical trunk reference line,VTRL)。

　　VTRL 与骶骨中垂线(CSVL)之间的距离,即胸廓躯干倾斜(thoracic trunk shift,TTS)。VTRL 偏向 CSVL 的左侧为负值(图1),右侧为正值(图2)。

　　TTS 在脊柱畸形冠状面测量与分析时非常重要。VTRL 与 C7PL 不是一条线,它与 CSVL 的位置关系用来定义胸廓在冠状面的倾斜程度。TTS 为正值,胸廓向右倾斜;TTS 为负值,胸廓向左倾斜。

分别经两侧肩锁关节作一垂线，该垂线与肩部软组织影交于一点，再经过该点作水平线，较高的一侧定义为上水平参考线（superior horizontal reference line，SHRL），较低的一侧定义为下水平参考线（inferior horizontal reference line，IHRL）。这两条水平线之间的垂直距离即影像学肩高度（radiographic shoulder height，RSH）。当左肩高时，该距离定义为正值（图1），右肩高时，定义为负值（图2）。

正常情况下，SHRL 与 IHRL 垂直距离在 1cm 内，定义为肩平衡；1～2cm 称为轻度肩失衡；2～3cm 称为中度肩失衡；大于3cm，称为重度肩失衡。

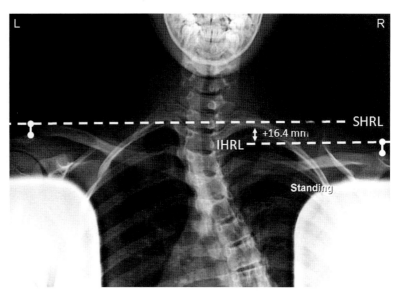

图1

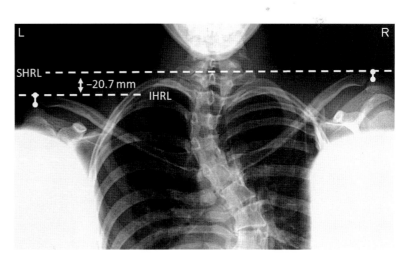

图2

锁骨角的测量

触及锁骨最高点的水平线，为锁骨水平参考线（clavicle horizontal reference line，CHRL）。

左右锁骨最高点的连线，为锁骨参考线（clavicle reference line，CRL），该线与 CHRL 的夹角即锁骨角（clavicle angle）。

当左肩高时，该角度定义为正值（图 1）。

当右肩高时，定义为负值（图 2）。

锁骨角≥2°，称为肩失衡。

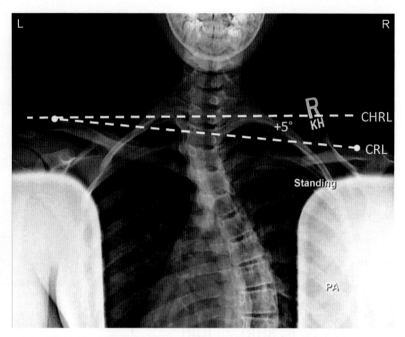

图 1

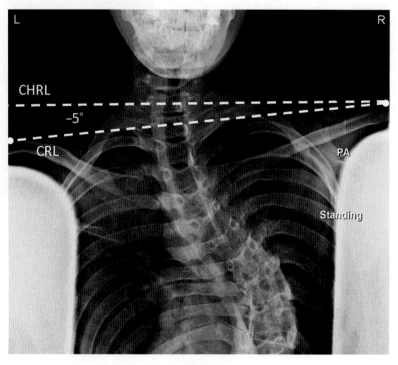

图 2

胸 1 椎体倾斜角的测量

沿 T1 上终板画一条直线（A），该线与水平线（B）的交角，即胸 1 椎体倾斜角（T1 tile angle）。

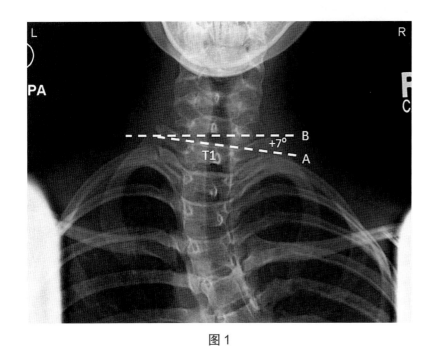

图1

图 1：T1 椎体左缘高时，定义为正值。

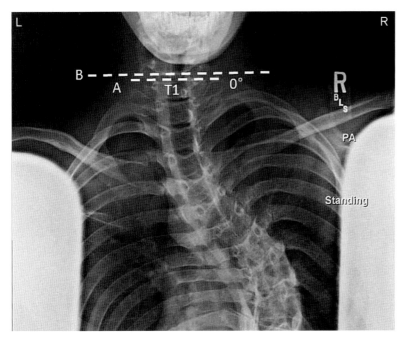

图2

图 2：T1 椎体水平。

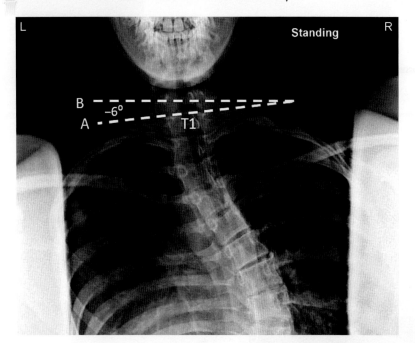

图 3

图 3：T1 椎体右缘高时，定义为负值。

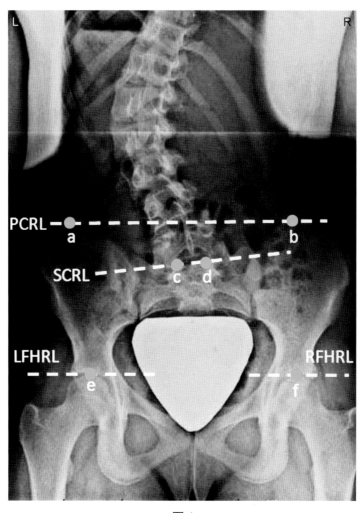

图 1

　　站立位 X 线片上（图 1），两侧髂嵴最高点（a，b）的连线，为骨盆冠状面参考线（pelvic coronal reference line，PCRL）。骶骨上终板的连线（c，d），为骶骨冠状面参考线（sacral coronal reference line，SCRL）。分别经过两侧股骨头最高点（e，f）的水平切线，为左侧股骨水平参考线（left femoral horizontal reference line，LFHRL）和右侧股骨水平参考线（right femoral horizontal reference line，RFHRL）。当双下肢不等长时，左右股骨水平参考线之间将存在高度差。

　　站立位 X 线片上，PCRL 与水平参考线（HRL）之间的夹角，即为骨盆倾斜（pelvic obliquity）。

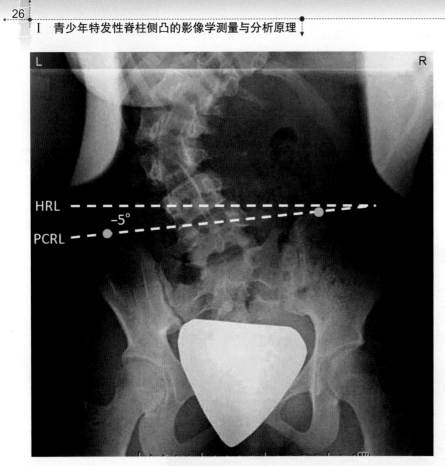

图 2

骨盆右侧抬高时，定义为负值（图 2），骨盆左侧抬高时，定义为正值（图 3）。

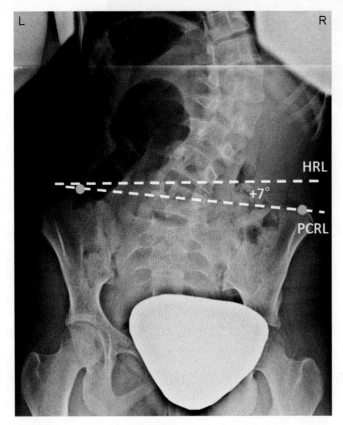

图 3

骶骨倾斜的测量

站立位 X 线片上，骶骨冠状面参考线（SCRL）与水平参考线（HRL）之间的夹角，即为骶骨倾斜（sacral obliquity）。

骶骨右侧抬高时，定义为负值（图1），骶骨左侧抬高时，定义为正值（图2）。

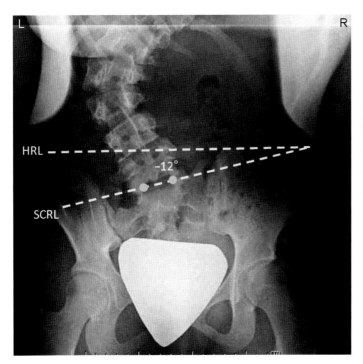

图1

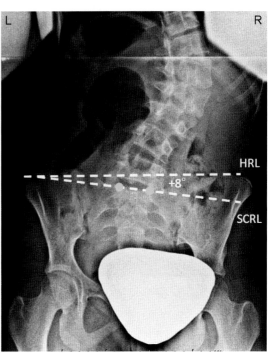

图2

Bending 像角度及柔软指数的测量

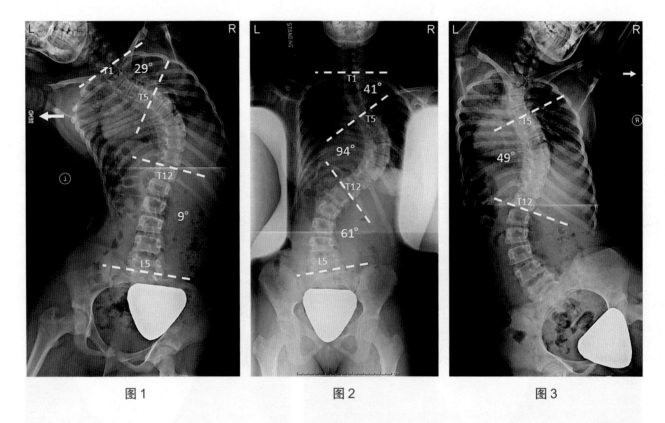

图1　　　　　　　　　　　　图2　　　　　　　　　　　　图3

　　站立位 X 线片上确定 Cobb 角端椎并测量 Cobb 角以后（图2），在仰卧位 Bending 像上选取相同的端椎，测量凹侧 Bending 时上胸弯和腰弯的 Cobb 角（图1），以及凸侧 Bending 时主胸弯的 Cobb 角（图3）。

　　Bending 像角度的意义是预测脊柱的柔韧性并帮助对侧凸进行分型。

$$柔软指数（flexible\ index）= \frac{站立位\ Cobb\ 角度数 - Bending\ 像\ Cobb\ 角度数}{站立位\ Cobb\ 角度数} \times 100\%$$

当柔软指数小于 25% 时，认为侧弯的柔韧度差，比较僵硬。

Bending 像中最下固定椎下椎间盘的评估及角度测量

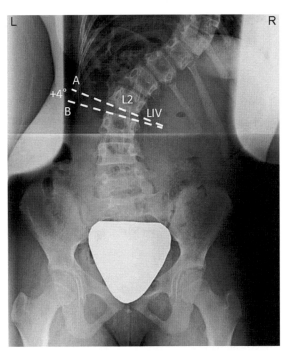

图 1

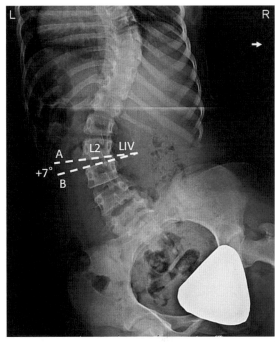

图 2

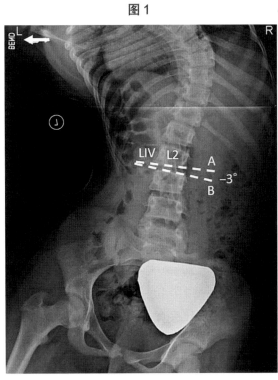

图 3

　　脊柱最下被固定的椎体称为最下固定椎（lowest instrumented vertebra，LIV）。Bending 像可以对拟定的 LIV 下方椎间盘的成角和活动度进行评估，从而预测其代偿能力。沿 LIV 下椎间盘的上下终板画直线 A 与 B，测量直线 A 与 B 之间的夹角，当夹角开口向左侧时为正值，向右侧时为负值。

　　图 1：站立位 X 线片上 LIV（L2）下椎间盘的角度为 +4°。

　　图 2：仰卧位向主胸弯凸侧 Bending 像，LIV（L2）下椎间盘角度由 +4° 增加至 +7°。

　　图 3：仰卧位向主胸弯凹侧 Bending 像，LIV 下椎间盘角度由 +4° 反向至 -3°，预示 LIV 下椎间盘有良好的代偿能力。

Bending 像中最下固定椎与骨盆冠状面参考线间夹角的测量

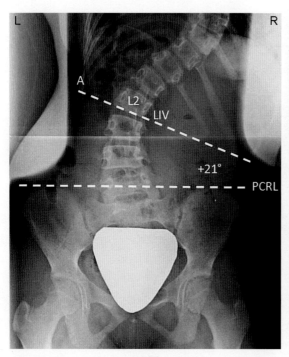

图 1

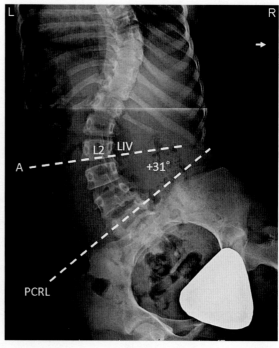

图 2

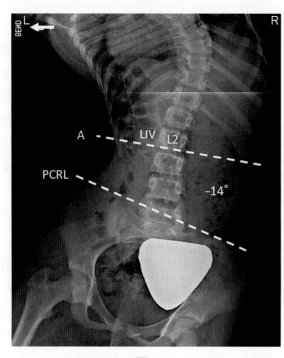

图 3

　　Bending 像中，沿拟定最下固定椎（LIV）的下缘画一条直线 A，测量直线 A 与骨盆冠状面参考线（PCRL）的夹角，预测主胸弯下方腰弯的代偿能力。夹角开口向左侧时为正值，向右侧为负值。

　　图 1：站立位 X 线片上 LIV（L2）与 PCRL 的夹角为 +21°。

　　图 2：仰卧位主胸弯凸侧 Bending 像，LIV 与 PCRL 夹角由 +21° 增加至 +31°。

　　图 3：仰卧位主胸弯凹侧 Bending 像，LIV 与 PCRL 夹角由 +21° 反向至 −14°，预示腰弯有良好的代偿能力。

矢状面角度的测量

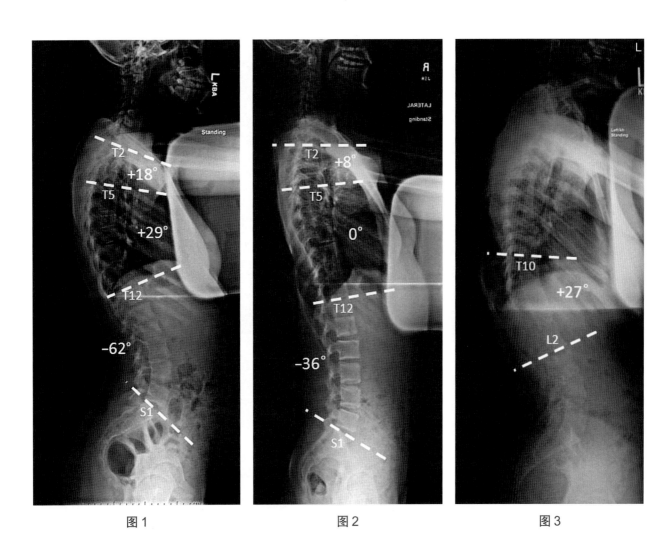

图1   图2   图3

矢状面角度的测量分为 4 个节段：上胸段（T2-T5）、胸段（T5-T12）、胸腰段（T10-L2）和腰段（T12-S1）。脊柱矢状面角度后凸，定义为正值；矢状面角度前凸，定义为负值。

正常情况下，上胸段（T2-T5）矢状面后凸角度应小于 +20°，胸段（T5-T12）后凸角度的范围为 +10°～+40°，腰椎前凸比胸椎后凸大 20°～30°，约为 -60°（-30°～-70°）。胸腰段（T10-L2）是敏感段，正常情况下为 0°，没有任何后凸（图1）。矢状面 T5-T12≤+10° 称为胸椎平背畸形（hypokyphosis），矢状面 T5-T12>+40° 称为胸椎过度后凸畸形（hyperkyphosis）。

青少年特发性脊柱侧凸（adolescent idiopathic scoliosis，AIS）患者具有胸椎后凸减小，顶椎区域"平背"的特点。胸椎（T5-T12）后凸角小于 10°（胸椎平背畸形）是诊断 AIS 的重要指标之一（图2）。

当胸腰段后凸角度超过 20° 时，预示着胸腰弯 / 腰弯为结构性弯（图3）。

矢状面平衡的测量

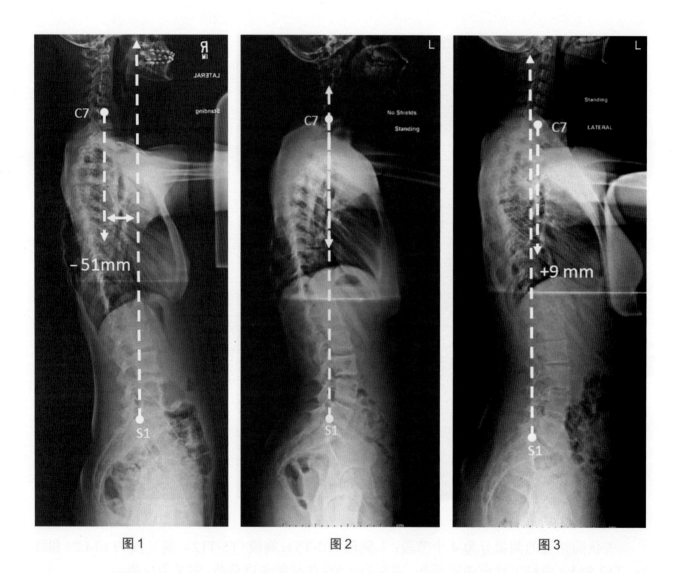

图1　　　　　　　　　　　图2　　　　　　　　　　　图3

　　矢状面平衡（sagittal balance）为颈 7 铅垂线（C7PL）同骶 1（S1）后上角垂线的相对关系，通常用脊柱矢状位轴（sagittal vertebral axis，SVA）来表示。

　　在站立位脊柱侧位 X 线片上，测量 C7PL 与经 S1 后上角垂线的垂直距离称为 SVA，C7PL 位于 S1 后方时为负值（图 1 图片反排，便于理解），位于 S1 前方时为正值（图 3），C7PL 也可能恰好经过 S1 后上角（图 2）。

　　当 SVA 超过 4cm 时，定义为矢状面失平衡，SVA 超过 9.5cm 时，为严重矢状面失平衡。

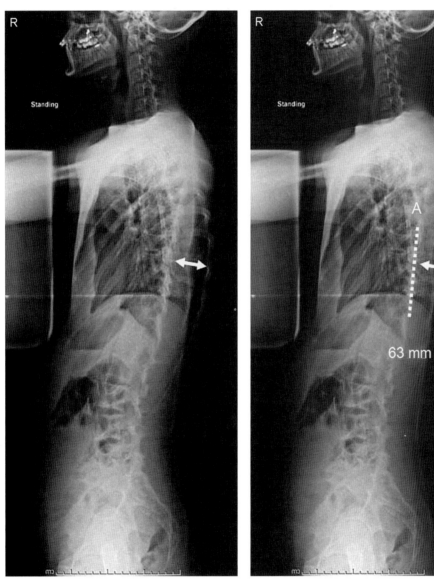

图1   图2

    在站立位脊柱侧位 X 线片上，两侧肋骨隆起之间的线性距离，为矢状面肋骨隆起（rib hump，RH），代表了脊柱和胸廓的旋转程度（图1）。

    在顶椎区域分别经凹侧和凸侧的肋骨隆起，作两条互相平行的切线（图2，切线 A 和切线 B），两条平行切线之间的距离，即矢状面 RH。

矢状面胸廓深度的测量

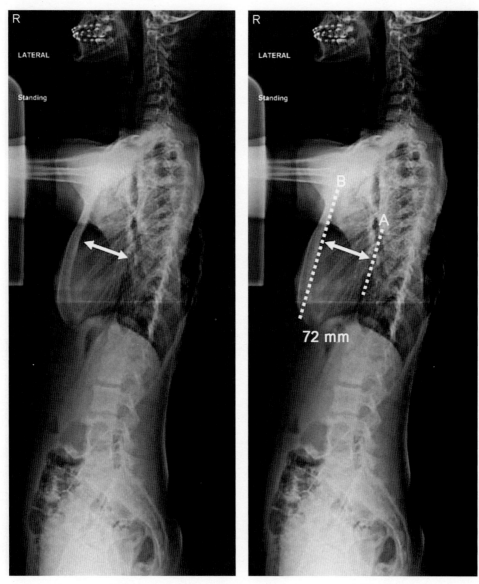

图 1　　　　　　　　　　　　　图 2

在主胸弯的顶椎区域，椎体前缘与胸骨之间的线性距离，为矢状面胸廓深度（thoracic depth，TD），代表了 AIS 患者胸椎后凸减小以后胸廓的改变（图 1）。

分别经顶椎区域的椎体前缘和胸骨后缘，做两条互相平行的切线（图 2），切线 A 和切线 B，两条平行切线之间的距离，即矢状面 TD。

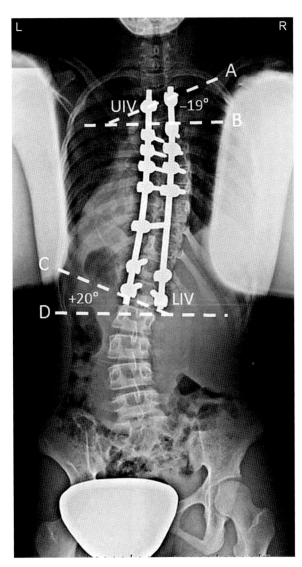

图

　　脊柱最上被固定的椎体称为最上固定椎（upper instrumented vertebra，UIV），最下被固定的椎体称为最下固定椎（lowest instrumented vertebra，LIV）。脊柱侧凸术后，UIV 上终板的连线（A）与水平线（B）的夹角，为 UIV 倾斜角。LIV 下终板的连线（C）与水平线（D）的夹角，为 LIV 倾斜角。椎体左缘高时，定义为正值，右缘高时，定义为负值（图）。侧凸术后随访中，该角度的变化与侧凸冠状面矫正丢失有关。

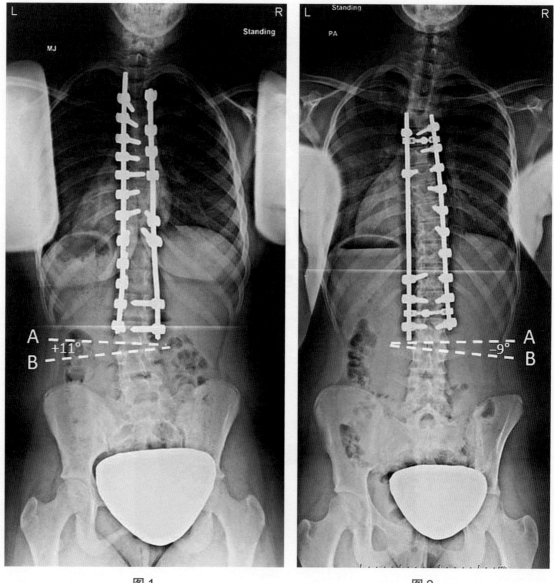

| 图 1 | 图 2 |

在冠状面上，最下固定椎（LIV）下方椎间盘上（A）下（B）终板连线的夹角为 LIV 下椎间盘冠状面的角度，向左侧张开时为正值（图 1），向右侧张开时为负值（图 2）。该角度的变化与术后冠状面平衡以及远端附加现象（distal adding-on phenomenon）有关。

最下固定椎冠状面位置的测量

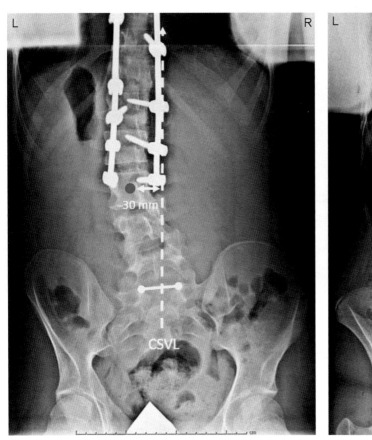

图1

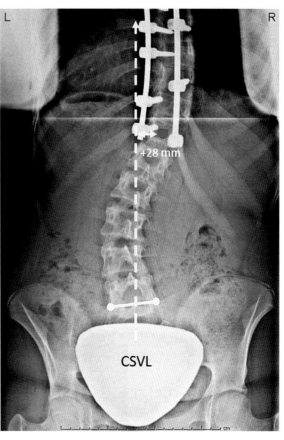

图2

在冠状面上，最下固定椎（LIV）的中点与骶骨中垂线（CSVL）的距离，即 LIV 冠状面位置。LIV 的中点位于 CSVL 左侧时为负值（图1），位于 CSVL 右侧时为正值（图2）。

同 LIV 冠状面角度一样，LIV 冠状面位置的变化与术后冠状面平衡以及远端附加现象直接相关。

骨盆三角软骨状态的评估

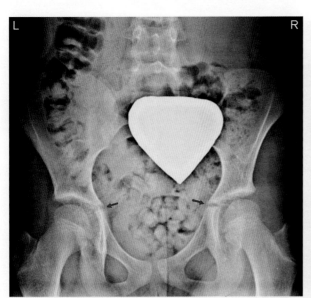

图1

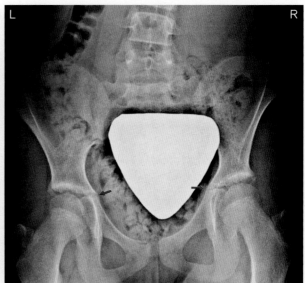

图2

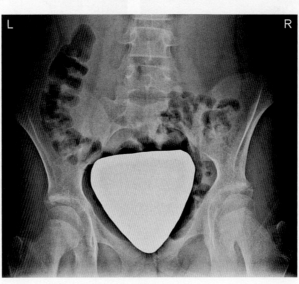

图3

骨盆三角软骨（triradiate cartilage，TRC）又称 Y 软骨，是 Risser 征出现以前评价骨骼发育程度的重要指标。根据 TRC 闭合与否，分为开放（open，图1）、正在闭合（closing，图2）与完全闭合（closed，图3）三个阶段。

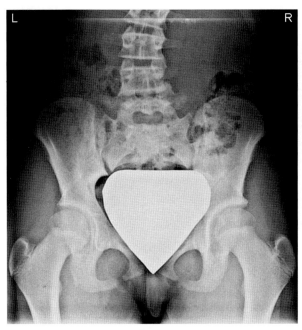

图 1

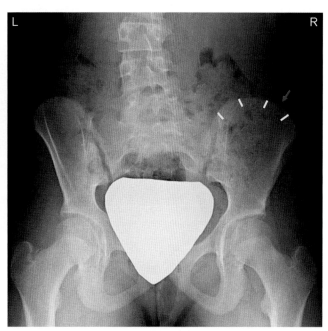

图 2

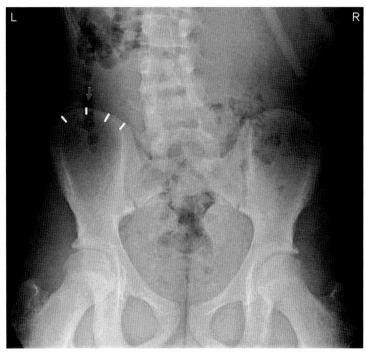

图 3

　　髂骨骨化的骨骺首先出现于髂前上嵴处，然后逐步向髂后上嵴延伸，最后与髂骨翼融合。

　　把髂前上嵴到髂后上嵴分成四等份，尚未出现骨骺骨化为 0 级（图 1）。在髂前上嵴处刚出现骨化（前 1/4）为 Risser 征（Risser sign）1 级（图 2），髂骨翼前 1/2 出现骨化为 2 级（图 3）。

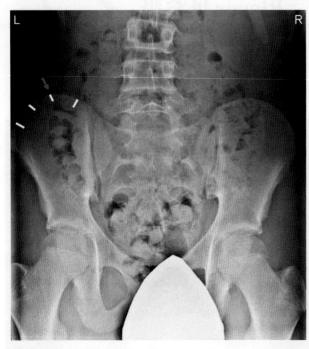

图 4

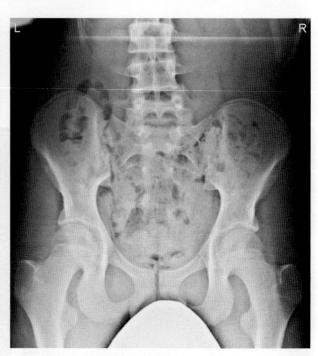

图 5

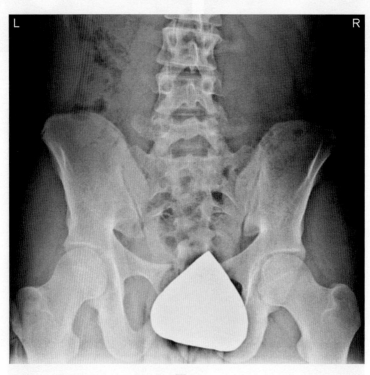

图 6

　　图 4：Risser 征 3 级，髂骨翼前 3/4 出现骨化。

　　图 5：Risser 征 4 级，整个髂骨翼出现骨化，但尚未与髂骨融合。

　　图 6：Risser 征 5 级，骨骺骨化并与髂骨翼完全融合。

青少年特发性脊柱侧凸患者脊柱生长潜能评估

正常情况下，胸 1（T1）到骶 1（S1）（T1-S1）的平均高度：出生是 19cm，5 岁是 29cm，18 岁是 43cm。0～5 岁 T1-S1 高度平均增长 10cm（平均每年 2cm）；5～10 岁 T1-S1 高度平均增长 5cm（平均每年 1cm）；10～18 岁 T1-S1 高度平均增长 10cm（平均每年 1.3cm）。胸椎（T1-T12）的平均高度：出生是 11cm，5 岁是 18cm，18 岁是 27cm。出生到 5 岁 T1-T12 高度平均增长 7cm（平均每年 1.3cm）；5～10 岁 T1-T12 高度平均增长只有 0～5 岁期间的一半，为 3.5cm（平均每年 0.7cm）；10～18 岁 T1-T12 高度平均增长又接近 0～5 岁的增长，达 6.5cm。所以，0～5 岁是脊柱的第一个生长高峰期，5～10 岁脊柱生长处于相对静止期，10 岁以后到 18 岁脊柱进入第二个生长高峰期[3~5]。正常情况下，脊柱的生长潜能可促进正常脊柱的正常生长。但当脊柱出现畸形时，巨大的生长潜能可使脊柱畸形进展加重[6]。我们讨论的青少年特发性脊柱侧凸正是处于脊柱的第二个生长高峰期。

特发性脊柱侧凸患者畸形的进展与脊柱生长发育密切相关，脊柱生长发育的潜能越大则脊柱侧凸进展的可能性也越大，进入成熟期以后，侧凸的进展会逐渐减慢甚至停止。临床上通常从性别、年龄、骨盆三角软骨（triradiate cartilage，TRC）、Risser 征和女性月经初潮时间等方面综合考虑来评估脊柱生长发育的潜能。之所以要强调综合多方面因素来考虑，是因为这些评判标准存在着个体差异。

（1）性别上的差异最明显。通常情况下，青少年期女性的脊柱生长快速期在 10～14 岁，比男性（13～16 岁）提前 2～3 年。青少年期的女性过了 14 或 15 岁以后进入脊柱生长成熟期，而男性则要到 17 岁或接近 18 岁。

（2）年龄是判断脊柱生长潜能的直接指标，但受到性别、营养条件、地域、种族等因素的影响，变异性较大。通常，青少年期女性 10～14 岁，脊柱处于生长快速期。14 岁以后，脊柱生长开始进入成熟期，18 岁达到完全成熟期。青少年期男性 13～16 岁脊柱处于生长快速期，17 岁以后脊柱生长进入成熟期。

（3）三角软骨是相对比较稳定的指标。TRC 有三种状态，即开放（open）、正在闭合（closing）和完全闭合（closed）。通常情况下，TRC 在 10 岁之前都是开放的，而由开放到正在闭合再到完全闭合所经历的时间较短（大约 1 年），常在 10～11 岁左右（女性，男性可能稍后）。所以，TRC 由开放过渡到完全闭合可能预示着青少年期的开始，也预示着脊柱生长高峰期的即将来临。从某种意义上来说，TRC 开放更多地是提示脊柱尚有巨大的残留的（remaining）生长潜能，而这种巨大的生长潜能的释放（即生长快速期的来临）有可能是在 TRC 由开放到闭合的转化状态（open—closing—closed）时才开始的。

（4）和 TRC 相似，通常情况下 Risser 征在婴幼儿期（10 岁之前）的很长一段时期都是 0 级。Risser 征由 0 级到 1 级的时间点经常和 TRC open—closing—closed 发生的时间点（10～11 岁）

相吻合，也恰逢开始进入青少年期。Risser 征 1 级时间持续较短，很快进入 2 级。Risser 征 0、1 和 2 级（或 3 级）不仅提示脊柱尚有巨大的生长潜能，还提示脊柱正处于生长快速期。对于女性患者，Risser 征达到 3～4 级预示着脊柱生长开始进入成熟期，畸形的进展开始缓慢下来，Risser 征 5 级脊柱生长处于成熟期，畸形可能不再进展。对于男性患者则可能不然，很多 Risser 征处于 3～4 级的畸形仍在进展中。所以，男性 AIS 患者 Risser 征有可能要等到 5 级，年龄接近 18 岁时畸形才停止进展。

（5）女性月经初潮时间个体差异也很大，受到营养状态和心理因素影响较大。一般来说，对处于青少年期的女性，月经初潮以前和月经初潮后 1.5～2 年内都预示着脊柱生长处于快速期，侧凸有很大的进展危险性。月经初潮后 2 年以上，脊柱生长进入成熟期。

	年龄	骨盆三角软骨	Risser 征	月经初潮（女）
生长快速期 （adolescent rapid）	10～13 岁（女） 13～15 岁（男）	开放 或正在闭合	0 级	月经初潮以前
生长稳定期 （adolescent steady）	13～14 岁（女） 15～16 岁（男）	闭合	1～2 级	月经初潮后的 1.5～2 年内
成熟早期 （early mature）	15～16 岁（女） 17 岁（男）	闭合	3～4 级	月经初潮后 2 年以上
成熟期 （mature）	17 岁（女） 18 岁（男）	闭合	5 级	

脊柱生长潜能评估与侧弯进展举例

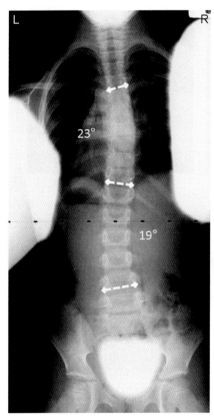
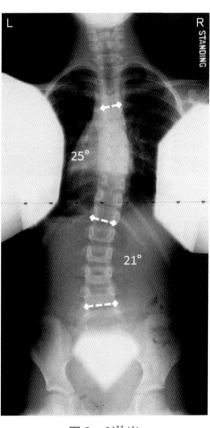
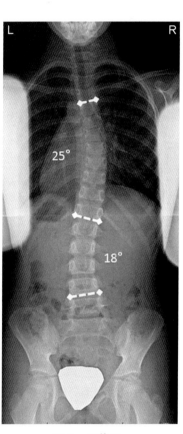

图1 5⁺¹¹岁   图2 6⁺¹¹岁   图3 7⁺¹⁰岁

患者,女,5岁11个月,诊断为幼儿特发性脊柱侧凸(juvenile idiopathic scoliosis,JIS)。给予支具治疗(图1~12)。

患者幼儿期自5岁11个月(图1)发病,在6岁11个月(图2)、7岁10个月(图3)、8岁11个月(图4)、9岁11个月(图5)到10⁺⁷岁(图6),共4年8个月里,三角软骨(TRC)一直是开放的,Risser征也都是0级,处于月经初潮前期,主胸弯由23°~29°只进展6°(期间行支具治疗),腰弯在18°~22°。5~10岁是脊柱生长的相对静止期,这个时期TRC开放,Risser征0级更多的是提示脊柱尚有巨大的残留的生长潜能。这期间脊柱并没有快速生长,弯度也没有明显进展。

图7:11⁺²岁,TRC处于正在闭合状态(红箭头),Risser征0级,月经初潮前期,主胸弯29°,腰弯在7个月里进展11°达29°。TRC正在闭合不仅提示脊柱尚有巨大的残留的生长潜

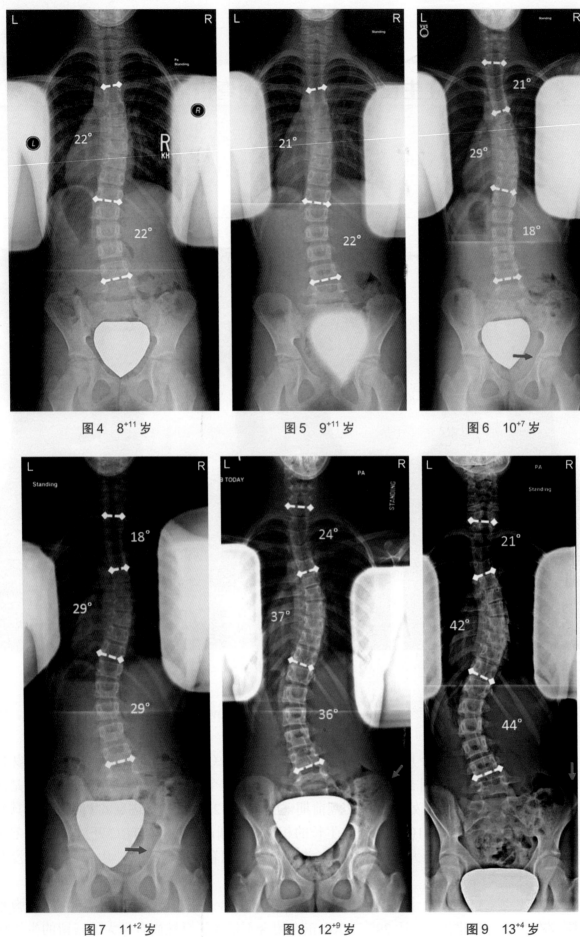

图4　8⁺¹¹岁　　　　　　　图5　9⁺¹¹岁　　　　　　　图6　10⁺⁷岁

图7　11⁺²岁　　　　　　　图8　12⁺⁹岁　　　　　　　图9　13⁺⁴岁

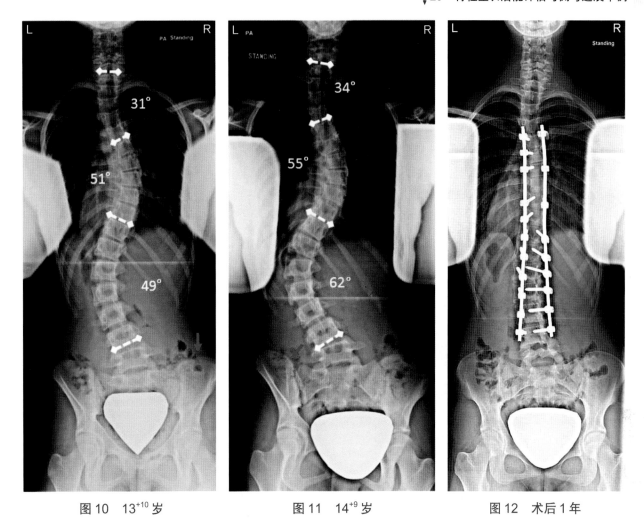

图 10 13⁺¹⁰ 岁   图 11 14⁺⁹ 岁   图 12 术后 1 年

能,也提示脊柱生长快速期的来临,弯度将进一步进展。图 8:18 个月后,12⁺⁹ 岁,主胸弯进展 8° 达 37°,腰弯进展 7° 达 36°。此时 TRC 完全闭合,Risser 征 1 级(红箭头),月经初潮前期。患者有较大的生长潜能,侧弯正在进展中。图 9:6 个月后,13⁺⁴ 岁,主胸弯进展 5° 达 42°,腰弯进展 8° 达 44°。Risser 征 2 级(红箭头),月经初潮后 1 个月,患者有较大的生长潜能,侧弯继续进展中。图 10:6 个月后,13⁺¹⁰ 岁,上胸弯进展 10° 达 31°,主胸弯进展 9° 达 51°,腰弯进展 5° 达 49°。Risser 征 3 级(红箭头),月经初潮后 7 个月。患者仍有较大的生长潜能,侧弯继续进展中。图 11:11 个月后,14⁺⁹ 岁,主胸弯进展 4° 达 55°,腰弯进展 13° 至 62°。此时 Risser 征 4 级(红箭头),月经初潮后 18 个月,患者进入脊柱生长成熟早期。侧凸角度达到手术标准(>50°),行后路融合固定术(图 12,术后 1 年)。

【分析及说明】

- 该例(女性患者)展示 5~10 岁的脊柱生长发育处于相对静止期,虽然 TRC 是开放的,Risser 征 0 级,月经初潮前期,脊柱的生长仍相对缓慢,侧凸并没有明显进展。

- TRC 从正在闭合到完全闭合时间点恰逢 Risser 征从 0 到 1 级,年龄也是青少年初期阶段,脊柱进入第二个生长高峰期,侧凸开始出现明显的进展。

- 侧凸在 Risser 征 0~4 级期间及月经初潮后 1 年半内有明显的进展达到主胸弯 55° 腰弯 62°。

● 该患者在幼儿期间和手术治疗前的青少年期间均接受过支具治疗,故该脊柱侧凸进展史不是自然进展史,仅供参考。

病例 2

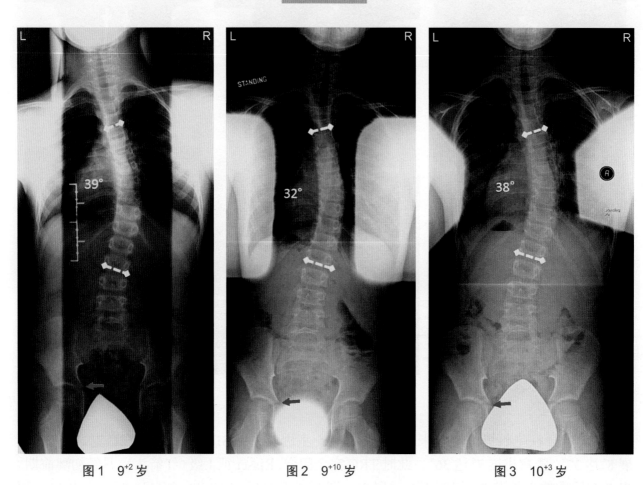

图 1   9^{+2} 岁   图 2   9^{+10} 岁   图 3   10^{+3} 岁

患者,男,9 岁 2 个月,因母亲发现背部不对称就诊。患者无不适主诉,无脊柱侧凸家族史。神经系统检查正常,其他系统无异常。诊断为幼儿特发性脊柱侧凸(JIS),给予支具治疗(图 1~10)。

患者自 9^{+2} 岁(图 1)发病,经 9^{+10} 岁(图 2)、10^{+3} 岁(图 3)、11^{+4} 岁(图 4)、12^{+7} 岁(图 5)总共 3 年 5 个月时间里主胸弯由 39° 到 35° 矫正 4°(期间行支具治疗),三角软骨(TRC)开放,Risser 征 0 级。对于男性患者,这个时期 TRC 开放(红箭头)Risser 0 级更多的是提示脊柱尚有巨大的残留的生长潜能。这期间脊柱尚未进入快速生长期,弯度也没有明显进展。

图 6:13^{+1} 岁,TRC 由开放到正在闭合,Risser 征 0 级,主胸弯 39°。此时,正在闭合的 TRC 不仅提示脊柱尚有巨大的残留生长潜能,也提示脊柱生长快速期的来临,弯度将进一步进展。图 7:9 个月后,13^{+10} 岁,主胸弯进展 6° 达 45°。此时 TRC 完全闭合,Risser 征 2 级,脊柱有较大的生长潜能,侧弯正在进展中。图 8:6 个月后,14^{+4} 岁,主胸弯进展 10° 达 55°,Risser 征 4 级,Risser 征 4 级的男性患者仍有较大的生长潜能,侧弯仍可能继续进展。图 9:1 年半后,16 岁,Risser 征 4 级 +,主胸弯进展 12° 达 67°。侧凸角度达到手术标准(>50°),行后路融合固定术(图 10,术后 1 年)。

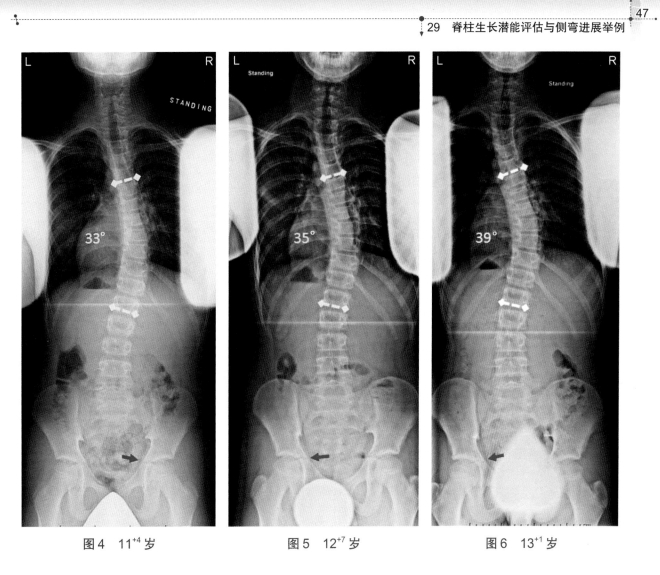

图4　11⁺⁴岁　　　　　　　图5　12⁺⁷岁　　　　　　　图6　13⁺¹岁

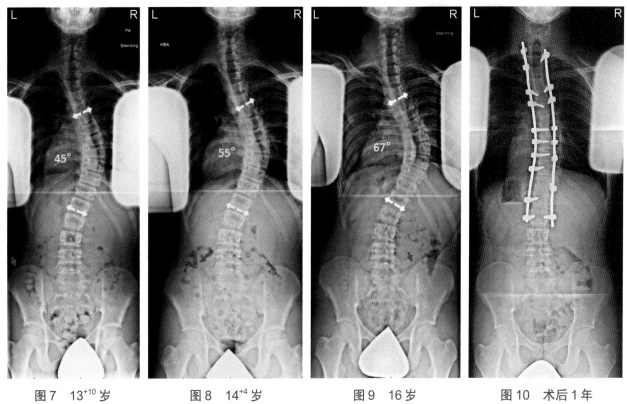

图7　13⁺¹⁰岁　　　　图8　14⁺⁴岁　　　　图9　16岁　　　　图10　术后1年

【分析及说明】

- 男性患者 9～12 岁期间脊柱生长尚未进入生长快速期,虽然 TRC 是开放的,Risser 征 0 级,脊柱的生长仍相对缓慢,侧凸并没有明显进展。
- TRC 从正在闭合到闭合时间点恰逢 Risser 征从 0 到 2 级,年龄也是男性开始进入生长快速期的 13 岁,侧凸开始出现明显的进展。
- Risser 征 4 级男性患者脊柱侧凸仍可能有明显的进展。
- 该患者在手术治疗前接受过支具治疗,故该脊柱侧凸进展史不是自然进展史,仅供参考。

病例 3

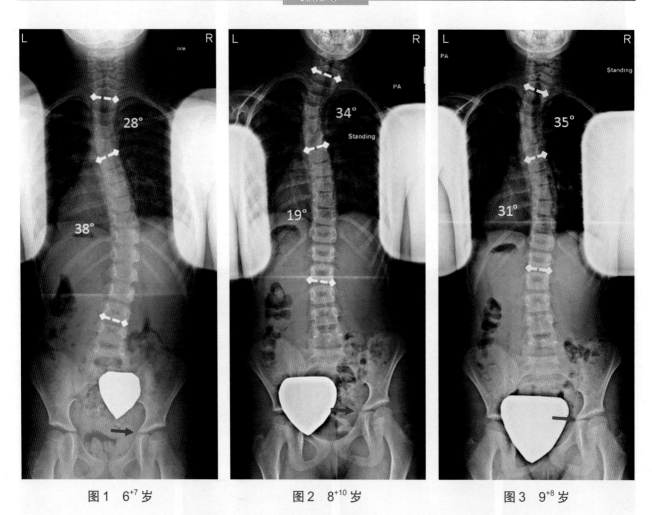

图 1 6^{+7} 岁　　　　图 2 8^{+10} 岁　　　　图 3 9^{+8} 岁

患者,女,6 岁 7 个月,因父母发现胸廓不对称就诊。患者无不适主诉,无脊柱侧凸家族史。神经系统检查正常,其他系统无异常。诊断为幼儿特发性脊柱侧凸(juvenile idiopathic scoliosis,JIS)。给予支具治疗。

患者幼儿期自 6 岁 7 个月(图 1)发病,经 8 岁 10 个月(图 2)到 9 岁 8 个月(图 3),总共 3 年 1 个月的时间里,三角软骨(TRC)一直是开放的,Risser 征也都是 0 级,月经初潮前期,主胸弯由 38° 到 31° 减少 7°(期间行支具治疗),上胸弯由 28° 到 35° 进展 7°。6～10 岁是脊柱生

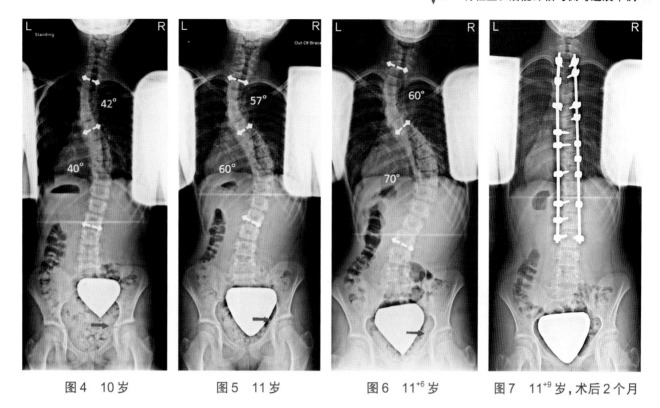

图4　10岁　　　图5　11岁　　　图6　11⁺⁶岁　　　图7　11⁺⁹岁,术后2个月

长的相对静止期,这个时期 TRC 开放(红箭头),Risser 征 0 级更多的是提示脊柱尚有巨大的残留生长潜能。这期间脊柱并没有处于快速生长期,弯度也没有明显进展。

　　图4:4 个月后,患者 10 岁进入青少年期,上胸弯进展 7°达 42°,右侧主胸弯进展 9°达 40°。此时 TRC 处于正在闭合状态(红箭头),Risser 征 0 级,月经初潮前。提示脊柱不仅有巨大的生长潜能,而且脊柱正在进入快速生长阶段,侧弯进展可能性极大。图5:1 年后,11 岁,TRC 仍处于正在闭合状态(红箭头),Risser 征 0 级,月经初潮前。上胸弯进展 15°达 57°,右侧主胸弯进展 20°达 60°。提示脊柱仍有巨大的生长潜能,且处于快速生长阶段,侧弯将继续进展。图6:6 个月后,11⁺⁶岁,TRC 接近闭合状态(红箭头),Risser 征 0 级,月经初潮前,主胸弯在 6 个月里进展 10°达 70°,脊柱仍处于生长发育高峰期,如不采取适当的治疗方法,侧凸将继续进展。行后路融合固定术(图7)。

【分析及说明】

- 该例(女性患者)展示 6～10 岁的脊柱生长发育处于相对静止期,虽然 TRC 是开放的,Risser 征 0 级,月经初潮前期,脊柱的生长仍相对缓慢,侧凸并没有明显进展。

- TRC 从正在闭合到闭合时间点恰逢是患者进入青少年期的年龄(10～11 岁),脊柱进入第二个生长高峰期,侧凸开始出现明显的进展。

- 该患者在幼儿期间和手术治疗前的青少年期间均接受过支具治疗,故该脊柱侧凸进展史不是自然进展史,仅供参考。

任何时间点复查 X 线片，Cobb 角较上一次 Cobb 角度数增加≥5°就定义为脊柱侧凸弯度进展（curve progression）。

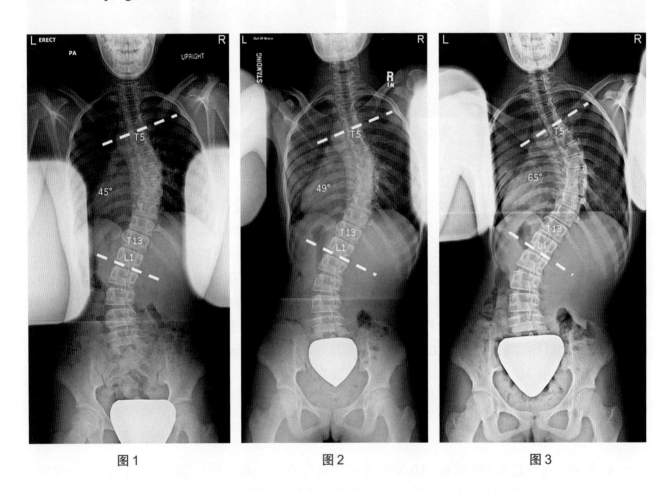

图1　　　　　　　　　图2　　　　　　　　　图3

图1：12岁5个月女性 AIS 患者，右侧胸弯 Cobb 角45°。

图2：患者9个月后（13岁2个月）复查 X 线片，右侧胸弯 Cobb 角增加4°达到49°，此时不能定义为弯度有进展。

图3：患者14岁5个月，距上一次复查1年3个月后，右侧胸弯 Cobb 角增加16°达到65°。此时定义为弯度进展。

31

Adam 向前弯曲测试

Adam 向前弯曲测试（Adam's Forward Bend Test，Adam test），是临床中对脊柱侧凸既简单又实用的检查方法，脊柱侧凸对 Adam test 非常敏感。检查方法：患者赤裸上身，双足并拢站立，双膝伸直（图1），双臂自然悬垂，躯干自腰部开始向前弯曲直至背部达到水平面（图2）。检查者站在患者的背后，沿水平面观察患者的脊柱、胸廓及腰背部的异常变化。

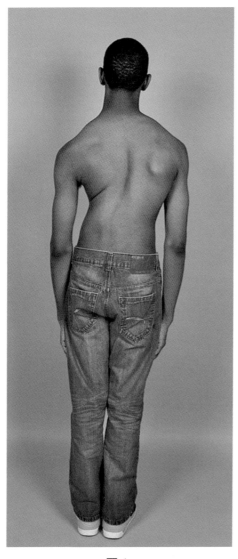

图 1

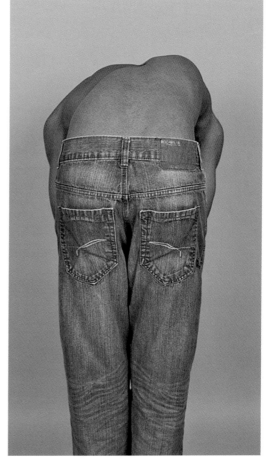

图 2

Ⅱ 青少年特发性脊柱侧凸的 诊断依据及分型

Principles of Surgical Plan for
Adolescent Idiopathic Scoliosis

32

青少年特发性脊柱侧凸的诊断依据

青少年特发性脊柱侧凸（adolescent idiopathic scoliosis，AIS）是指在青少年期[10岁（包括10岁）到18岁11个月]发病的原因不明的脊柱侧凸。根据北美脊柱侧凸学会（Scoliosis Research Society，SRS）制定的标准，发生在10岁（不包括10岁）之前的特发性脊柱侧凸称为早发特发性脊柱侧凸（early onset idiopathic scoliosis）；在0到3岁11个月发病的定义为婴儿型特发性脊柱侧凸（infantile idiopathic scoliosis，IIS）；4（包括4岁）到9岁11个月发病的定义为幼儿型特发性脊柱侧凸（juvenile idiopathic scoliosis，JIS）。对于一个在10岁之前发病，但在青少年期就诊治疗的特发性脊柱侧凸患者，在诊断AIS时，一定要注明是婴儿或幼儿期发病。对于特发性脊柱侧凸在青少年期发病，畸形在成年期进展的情况，诊断为成人特发性脊柱侧凸（adult idiopathic scoliosis）。

典型AIS的主要诊断依据：1）青少年期"正常"的孩子，特别是女孩（图1，图2），AIS中女性所占的比例随着Cobb角度的增大而增加，10°～20°时女性与男性的比例约为（1.4～2）∶1，当Cobb角度大于30°时女性与男性的比例增加至10∶1；2）未见先天性发育异常的椎体；3）神

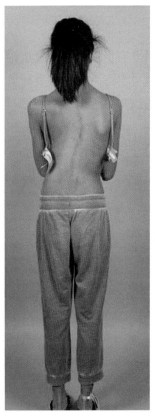 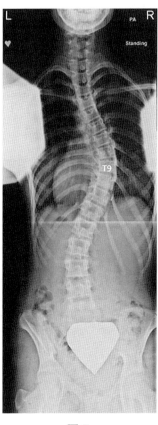 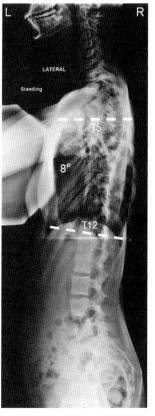

图1   图2   图3   图4

经系统检查无异常；4）右侧胸弯，顶椎在 T8、T9 或 T10（图 3）；5）胸椎平背畸形（thoracic hypokyphosis），即矢状位 T5-T12＜＋10°（图 4）；6）患者可能有明显的胸廓倾斜（thoracic trunk shift，TTS），但整体的冠状位和矢状位的平衡尚好（图 5，图 6；图 7，图 8；图 9，图 10）；7）骨盆无明显倾斜（图 11），AIS 的患者骶骨可能有倾斜，但骨盆一般不会有明显的倾斜（图 12）。如果骨盆有明显倾斜，首先要排除其他病因导致的脊柱侧凸，特别是需要检查双下肢是否等长（图 13，图 14，图 15）。

14 岁女性，以"发现背部不对称"的主诉就诊。图 1：右侧肩胛和肋骨隆起，躯干向右侧倾斜；图 2：侧位外观像可见剃刀背畸形，胸椎后凸减小；图 3：以 T9 为顶椎的右侧主胸弯，未见先天性发育异常的椎体；图 4：胸椎平背畸形，矢状位 T5-T12 的后凸角度为＋8°（＜＋10°）。

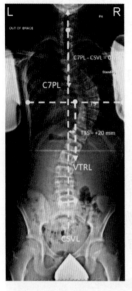 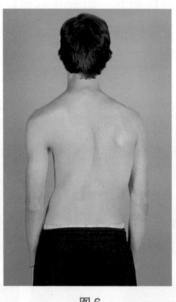 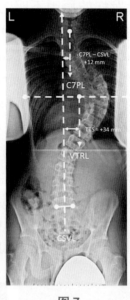 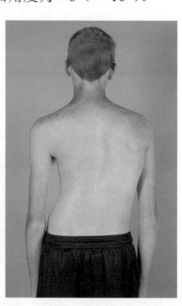

| 图 5 | 图 6 | 图 7 | 图 8 |

图 5：14 岁男性 AIS 患者，正位 X 线片示 TTS 偏向骶骨中垂线（CSVL）右侧 20mm，颈 7 铅垂线（C7PL）与 CSVL 重叠；图 6：外观像示胸廓向右侧倾斜，但整体冠状面仍有很好的平衡。

图 7：15 岁男性 AIS 患者，正位 X 线片示 TTS 偏向 CSVL 右侧 34mm，C7PL 偏向 CSVL 右侧 12mm，整体冠状面平衡在正常范围内；图 8：外观像示胸廓明显向右侧倾斜。

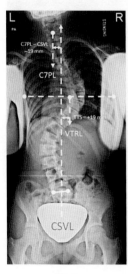 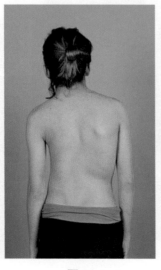 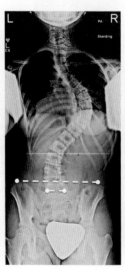 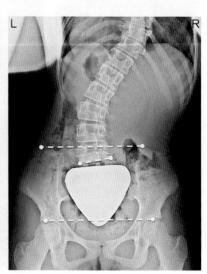

| 图 9 | 图 10 | 图 11 | 图 12 |

图9：12岁女性 AIS 患者，正位 X 线片示 TTS 偏向 CSVL 右侧 19mm，C7PL 偏向 CSVL 左侧 19mm，整体冠状面平衡在正常范围内；图10：外观像示胸廓向右侧倾斜。图11：13岁女性 AIS 患者的正位片显示骨盆水平，骶骨水平。

图12：14岁女性 AIS 患者的正位片显示骨盆水平，但骶骨向左侧倾斜。

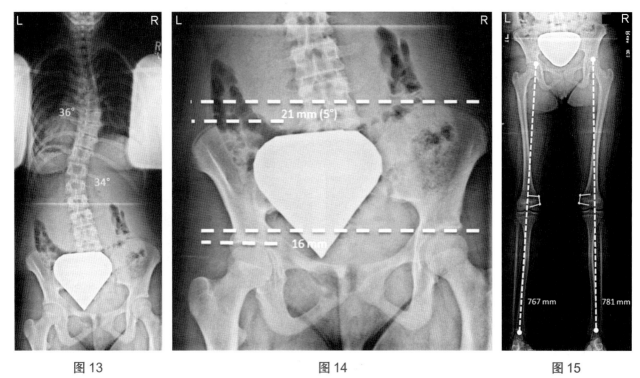

图13   图14   图15

图13：13岁女性患者正位片示脊柱侧凸伴有骨盆倾斜，右侧髂嵴较左侧高 21mm，右侧股骨头水平线较左侧股骨头水平线高 16mm（图14），下肢检查发现右下肢较左下肢长 14mm（图15）。

与典型的 AIS 相比，有一些 AIS 表现为非典型性（presumed AIS）如：1）左胸弯（图16）；2）胸椎过度后凸（thoracic hyperkyphosis），矢状位 T5-T12＞40°；3）顶椎过高，在 T6 或 T6 以上（图17）；4）可疑有神经功能不全的症状或体征。

图16：左胸弯的患者排除神经系统病变及其他可能性疾病后，诊断为非典型性 AIS。

图17：主胸弯顶椎位置过高，排除神经系统病变及其他可能性疾病后，诊断为非典型性 AIS。

对典型的 AIS，MRI 并不是常规检查。在一项前瞻性的双盲研究中，Winter 调查了 140 名 AIS 患者，只有 4 例存在髓内畸形[7]。然而在婴儿型和幼儿型的脊柱侧凸中，脊髓病变的发生率达到 17.6%～26%[8]。所以，对 IIS 或 JIS 患者，MRI 检查是常规。AIS 行 MRI 检查的指征：1）侧凸快速进展，每年进展超过 15°；2）伴有持续明显的疼痛；3）有或可疑有神经功能不全的症状或体征；4）左胸弯；5）胸椎过度后凸，矢状位 T5-T12＞40°；6）顶椎过高，在 T6 或 T6 以上；7）有学者认为，男性 AIS 患者也是 MRI 检查的指征[9]。进行 MRI 检查是为了排除髓内病变或椎管内髓外的占位性病变（图18）。

图18：12岁男性右主胸弯患者，侧弯在近一年快速进展（A），胸椎后凸过大，T5-T12＝42°（＞40°，hyperkyphosis）（B），行 MRI 检查发现脊髓空洞（C），诊断为脊髓空洞合并脊柱侧凸。

与先天性脊柱侧凸不同，CT 检查给特发性脊柱侧凸患者诊断和治疗带来的帮助很少，

AIS 患者通常不需要 CT 检查，以减少放射线暴露。2009 年 Baylor 医学中心的研究结果显示，颈椎、胸椎、腰椎 CT 检查的辐射当量分别为常规后前位胸片的 113、250 和 250 倍[10]，那么全脊柱的 CT 扫描和三维重建将给患者身体带来超过 2450 毫雷姆（mrem，1rem＝0.01Sv）的辐射量，相当于 610 多次的常规胸片检查。

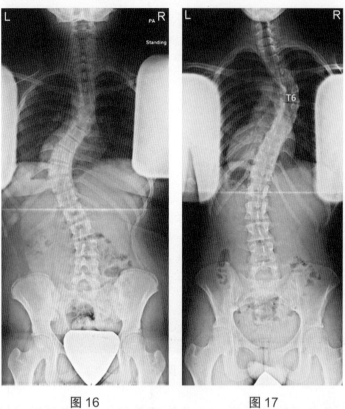

图 16　　　　　　　　　　　图 17

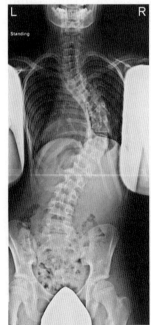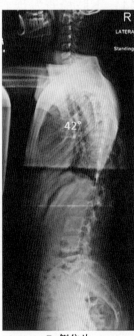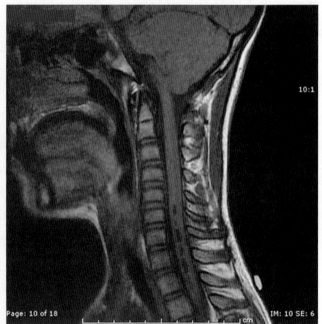

A. 正位片　　　　　　　　B. 侧位片　　　　　　　　C. MRI检查

图 18

青少年特发性脊柱侧凸根据其侧凸顶椎（apex）的部位分为：胸弯（thoracic curve），即顶椎在胸 2 与胸 11-12 的椎间盘之间；胸腰弯（thoracolumbar curve），即顶椎在胸 12 椎体，胸 12 与腰 1 的椎间盘，或腰 1 椎体；腰弯（lumbar curve），即顶椎在腰 1-2 的椎间盘与腰 4 椎体之间。胸弯又可分为上胸弯（proximal thoracic curve）和主胸弯（main thoracic curve）。

脊柱侧凸中 Cobb 角度最大的弯称为主弯（major curve）。脊柱侧凸中至少有一个弯是主弯，主弯一定是结构性弯（structural curve），无论其 Bending 像是否大于 25°。典型的 AIS，主弯通常在主胸部（main thoracic）、胸腰段 / 腰段（thoracolumbar/lumbar），或两者均有（double major curve）。

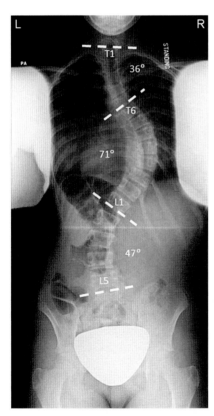 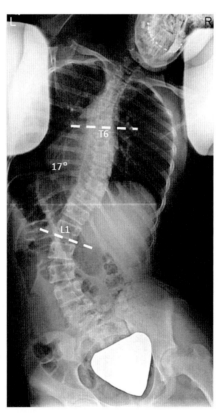 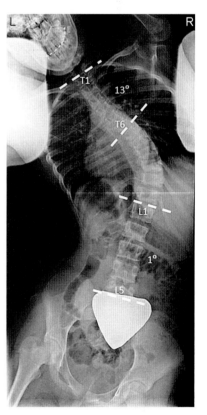

图 1   图 2   图 3

图 1：12 岁 7 个月的女孩站立位后前位 X 线片，上胸弯 36°，主胸右侧弯 71°，腰弯 47°。

图 2：仰卧位右侧 Bending 像，主胸弯 17°。

图 3：仰卧位左侧 Bending 像，上胸弯 13°，腰弯 1°。虽然该患者三个弯在 Bending 像都小于 25°，但主胸弯（T6-L1 = 71°）为主弯，属结构性弯，需要手术治疗。

34

结构性与非结构性弯的确定

主弯（major curve）确定后，其上下代偿弯在仰卧位 Bending 像≥25°时称为结构性弯（structural curve），＜25°时称为非结构性弯（non-structural curve）。

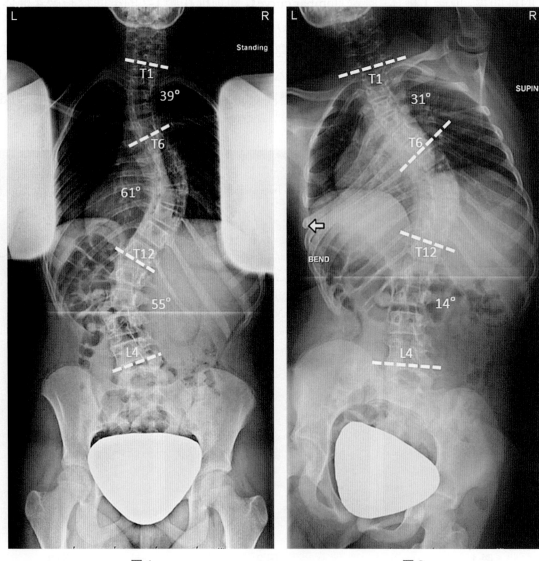

图1　图2

图 1：11 岁 10 个月女孩站立后前位 X 线片，上胸弯（T1-T6）39°，右侧主胸弯（T6-T12）61°，腰弯（T12-L4）55°。右侧主胸弯 Cobb 角度数最大，为主弯。

图 2：仰卧位左侧 Bending 像，上胸弯（T1-T6）31°，大于 25°为结构性弯。腰弯（T12-L4）14°，小于 25°为非结构性弯。因此，该 AIS 为双主胸弯。

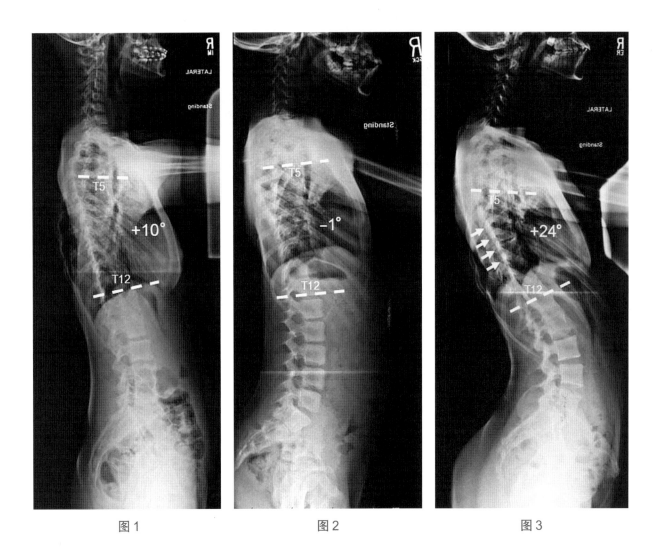

图1   图2   图3

　　胸椎矢状面平背畸形是 AIS 最典型的特征之一，也是诊断的重要依据。典型的 AIS 患者，胸椎矢状面正常生理后凸减小或消失出现平背畸形（hypokyphosis，T5-T12 < 10°）（图1），甚至出现前凸（图2）。一些 AIS 患者，虽然胸椎矢状面后凸角度的测量值在正常范围（T5-T12 = 10°~40°），但是其顶椎区肋骨小头的排列仍然会呈现平直（图3，白色箭头），此时亦称为平背畸形。

　　在 AIS 的矢状面 X 线片上，除了观察是否有平背畸形外，还要注意观察上胸弯、上胸弯和主胸弯交界处及胸腰段交界区的形态。AIS 患者，上胸弯（T2-T5）矢状面后凸≥20°（图4），或上胸弯和主胸弯有明显的交界处后凸（图5，白色箭头），都预示着上胸弯为结构性弯。

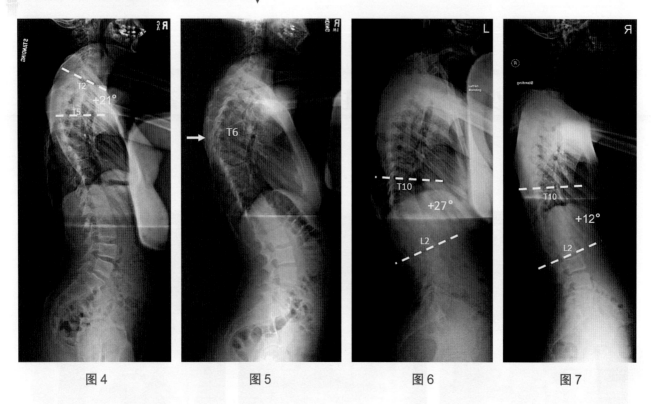

图4　　　　　　　　　图5　　　　　　　　　图6　　　　　　　　　图7

　　正常情况下,矢状面胸腰段交界区(T10-L2)应为 0°。如 T10-L2 后凸≥20°,称为胸腰段交界性后凸(图6)。T10-L2 后凸在 10°～20° 称为胸腰段交界性后凸趋势(图7),应高度警惕。AIS 患者,出现胸腰段交界性后凸,预示着胸腰弯或腰弯为结构性弯。为便于对照,图1～图7统一方向编排。

青少年特发性脊柱侧凸的治疗原则

角度级	Risser 征 0 级 月经前（女）	Risser 征 1～2 级 月经＜1.5～2 年（女）	Risser 征 3～5 级 月经＞2 年（女）
＜25°	观察	观察	观察
25°～45°	支具（＞20°开始）	支具	观察
＞45°～50°	手术	手术	手术

1. 观察指患者需每 4～12 个月复诊，进行常规检查及复查 X 线片。复查间隔的时间应根据患者的生长发育状况而定，处于生长高峰期的患者需每 4～6 个月复查一次。

2. 对正处于生长高峰期的患者，支具治疗开始的角度应减小到 20°。结束支具治疗的条件：Risser 征＞4 或 5 级；女性患者月经＞1.5～2 年；男性患者结束支具治疗的时间要比女性晚，年龄上有可能要接近 18 岁。

青少年特发性脊柱侧凸的 Lenke 分型

　　青少年特发性脊柱侧凸一旦确定需要手术治疗，就要对其进行分型。现如今，被广泛采用的是 Lenke 分型[11]。Lenke 分型是基于患者的冠状面和矢状面 X 线片，尽可能立体、综合、全面地对特发性脊柱侧凸进行分型。这样一来，虽然其总的类型只有 6 型，但亚型多达 42 种，初学者极易引起混乱。混乱的原因之一有可能是腰椎修正弯 A、B、C（lumbar modifier A、B、C）概念的使用；原因之二可能是对矢状面胸椎正常后凸（N, normal kyphosis, T5-T12 在 $10°\sim40°$）、平背（−, hypokyphosis, T5-T12 ＜ $10°$）及过度后凸（+, hyperkyphosis, T5-T12 ＞ $40°$）的参考。实际上，从对手术计划有指导意义的角度来讲，腰椎修正弯 A、B 和 C 的概念较多地用于 Lenke 1 和 2 型，其他型的侧凸较少参考腰椎修正弯。另外，评估胸椎矢状面后凸的状态（N，−，+）对选择融合节段的帮助也不大。这样一来，如果从实用出发，消除造成混乱的这两个因素，Lenke 分型可由原来的 42 个亚型简化到 10 个亚型。

　　为了简单与实用，在制订手术计划和融合节段选择的过程中，我们可以把 Lenke 分型简化成下图：

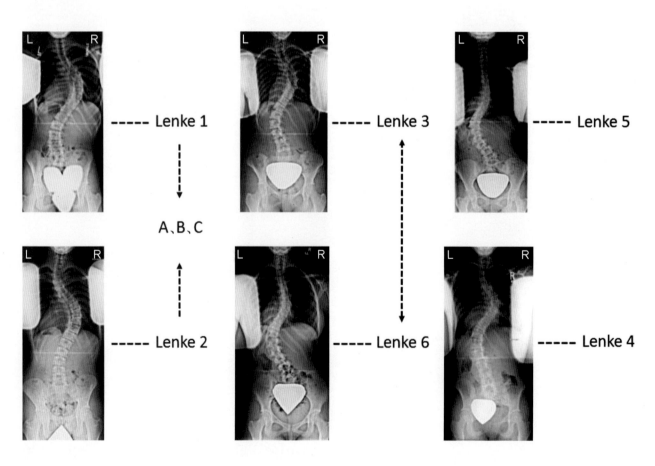

（1）以胸弯为主的 Lenke 1 型（单胸弯）和 Lenke 2 型（双胸弯），这两类是最常见的 AIS 畸形，发生率分别为 40% 和 18%[11]。两者的手术治疗原则相似，都需要通过界定腰椎修正弯来确定融合的节段，特别是最下固定椎（LIV）。

（2）Lenke 3 型和 Lenke 6 型属于胸腰双主弯（double major curve），发生率分别为 18% 和 3%[11]。当胸弯的 Cobb 角比腰弯大时，为 Lenke 3 型，反之则为 Lenke 6 型。两者的手术融合节段选择的原则基本相同，双主弯都要固定融合，无需参考腰椎修正弯的概念。

（3）Lenke 5 型是单纯胸腰弯或腰弯畸形，分为胸腰弯（顶椎在 T12 椎体、T12 和 L1 之间的椎间盘或 L1 椎体）和腰弯（顶椎在 L1-L2 椎间盘或以下），发生率为 18%[11]。这类侧弯的治疗原则简单恒定，只需行胸腰弯 / 腰弯的固定融合。

（4）相对少见的 Lenke 4 型（三主弯，triple curve），发生率为 3%[11]，其手术治疗的原则比较明确，三主弯都要固定融合。

38

腰弯修正弯的确定

对于胸弯是结构性主弯（major structural curve）而腰弯是非结构性弯（non-structural curve）的 AIS，判断腰弯的修正（modifier）是非常重要的。

（1）确定腰弯的顶椎：腰弯中最水平且偏离骶骨中垂线（CSVL）最远的椎体或椎间盘。

（2）准确画出 CSVL，如 CSVL 位于腰弯顶椎的左右椎弓根之间称为腰弯修正弯 A（lumbar modifier A）（图 1）；如 CSVL 位于腰弯顶椎凹侧椎弓根的内侧缘与凹侧椎体外侧缘之间称为腰弯修正弯 B（lumbar modifier B）（图 2）；如 CSVL 未触及腰弯顶椎称为腰弯修正弯 C（lumbar modifier C）（图 3）。

（3）有时腰弯修正弯 A 与 B 之间，或 B 与 C 之间难以鉴别，遇到这种情况，就定为腰弯修正弯 B。

（4）如果因 CSVL 线条的粗细影响了对腰弯修正弯的判断，可将 CSVL 线想象成最细。

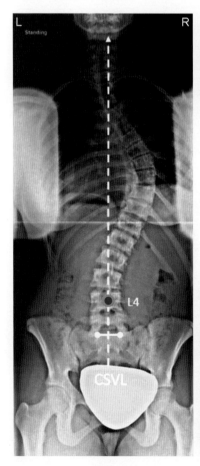 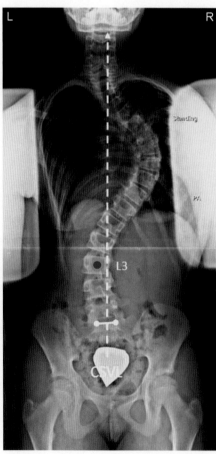 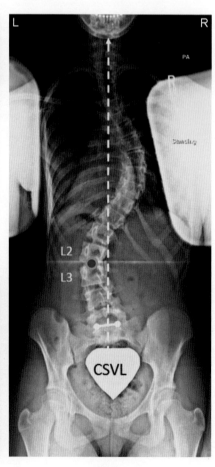

图 1   图 2   图 3

图1：L4 为腰弯的顶椎，CSVL 位于 L4 左右椎弓根之间，为腰弯修正弯 A 型。

图2：L3 为腰弯的顶椎，CSVL 触及 L3 凹侧椎弓根，为腰弯修正弯 B 型。

图3：腰弯的顶椎为 L2 和 L3 之间的椎间盘，CSVL 未触及顶椎间盘，为腰弯修正弯 C 型。

39

腰弯修正弯 A 型中，主胸弯下端椎、中立椎、稳定椎、CSVL 最后触及椎及最后实质性触及椎的确定

主胸弯尾侧倾斜角度最大的椎体为主胸弯的下端椎（lower end vertebra，LEV）。主胸弯下方第一个没有旋转或旋转程度最小，椎弓根对称或相对最对称的椎体为中立椎（neutral vertebra，NV）。主胸弯下方第一个被骶骨中垂线（CSVL）平分或最接近平分的椎体为稳定椎（stable vertebra，SV）。

以方向向上的 CSVL 为参考线，主胸弯下方 CSVL 最后触碰的椎体为最后触及椎（last touch vertebra，LTV）。有时，LTV 仅仅被 CSVL 少部分触及（barely touch），即 CSVL 触及 LTV 的部分在椎弓根的外侧。主胸弯下方 CSVL 最后触碰椎体的部位在椎弓根处，该椎体称为最后实质性触及椎（last substantially touched vertebra，LSTV）[12, 13]。典型的腰弯修正弯 A，LTV 和 LSTV 不是一个椎体，LTV 在 LSTV 的上方。有时，LTV 和 LSTV 是同一个椎体。对腰弯修正弯 A 型的 Lenke 1 或 2 型 AIS，需要准确找到 LTV 或 LSTV 以确定内固定的最下固定椎（lowest instrumentation vertebra，LIV）。

图 1：主胸弯尾侧倾斜角度最大的椎体 L1 是主胸弯的下端椎（LEV）。主胸弯下方第一个没有旋转且椎弓根对称的椎体 L2 为中立椎（NV）。主弯下方第一个被 CSVL 平分的椎体 L4 为稳定椎（SV）。主胸弯下方 CSVL 最后触碰的椎体 L2（barely touch）为最后触及椎（LTV），CSVL 触及 L2 的部分在椎弓根的外侧。CSVL 触及 L3 的椎弓根的部位，L3 为最后实质性触及椎（LSTV）。

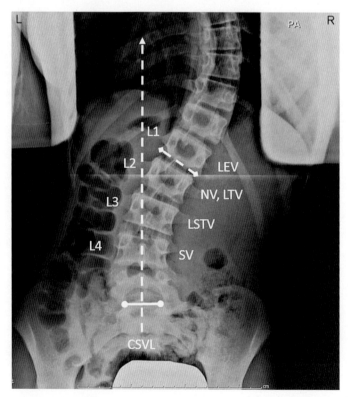

图 1

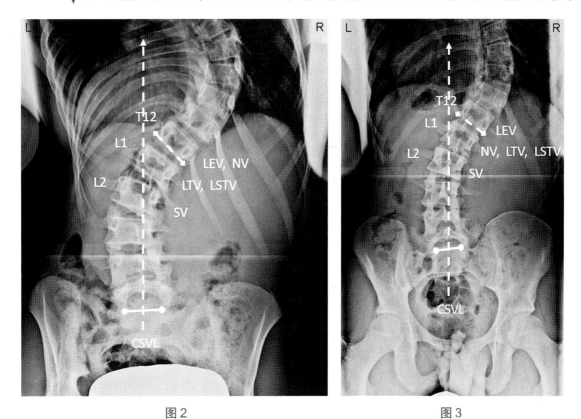

图 2　　　　　　　　　　　　　图 3

　　图 2：主胸弯尾侧倾斜角度最大的椎体 T12 是主胸弯的下端椎（LEV）。主胸弯下方第一个没有旋转且椎弓根对称的椎体 T12 为中立椎（NV）。LEV 和 NV 是同一个椎体。主胸弯下方第一个最接近被 CSVL 平分的椎体 L2 为稳定椎（SV）。主胸弯下方 CSVL 最后触碰的椎体 L1 为最后触及椎（LTV）。CSVL 触及 L1 的椎弓根的部位，L1 为最后实质性触及椎（LSTV）。LTV 和 LSTV 为同一个椎体。

　　图 3：主胸弯尾侧倾斜角度最大的椎体 T12 是主胸弯的下端椎（LEV）。主胸弯下方第一个没有旋转且椎弓根对称的椎体 L1 为中立椎（NV）。主胸弯下方第一个被 CSVL 平分的椎体 L2 为稳定椎（SV）。主胸弯下方 CSVL 最后触碰的椎体 L1 为最后触及椎（LTV）。CSVL 触及 L1 的椎弓根的部位，L1 为最后实质性触及椎（LSTV）。NV、LTV 和 LSTV 为同一个椎体。

40

Lenke 1A 型弯，最下固定椎和最上固定椎的确定

Lenke 1A 型弯确定最上、最下固定椎的基本原则：最下固定椎（lowest instrumented vertebra，LIV）为最后实质性触及椎（last substantially touched vertebra，LSTV），最上固定椎（upper instrumented vertebra，UIV）为主胸弯的上端椎（upper end vertebra，UEV）[13]。

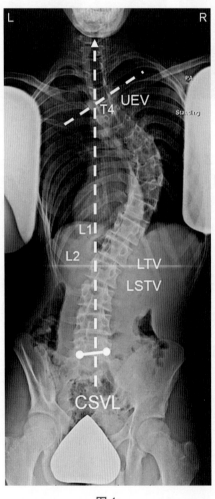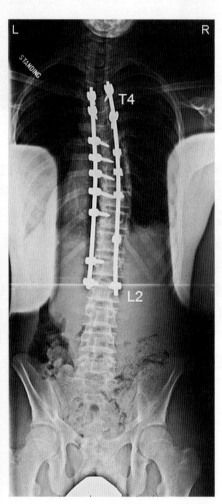

图 1　　　　　　　　　　　　　　　图 2

图1：Lenke 1A，T4 为主胸弯的上端椎（UEV）。L1 为最后触及椎（LTV），CSVL 仅仅触碰（barely touch）到 L1 左下角。L2 为最后实质性触及椎（LSTV），CSVL 触及到 L2 的椎弓根的部位。

图2：行后路椎弓根螺钉固定矫形，最上固定椎（UIV）为主胸弯的上端椎（UEV）T4，最下固定椎（LIV）为最后实质性触及椎（LSTV）L2。

　　主胸弯的上端椎（UEV）作为最上固定椎（UIV）需符合另一个条件，即上端椎（UEV）不能离 CSVL 太远。上端椎（UEV）的左上角到 CSVL 的距离大于 20mm 就定义为"太远"。如果上端椎（UEV）与 CSVL 的距离超过 20mm，最上固定椎（UIV）应向头侧端延长，直至距 CSVL 在 20mm 范围内的椎体。

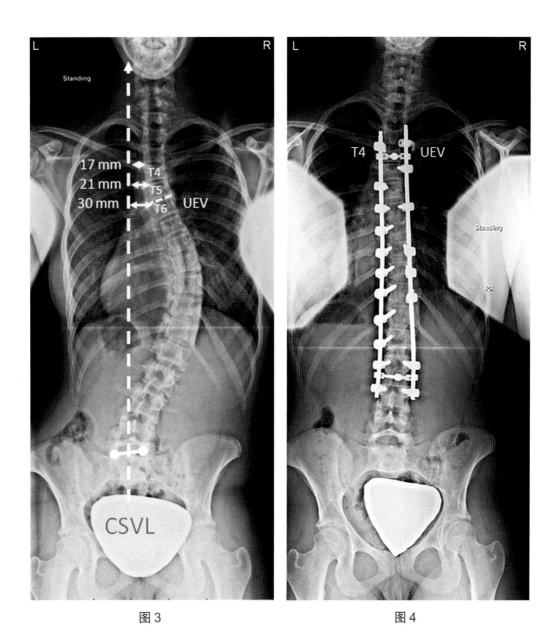

图 3　　　　　　　　　　　　　　　　图 4

　　图 3：Lenke 1A，T6 为主胸弯的上端椎（UEV）。T6 左上角距 CSVL 为 30mm，T5 左上角距 CSVL 为 21mm，T4 左上角距 CSVL 为 17mm。上端椎（UEV）T6 距离 CSVL 太远（>20mm），T6 不能作为最上固定椎（UIV）。最上固定椎（UIV）应向头侧延长，直至距 CSVL 在 20mm 范围内的椎体。T4 左上角距 CSVL 为 17mm，在 20mm 范围内，可作为最上固定椎（UIV）。图 4：行后路椎弓根螺钉固定矫形，最上固定椎（UIV）为 T4。

　　在某些更严格的条件下,最下固定椎(LIV)可选择最后触及椎(LTV),以多保留一个腰椎活动节段:1)最后触及椎(LTV)距离主胸弯的顶椎足够远,即 LTV 距离顶椎大于 4 个椎体。2)患者的生长高峰期已过。选择最后触及椎(LTV)为最下固定椎(LIV)要承担一定的术后远端附加现象(distal adding-on phenomenon)的风险。

　　图 5:13 岁女孩,Lenke 1A 型,主胸弯 70°,Risser 4 级。T8 为主胸弯的顶椎,L1 是最后触及椎(LTV),L2 是最后实质性触及椎(LSTV),最后触及椎(LTV)L1(包括 L1)距离顶椎 T8(不包括 T8)有 5 个椎体(大于 4 个椎体)。

　　图 6:术后 1 年 6 个月,最下固定椎(LIV)选择在最后触及椎(LTV)L1。

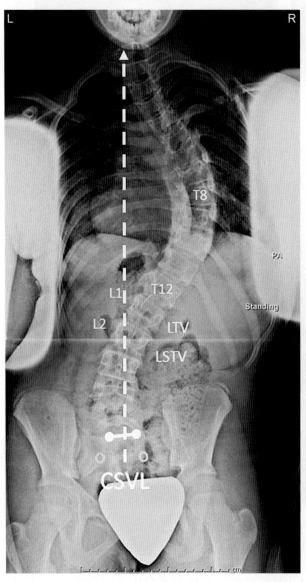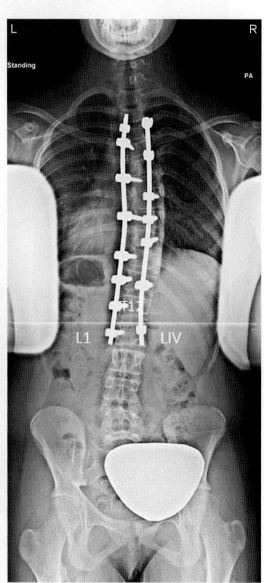

图 5　　　　　　　　　　　　　　　　图 6

41

远端附加现象

结构性主弯融合以后，如果随访时主弯的范围延长，即 LIV 下方有更多的椎体进入已经融合的主弯范畴，称为远端附加现象（distal adding-on phenomenon）。

远端附加现象的判断标准为（图 1～图 3）：与术后 X 线片相比，1）末次随访时主弯的下端椎（LEV）向 LIV 远端移动且 Cobb 角增加 5°以上；2）或者 LIV 下方的第一个椎间隙成角增加 5°以上；3）或者 LIV 偏离 CSVL 的距离增加 10 mm 以上[12, 14~16]。

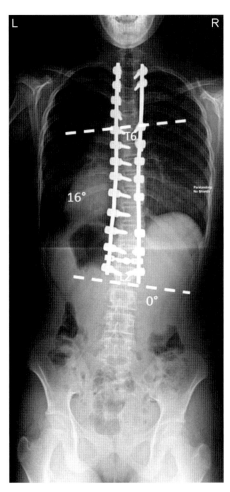 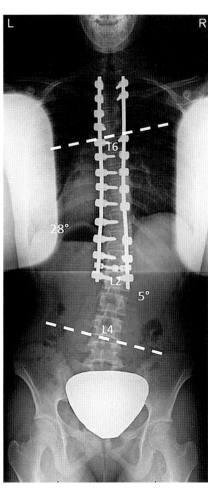 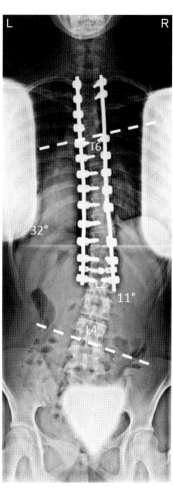

图 1   图 2   图 3

图 1：12 岁 9 个月女孩，Lenke 2A 型弯，行后路 T2 到 L2 融合固定术术后 2 个月，主胸弯 Cobb T6-L2 为 16°，LIV（L2）下椎间隙成角 0°。

图 2：术后 1 年 2 个月，主弯的下端椎（LEV）向 LIV（L2）远端移动至 L4，Cobb 角 T6-L4 为 28°，比较 2 个月随访 Cobb 角增加 12°。LIV（L2）下椎间隙成角 5°，比较 2 个月随访 LIV（L2）

下椎间隙成角增加 5°。

图 3：术后 2 年 2 个月，Cobb 角 T6-L4 为 32°，比较 1 年 2 个月随访 Cobb 角增加 4°。LIV（L2）下椎间隙成角 11°，比较 1 年 2 个月随访 LIV（L2）下椎间隙成角增加 6°。

远端附加现象多见于腰弯修正弯 A 型（lumbar modifier A，即 Lenke 1A 或 2A）侧凸术后，发生率在 8%～21%，其发生的原因包括：1）LIV 选择不当，通常是固定融合节段过短；2）骨骼未发育成熟的患者，主弯融合以后，未融合节段的畸形仍然进展。

Lenke 1A 或 2A 避免远端附加现象的方法：1）最下固定椎（LIV）距离 CSVL 不能太远，太远就是预计最下固定椎（LIV）没有被 CSVL 触及。对于生长潜力较大的患者，最下固定椎（LIV）选择在最后实质性触及椎（LSTV）比较安全；2）最下固定椎（LIV）距离主胸弯的顶椎不能太近。太近就是预计最下固定椎（LIV）距离主胸弯的顶椎小于 4 个椎体，如当顶椎为 T8 椎体时，LIV 应该在 T12 或以下（T8＋4），如当顶椎为 T8/9 间盘时，LIV 应该在 L1 或以下（T9＋4）；3）对骨骼生长发育未成熟的患者，例如 Risser 征 0 或 1，月经前期（女性）的 Lenke 1A 或 2A 的患者一定要高度警惕。

Lenke 1A 型弯是指主胸弯为结构性弯，上胸弯和腰弯均为非结构性弯，骶骨中垂线（CSVL）位于非结构性腰弯顶椎左右椎弓根之间。Lenke 1A 型弯为单一右主胸弯，患者外观胸廓躯干向右侧倾斜旋转，有时伴右肩抬高（图 1）、右侧胸廓肋骨隆起及右侧肩胛骨翘起（图 2）。Adam test 右侧胸廓肋骨隆起（剃刀背，rib hump），但腰部未见隆起（图 3）。侧面观胸椎可见胸椎后凸减小呈平背畸形（图 4）。

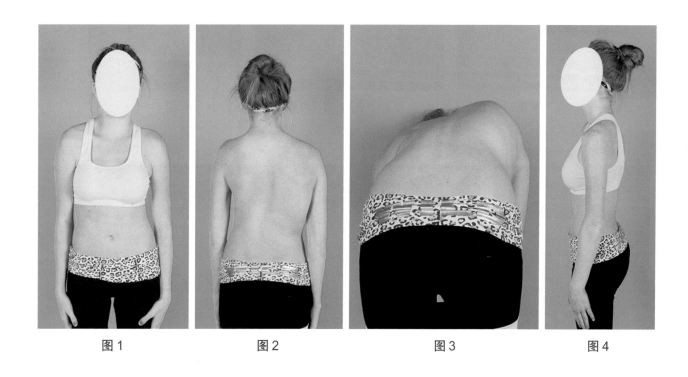

图 1   图 2   图 3   图 4

后前位 X 线片显示右侧主胸弯，顶椎经常在 T8、T9、T10（图 5）。上胸弯和腰弯为非结构性弯（图 6），CSVL 位于腰弯顶椎左右椎弓根之间（图 7）。C7PL 经常位于 CSVL 的右侧或与 CSVL 重叠。典型的 Lenke 1A 型弯经常没有明显的冠状面失平衡，即 C7PL 与 CSVL 的距离经常在正常范围内（<2cm）。但胸廓躯干（thoracic trunk shift，TTS）常有明显的向右侧倾斜，且 TTS 向右倾斜程度大于 C7PL 的向右偏离（图 8）。矢状位 X 线片显示胸椎后凸减小呈平背畸形（hypokyphosis，T5-T12<+10°）。有时矢状位 T5-T12 测量在正常范围内（+10°～+40°），但胸弯顶椎区肋骨小头平直（图 9）也提示胸椎平背畸形。胸椎平背畸形是 Lenke 1A 型弯典型的症状之一。对于 Lenke 1A 型弯，需要通过找到主胸弯的 LEV、NV、SV、LTV、LSTV 来确定手术固定融合的最下固定椎（LIV）（图 10）。

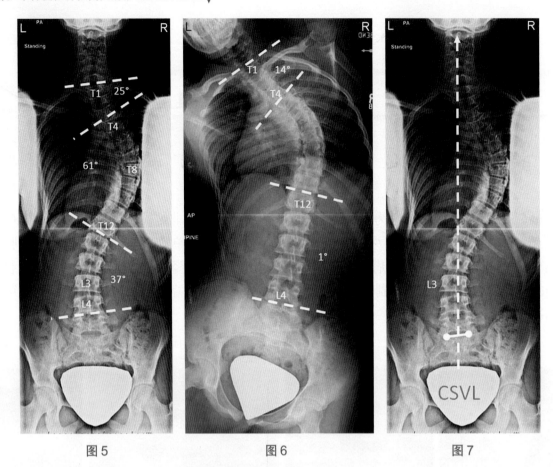

图 5 图 6 图 7

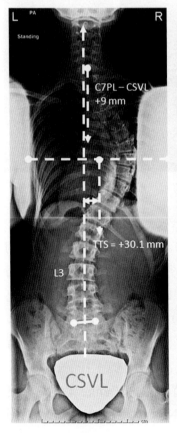

图 8

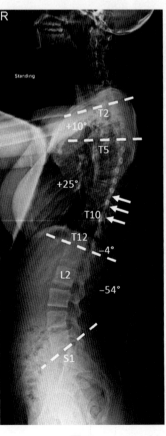

图 9

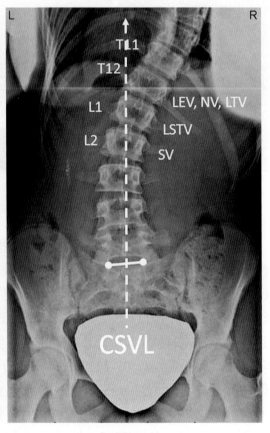

图 10

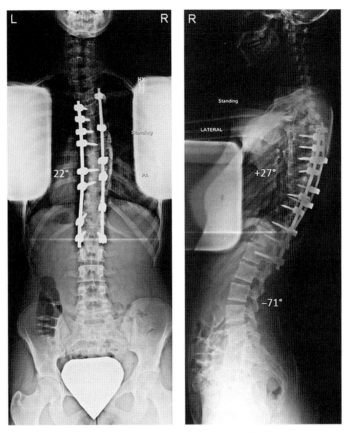

图 11　　　　　　　　　　图 12

　　图 5，图 6：右侧主胸弯 T4-T12＝61°，顶椎 T8。上胸弯 T1-T4＝25°，Bending 14°（＜25°），上胸弯为非结构性上胸弯。腰弯 T12-L4＝37°，顶椎 L3，Bending 1°（＜25°），腰弯为非结构性弯。图 7：CSVL 处于非结构性腰弯顶椎 L3 的左右椎弓根之间。图 8：冠状面平衡，C7PL-CSVL＝＋9mm（＜20mm），TTS＝＋30.1mm，TTS＞C7PL-CSVL。图 9：矢状位 T2-T5＝＋10°，T5-T12＝＋25°，T10-L2＝－4°，T12-S1＝－54°。胸弯顶椎区肋骨小头平直（箭头）。患者为单一右胸弯，即 Lenke 1 型。CSVL 位于非结构性腰弯顶椎 L3 的左右椎弓根之间，故腰弯修正弯 A。该 AIS 分型为 Lenke 1A 型。图 10：主胸弯 LEV＝T12，NV＝T12，SV＝L2，LTV＝T12，LSTV＝L1。图 11、图 12（术后 2 年）：手术行后路固定融合，LIV 可选择在 LSTV（L1）。

43 Lenke 1A 型病例

病例 1

【病史】

- 16^{+6} 岁女孩，11 岁时发现有脊柱侧弯，支具治疗 4 个月后不能耐受而放弃。
- 患者主诉有明显腰背部疼痛多年，家属觉得患者近期侧凸加重。现月经后 4 年。神经系统检查无异常，MRI 检查无异常。姐姐有脊柱侧弯病史。

【测量与分析】

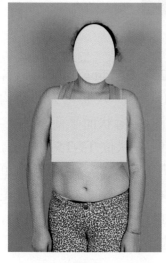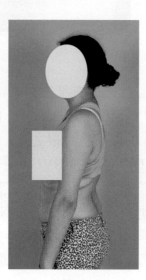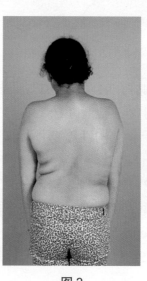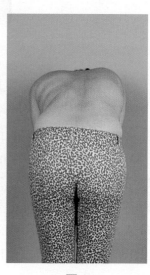

图 1　　　　　　　　图 2　　　　　　　　图 3　　　　　　　　图 4

　　图 1：患者前面观胸廓向右侧倾斜，右肩略高。图 2：左侧位观。图 3：后面观胸廓向右侧倾斜，右侧胸廓肋骨隆起，右肩略高。图 4：Adam test 显示右侧胸廓肋骨隆起，腰弯无隆起。

　　图 5：后前位 X 线片显示：右侧主胸弯 T5-T12＝54°，主胸弯的上端椎（UEV）T5，下侧端椎 T11 和 T12 椎体平行，故下端椎（LEV）为 T12，主胸弯的顶椎为 T8 和 T9 之间的椎间盘。上胸弯 T1-T5＝24°。腰弯 T12-L5＝35°，腰弯的顶椎为 L3。

　　图 6：后前位 X 线片显示：胸廓躯干（thoracic trunk shift，TTS）向右侧倾斜 +36.3mm。颈 7 铅垂线（C7PL）到 CSVL 的距离 +15.9mm，即冠状位躯干向右侧倾斜 15.9mm。CSVL 位于腰弯顶椎 L3 左右椎弓根之间。

　　图 7：后前位 X 线片显示：锁骨角（clavicle angle）0°，骨盆倾斜角（pelvic obliquity）0°，骶骨倾斜角（sacral obliquity）-9°，即骶骨向左侧倾斜 9°。

图 8：后前位 X 线片显示：CSVL 最后触及椎（last touch vertebra，LTV）为 T12，CSVL 最后实质性触及椎（last substantial touch vertebra，LSTV）为 L1。主胸弯上端椎（UEV）T5 的左上角距离 CSVL 为 21.6mm（>20mm），T4 的左上角距离 CSVL 为 13.3mm（<20mm）。

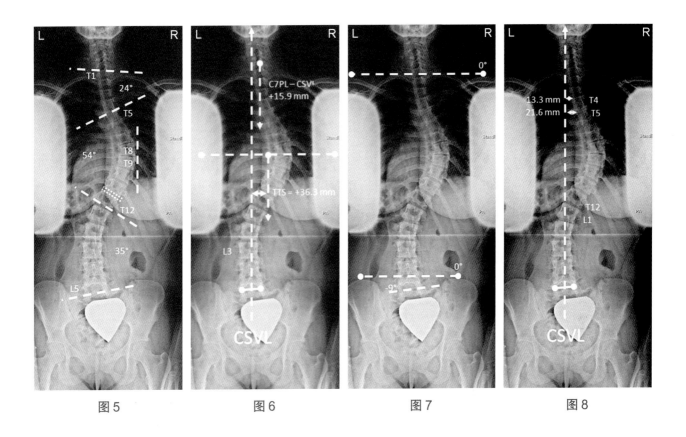

图 5　　　　　　　图 6　　　　　　　图 7　　　　　　　图 8

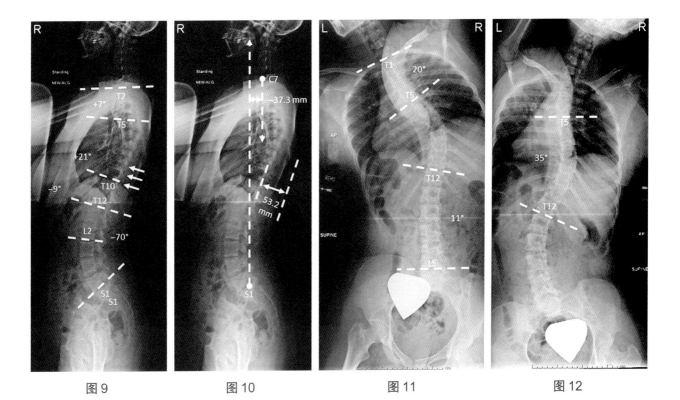

图 9　　　　　　　图 10　　　　　　　图 11　　　　　　　图 12

图9：矢状位 X 线片显示：胸椎 T5-T12 后凸 +21°，腰椎 T12-S1 前凸 −70°，胸腰段 T10-L2 为 −9°，即胸腰段 T10-L2 前凸 9°，主胸弯顶椎区的凹侧肋骨小头平直（白色箭头所示）。

图10：矢状位 X 线片显示：C7PL 到 S1 后缘向上的垂线的距离 −37.3mm，即矢状位躯干向后倾斜 37.3mm。矢状面肋骨隆起（rib hump）53.2mm。

图11：仰卧位向左 Bending 显示：上胸弯 T1-T5 = 20°（<25°），腰弯 T12-L5 = 11°（<25°）。

图12：仰卧位向右 Bending 显示：主胸弯 T5-T12 = 35°，主胸弯柔软指数（flexible index）为 35%（54 − 35/54 × 100%）。

【诊断及理由】

- 青少年特发性脊柱侧凸（AIS）。
- 理由：1）患者为青少年期（11 岁）发现脊柱畸形的"正常"女孩；2）右侧胸弯，顶椎在 T8 和 T9 之间的椎间盘；3）矢状面顶椎区平背（顶椎区肋骨小头平直）；4）未见先天性发育异常的椎体；5）神经系统检查无异常；6）MRI 检查无异常（患者因有明显背部疼痛多年而行 MRI 检查）；7）患者姐姐有脊柱侧弯，有家族史（AIS 有 30% 患者有家族史）；8）其他无异常。

【分型及理由】

- Lenke 1A 型。
- 理由：1）右侧主胸弯；2）Bending 像上胸弯 T1-T5 = 20°（<25°），矢状位 T2-T5 后凸 7°（<20°），上胸弯和主胸弯之间未见交界性后凸，故上胸弯为非结构性上胸弯；3）Bending 像腰弯 T12-L5 = 11°（<25°），Adam test 未见腰弯有骨性隆起，矢状面胸腰段 T10-L2 = −9°，未见交界性后凸，故腰弯为非结构性弯；4）患者是单一右胸弯（single right thoracic curve），Lenke 1 型；5）CSVL 处于非结构性腰弯顶椎 L3 的左右椎弓根之间，故腰弯修正弯 A。该 AIS 分型为 Lenke 1A 型。

【治疗原则及理由】

- 手术治疗。
- 理由：1）单一右侧胸弯 54°（>50°）；2）患者有多年明显腰背部疼痛史。

【手术方案及理由】

- 后路 T4 到 L1 融合固定术。
- LIV 到 L1 的理由：L1 是最后实质性触及椎。
- UIV 到 T4 的理由：原则上，Lenke 1A 型的 UIV 是主胸弯的上端椎（UEV），该患者的 UEV 是 T5，但是 T5 右上角距离 CSVL 是 21.6mm（>20mm），UEV 距离 CSVL 太远。UIV 应向头端延长至第一个距离 CSVL 在 20mm 之内的椎体。T4 右上角距离 CSVL 是 13.3mm，故 UIV 为 T4。

【结果】

图13：术后 3 天，锁骨角 +4°，即左肩抬高 4°。

图 14：术后 6 周，锁骨角 +4°。

图 15：术后 4 个月，锁骨角 +3°。

图 16：术后 8 个月，锁骨角 +6°。

图 17～图 20：术后 1 年 4 个月外观像。

图 21：术后 1 年 4 个月后前位 X 线片显示：T4-L1 ＝ 15°（矫正率 72%），C7PL 到 CSVL 距离 −15.5mm，TTS −14.3mm，锁骨角 +1°。

图 22：术后 1 年 4 个月侧位 X 线片显示：T5-T12 ＝ ＋25°，T12-S1 ＝ −73°，矢状面肋骨隆起 34.2mm，矢状位躯干向后倾斜 23.2mm。

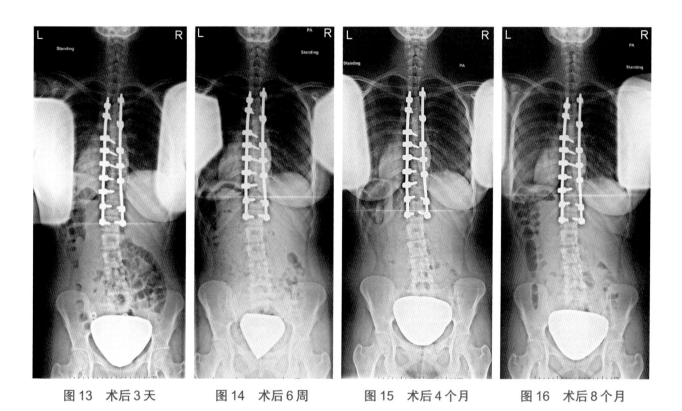

图 13　术后 3 天　　　　图 14　术后 6 周　　　　图 15　术后 4 个月　　　　图 16　术后 8 个月

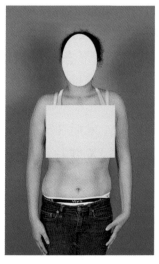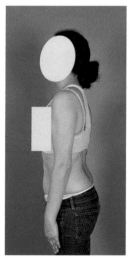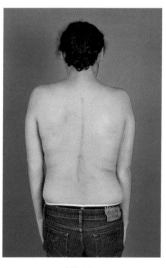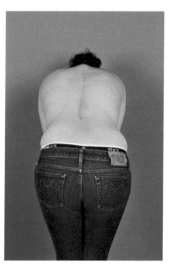

图 17　　　　　　　　图 18　　　　　　　　图 19　　　　　　　　图 20

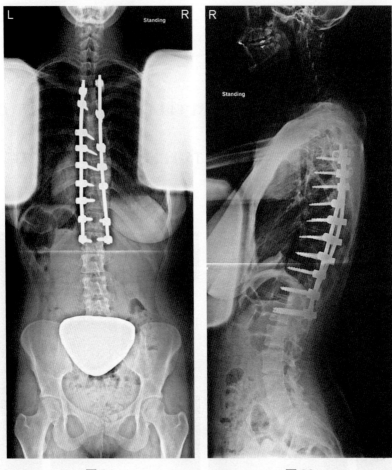

图 21   图 22

【讨论】

- AIS 患者 MRI 是常规检查吗？典型的 AIS，MRI 不是常规检查。该患者之所以行 MRI 检查是因为符合行 MRI 检查指征之一的"患者有持续明显腰背部疼痛史"。

- 该患者术前外观是右肩高，但后前位 X 线片锁骨角的测量是 0°，即双肩是等高的。遇上这种情况，我们应如何描述双肩的平衡状态？遇上这种情况可以从外观和 X 线片分别叙述，即：患者外观右肩高，X 线片锁骨角的测量双肩是等高的。从外观上观察双肩的高低可能受到以下因素的影响：1）冠状位躯干和胸廓倾斜程度的影响；2）前面观受到锁骨形态的影响；3）后面观受到肩胛骨的位置和形态以及双侧斜方肌形态的影响。正确方法拍摄的后前位的 X 线片上，准确地测量锁骨角的度数可较为准确地描述影像学双肩的平衡状态。

- 该例术前外观右肩高，X 线片测量双肩等高。术后 X 线片测量左肩高，术后 3 天锁骨角 +4°，术后 8 个月锁骨角 +6°。术后 1 年 4 个月时，外观左肩仍略高，X 线片测量锁骨角 +1°。出现这种现象的原因有可能是在对右主胸弯 Cobb 角矫正时，将向右倾斜的躯干和胸廓向左拉向中线会造成不同程度的左肩抬高。再加上，术前双肩是等高（X 线片测量），因此，术后暂时性的左肩抬高有可能无法避免。

病例 2

【病史】

● 12 岁 9 个月女孩，11 岁时发现有脊柱侧弯。

● 患者主诉偶有腰背部疼痛，患者母亲注意到患者自月经初潮后侧凸明显加重。现月经后 8 个月。神经系统检查无异常。MRI 检查无异常发现。母亲患有脊柱侧弯。

【测量与分析】

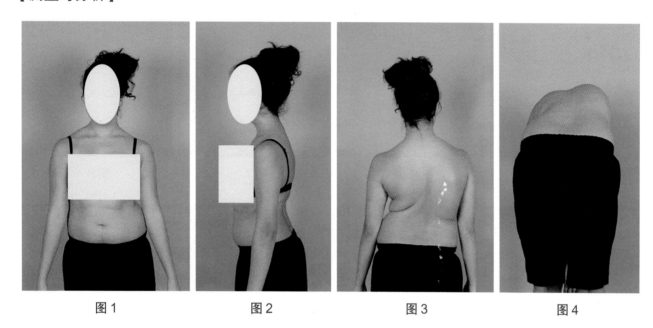

图 1   图 2   图 3   图 4

图 1：患者前面观胸廓向右侧倾斜。图 2：左侧位观。图 3：后面观胸廓向右侧倾斜，右侧胸廓肋骨隆起，右肩略高。图 4：Adams test 显示右侧胸廓肋骨隆起，腰弯无隆起。

图 5：后前位 X 线片显示：右侧主胸弯 T4-L1＝56°，主胸弯的上端椎（UEV）T4，下端椎（LEV）为 L1。上胸弯 T1-T4＝20°。腰弯 L1-L5＝35°，腰弯的顶椎为 L4。骨盆三角软骨（TRC）闭合，Risser 征 2 级。

图 6：后前位 X 线片显示：胸廓躯干（TTS）向右侧倾斜 +31.5mm。颈 7 铅垂线（C7PL）到骶骨中垂线（CSVL）的距离 +2.7mm。CSVL 位于腰弯顶椎 L4 左右椎弓根之间。

图 7：后前位 X 线片显示：锁骨角（clavicle angle）−2°，骨盆倾斜角（pelvic obliquity）+2°，骶骨倾斜角（sacral obliquity）−1°。

图 8：后前位 X 线片显示：CSVL 最后触及椎（LTV）和 CSVL 最后实质性触及椎（LSTV）均为 L2。主胸弯上端椎（UEV）T4 被 CSVL 触及。

图 9：矢状位 X 线片显示：胸椎 T5-T12 后凸 +42°（＞40°），腰椎 T12-S1 前凸 −81°，胸腰段 T10-L2 为 −4°。

图 10：矢状位 X 线片显示：C7PL 到 S1 后缘向上的垂线的距离 −58.4mm，即矢状位躯干向后倾斜 58.4mm。矢状面肋骨隆起（rib hump）50.6mm。

图 11：仰卧位向左 Bending 显示：上胸弯 T1-T4＝17°（＜25°），腰弯 T12-L5＝9°（＜25°）。

图 12：仰卧位向右 Bending 显示：主胸弯 T4-L1＝9°，主胸弯柔软指数（flexible index）为 84%（56－9/56×100%）。

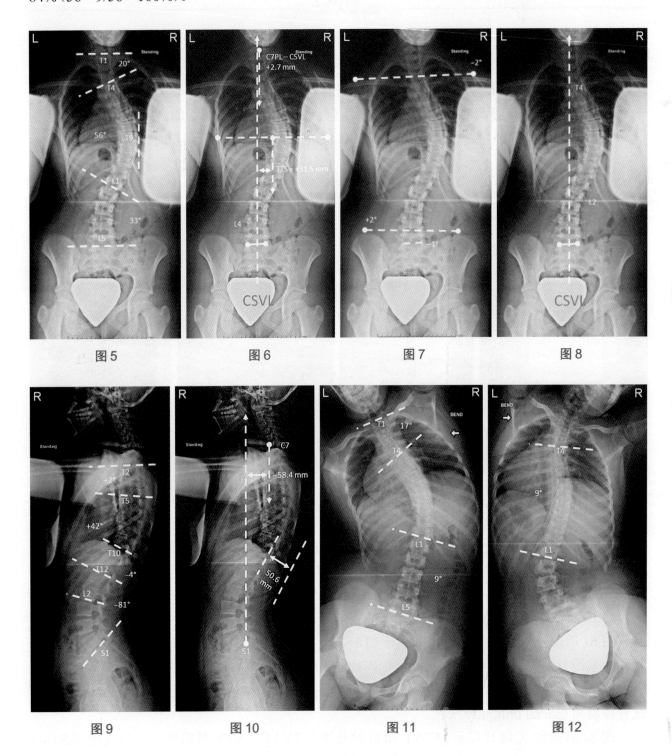

图5　　　　　　图6　　　　　　图7　　　　　　图8

图9　　　　　　图10　　　　　　图11　　　　　　图12

【诊断及理由】

- 青少年特发性脊柱侧凸（AIS）。
- 理由：1）患者为青少年期（11 岁）发现脊柱畸形的"正常"女孩；2）右侧胸弯，顶椎在 T9；3）未见先天性发育异常的椎体；4）神经系统检查无异常；5）患者母亲有脊柱侧弯，有家族史（AIS 有 30% 患者有家族史）；6）其他无异常。

【分型及理由】

- Lenke 1A 型。
- 理由：1）右侧主胸弯；2）Bending 像上胸弯 T1-T4＝20°（<25°），矢状位 T2-T5 后凸 2°（<20°），上胸弯和主胸弯之间未见交界性后凸，故上胸弯为非结构性上胸弯；3）Bending 像腰弯 L1-L5＝9°（<25°），Adams test 未见腰弯有骨性隆起，矢状面胸腰段 T10-L2＝−4°，未见交界性后凸，故腰弯为非结构性弯；4）患者是单一右胸弯（single right thoracic curve），Lenke 1 型；5）CSVL 处于非结构性腰弯顶椎 L4 的左右椎弓根之间，故腰弯修正弯 A。该 AIS 分型为 Lenke 1A 型。

【治疗原则及理由】

- 手术治疗。
- 理由：单一右侧胸弯 56°（>50°）。

【手术方案及理由】

- 后路 T4 到 L2 融合固定术。
- 最下固定椎（LIV）到 L2 的理由：L2 是最后实质性触及椎。
- 最上固定椎（UIV）到 T4 的理由：T4 是主胸弯的上端椎且被 CSVL 触及。

【结果】

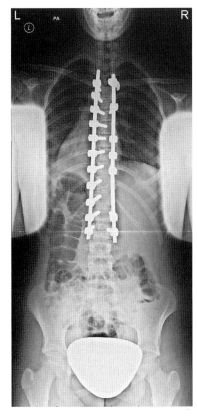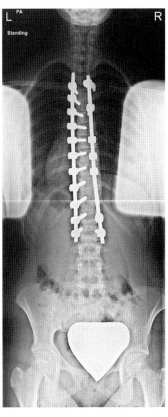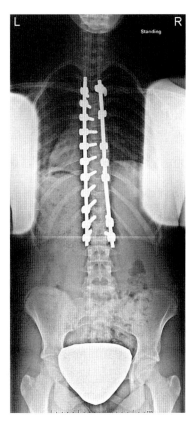

图 13　术后 3 天　　　　图 14　术后 2 个月　　　　图 15　术后 8 个月

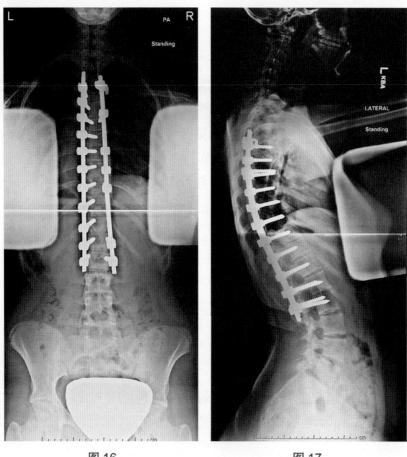

图 16   图 17

图 13：术后 3 天，锁骨角 +6°，即左肩抬高 6°。

图 14：术后 2 个月，锁骨角 +5°。

图 15：术后 8 个月，锁骨角 +4°。

图 16：术后 1 年 3 个月后前位 X 线片显示：锁骨角 +3°。

图 17：术后 1 年 3 个月侧位 X 线片显示：T5-T12 = +27°，T12-S1 = −70°，矢状面肋骨隆起 39.9mm，矢状位躯干向后倾斜 66.7mm。

【讨论】

- 主胸弯平背畸形是诊断 AIS 的主要证据之一。但有一些 AIS 缺乏胸椎平背畸形（thoracic hypophosis），有的也可出现胸椎矢状面过度后凸（T5-T12 > 40°，hyperphosis）。遇到胸椎矢状面过度后凸（thoracic hyperphosis）的 AIS，应行 MRI 检查。该患者矢状面 T5-T12 = 42°（> 40°，hyperphosis），行 MRI 检查以排除椎管内病变。

- 患者的矢状面平衡术前为 −58.4mm，术后为 −66.7mm。这与拍片时双上肢的位置有关。Vedantam 等的研究显示，上肢往前上举 90° 时，C7PL 会明显后移[17]。随后的一些研究也证实肩关节屈曲，上肢前举会导致 C7PL 出现 3～5cm 的后移[18~20]。本例患者在拍摄术后 X 线片时（图 17），上肢上抬的幅度较术前更明显（图 9），这可能是术后 C7PL 进一步后移的原因。通常情况下，典型的 AIS 一般不会出现矢状面的失平衡。

病例 3

【病史】

● 14 岁 1 个月男孩，12 岁时学校普查发现有脊柱侧弯，未行特殊治疗。

● 近 6 个月出现腰背部疼痛，以胸腰段明显。疼痛为刺痛但很短暂，长时间坐位更易发生，起来活动后可缓解。神经系统检查无异常。MRI 检查无异常。外婆可疑有脊柱侧弯。

【测量与分析】

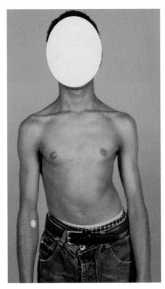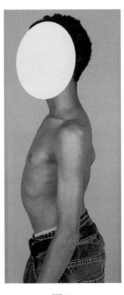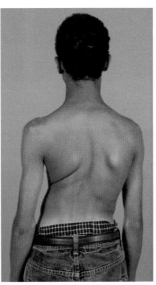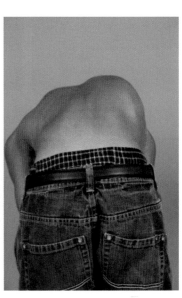

图 1　　　　　　图 2　　　　　　图 3　　　　　　图 4

　　图 1：患者前面观躯干及胸廓向右侧倾斜，双肩平衡好。图 2：左侧位观，胸椎平背，胸腰段前凸。图 3：后面观躯干及胸廓向右侧倾斜，右侧胸廓肋骨及右侧肩胛骨隆起。图 4：Adams test 显示右侧胸廓肋骨隆起，腰弯无隆起。

　　图 5：后前位 X 线片显示：右侧主胸弯 T6-L1 74°，主胸弯的上端椎（UEV）是 T6，下端椎（LEV）是 L1，主胸弯的顶椎为 T9。上胸弯 T1-T6 48°。腰弯 L1-L5 39°，腰弯的顶椎为 L4。骨盆三角软骨（TRC）闭合，Risser 征 2 级。

　　图 6：后前位 X 线片显示：胸廓躯干（TTS）向右侧倾斜 +21.3mm。颈 7 铅垂线（C7PL）到骶骨中垂线（CSVL）的距离 +14.5mm，即冠状位躯干向右侧倾斜 14.5mm。CSVL 位于腰弯顶椎 L4 左右椎弓根之间。

　　图 7：后前位 X 线片显示：锁骨角（clavicle angle）+1°，骨盆倾斜角（pelvic obliquity）0°，骶骨倾斜角（sacral obliquity）−7°，即骶骨向左侧倾斜 7°。

　　图 8：后前位 X 线片显示：CSVL 最后触及椎（LTV）为 L2，CSVL 最后实质性触及椎（LSTV）也是 L2。主胸弯上端椎（UEV）T6 的左上角距离 CSVL 为 27.9mm（>20mm），T5 的左上角距离 CSVL 为 12.7mm（<20mm）。

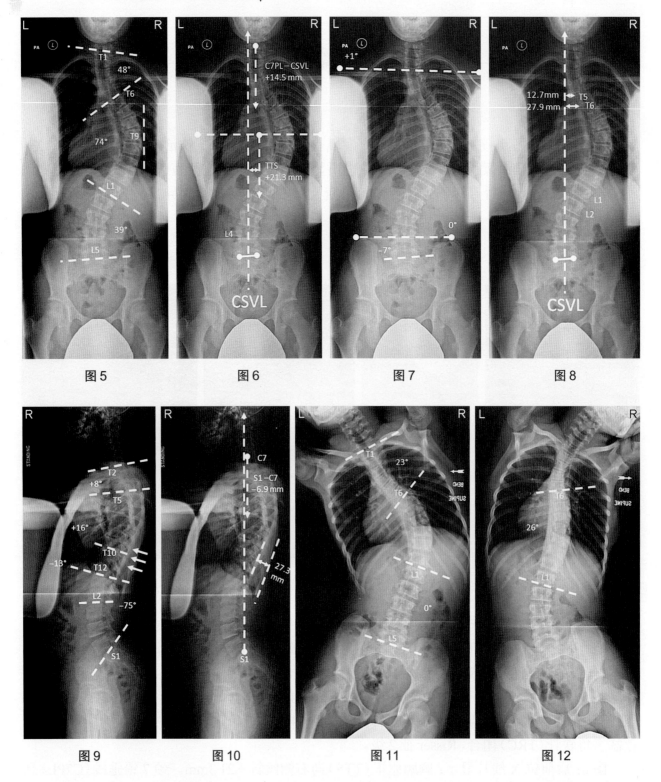

图 5　　　　　　　　图 6　　　　　　　　图 7　　　　　　　　图 8

图 9　　　　　　　　图 10　　　　　　　　图 11　　　　　　　　图 12

　　图 9：矢状位 X 线片显示：胸椎 T5-T12 后凸 +16°，腰椎 T12-S1 前凸 −75°，胸腰段 T10-L2 为 −13°，即胸腰段 T10-L2 前凸 13°，主胸弯顶椎区的凹侧肋骨小头平直（白色箭头所示）。

　　图 10：矢状位 X 线片显示：C7PL 到 S1 后缘向上的垂线的距离 −6.9mm，即矢状位躯干向后倾斜 6.9mm。矢状面肋骨隆起（rib hump）27.3mm。

　　图 11：仰卧位向左 Bending 显示：上胸弯 T1-T6 为 23°（<25°），腰弯 L1-L5 为 0°。

　　图 12：仰卧位向右 Bending 显示：主胸弯 T6-L1 为 26°，主胸弯柔软指数（flexible index）为 65%（74−26/74×100%）。

【诊断及理由】

- 青少年特发性脊柱侧凸（AIS）。
- 理由：1）患者为青少年期（12 岁）发现脊柱畸形的"正常"男孩；2）右侧胸弯，顶椎在 T9；3）矢状面顶椎区平背（顶椎区肋骨小头平直）；4）未见先天性发育异常的椎体；5）神经系统检查无异常；6）MRI 检查无异常（患者因有明显背部疼痛且为男性而行 MRI 检查）；7）患者外婆可疑有脊柱侧弯，有家族史（AIS 有 30% 患者有家族史）；8）其他无异常。

【分型及理由】

- Lenke 1A 型。
- 理由：1）右侧主胸弯；2）Bending 像上胸弯 T1-T6 为 23°（<25°），矢状位 T2-T5 后凸 8°（<20°），上胸弯和主胸弯之间未见交界性后凸，故上胸弯为非结构性上胸弯；3）Bending 像腰弯 L1-L5 为 0°，Adam test 未见腰弯有骨性隆起，矢状面胸腰段 T10-L2 未见交界性后凸，故腰弯为非结构性弯；4）患者是单一右胸弯（single right thoracic curve），Lenke 1 型；5）CSVL 处于非结构性腰弯顶椎 L4 的左右椎弓根之间，故腰弯修正弯 A。该 AIS 分型为 Lenke1A 型。

【治疗原则及理由】

- 手术治疗。
- 理由：1）单一右侧胸弯 74°（>50°）；2）患者有明显腰背部疼痛史；3）14 岁男性患者，Risser 征 2 级，脊柱处于生长高峰期，弯度将进展。

【手术方案及理由】

- 应后路 T5 到 L2。
- LIV 选择 L2 的理由：L2 是最后实质性触及椎。
- UIV 选择 T5 的理由：原则上，Lenke1A 的 UIV 是主胸弯的上端椎（UEV），该患者主胸弯的 UEV 是 T6，但是 T6 右上角距离 CSVL 是 27.9mm（>20mm），UEV 距离 CSVL 太远。UIV 应向头端延长至第一个距离 CSVL 在 20mm 之内的椎体。T5 右上角距离 CSVL 是 12.7mm，故 UIV 应为 T5。

【结果】

- 该患者行后路 T5 到 L1。
- LIV 选择 L1 要承担术后远端附加现象的风险，因为 L1 没有被 CSVL 触及，距离 CSVL 太远。并且，患者尚处于生长发育高峰期。

图 13：术后 3 天，Cobb 角 T5-L1 为 19°，LIV 下椎间盘冠状面角度 -2°。

图 14：术后 3 个月，Cobb 角 T5-L2 为 30°，LIV 下椎间盘冠状面角度 -5°，LEV 向 LIV 远端延长一个椎体到 L2，Cobb 角度增加 11°，出现术后远端附加现象。

图 15：术后 8 个月，Cobb 角 T5-L2 为 34°，LIV 下椎间盘冠状面角度 -8°。

图 16：术后 1 年 7 个月，Cobb 角 T5-L2 为 39°，LIV 下椎间盘冠状面角度 -7°。

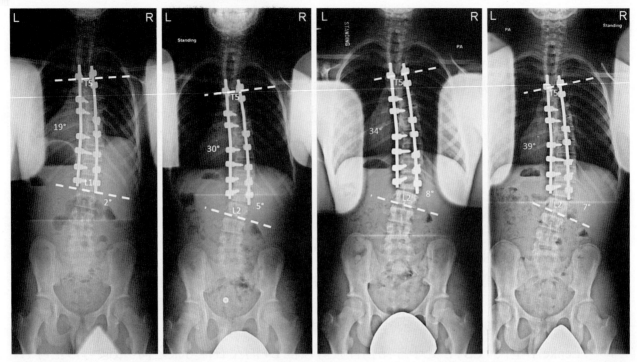

图 13　术后 3 天　　　图 14　术后 3 个月　　　图 15　术后 8 个月　　　图 16　术后 1 年 7 个月

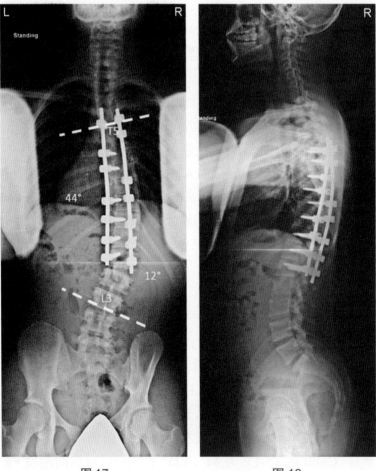

图 17　　　　　　　　　　图 18

图 17：术后 3 年后前位 X 线片显示：Cobb 角 T5-L3 为 44°，LIV 下椎间盘冠状面角度 −12°，LEV 向 LIV 远端延长两个椎体到 L3，Cobb 角度较术后 3 天增加 25°。LIV 下椎间盘冠状面角度 −12°，较术后 3 天增加 10°。

图 18：术后 3 年侧位 X 线片显示：T5-T12 ＋18°，T12-S1 −67°，矢状面肋骨隆起 29.8mm，矢状位躯干向后倾斜 15.1mm。

【讨论】

- 该例出现术后 Adding-on 现象的可能原因：1）LIV 选择不当，L1 没有被 CSVL 触及，距离 CSVL 太远；2）患者是 14 岁的男孩，Risser 征 2 级，还有较大的生长潜能，LIV 选择不当很容易出现术后 Adding-on 现象。
- 最下固定椎（LIV）选择在最后实质性触及椎（LSTV）可降低出现远端附加现象的风险。

病例 4

【病史】

- 9 岁 6 个月女孩发现脊柱侧凸就诊。患者无任何不适主诉，行支具治疗一年半。
- 现患者 11 岁，近期患者母亲注意到其侧凸明显加重。患者仍为月经初潮前期。神经系统检查无异常。MRI 无异常发现。无脊柱侧弯家族史。

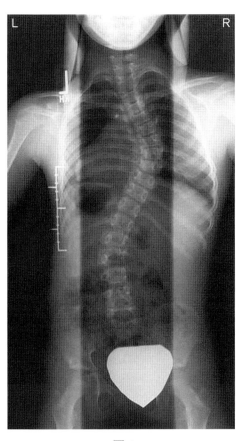 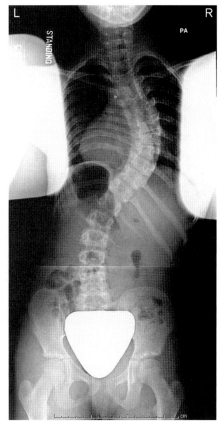

图 1　　　　　　　　　　　　　　图 2

　　图1：患者9岁6个月后前位X线片显示：患者有13个胸椎，右侧胸弯 T4-T11＝55°。腰弯 T11-L4＝43°。骨盆三角软骨（TRC）开放，Risser 征0级。

　　图2：10岁7个月后前位X线片显示：右侧胸弯进展至71°，腰弯47°，TRC 正在闭合，Risser 征0级。

【测量与分析】

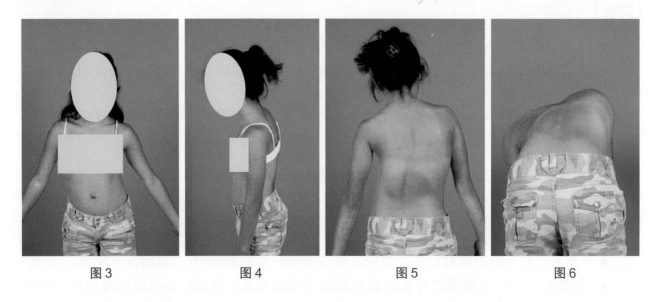

图3　　　　　　图4　　　　　　图5　　　　　　图6

　　图3：患者11岁时，前面观胸廓向右侧倾斜，右肩抬高。图4：左侧位观，胸椎平背畸形。图5：后面观胸廓向右侧倾斜，右侧胸廓肋骨隆起，右侧肩胛骨翘起，右肩抬高。图6：Adam test 显示右侧胸廓肋骨隆起，腰弯无隆起。

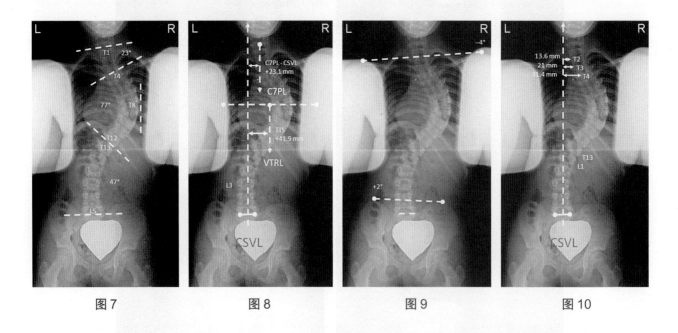

图7　　　　　　图8　　　　　　图9　　　　　　图10

　　图7：11岁时，后前位X线片显示：右侧主胸弯 T4-T12＝77°，主胸弯的上端椎（UEV）T4，下端椎（LEV）T12，顶椎 T8。上胸弯 T1-T4＝23°。腰弯 T12-L5＝47°，腰弯的顶椎为 L3。TRC 正在闭合，Risser 征0级。

图8：胸廓躯干（TTS）向右侧倾斜+41.9mm。颈7铅垂线（C7PL）到CSVL的距离+23.1mm。CSVL位于腰弯顶椎L3左右椎弓根之间。

图9：锁骨角（clavicle angle）-4°。

图10：CSVL最后触及椎（LTV）T13，CSVL最后实质性触及椎（LSTV）L1。主胸弯上端椎（UEV）T4左上角到CSVL的距离31.4mm，T3左上角到CSVL的距离21mm，T2左上角到CSVL的距离13.6mm。

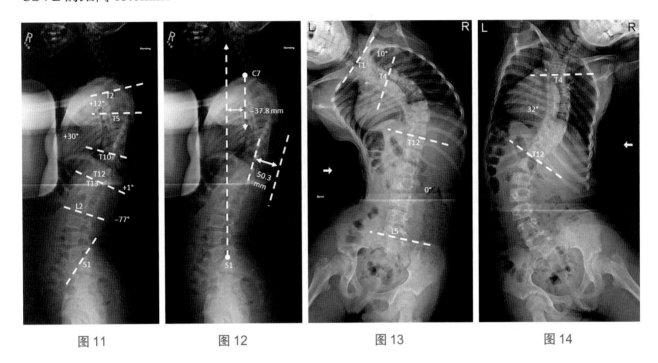

| 图11 | 图12 | 图13 | 图14 |

图11：矢状位X线片显示：上胸椎T2-T5后凸+12°，胸椎T5-T12后凸+30°，腰椎T12-S1前凸-77°，胸腰段T10-L2为+1°，主胸弯顶椎区肋骨小头平直。

图12：颈7铅垂线到S1后缘向上的垂线的距离-37.8mm。矢状面肋骨隆起（rib hump）50.3mm。

图13：仰卧位向左Bending显示：上胸弯T1-T4=10°（<25°），腰弯T12-L5=0°。

图14：仰卧位向右Bending显示：主胸弯T4-T12=32°，主胸弯柔软指数（flexible index）为58%（77-32/77×100%）。

【诊断及理由】

- 青少年特发性脊柱侧凸（AIS），幼儿期发病。
- 理由：1）患者为幼儿期（9岁6个月，<10岁）发现脊柱侧凸；2）右侧胸弯，顶椎在T8；3）主胸弯顶椎区平背畸形；4）未见先天性发育异常的椎体；5）神经系统检查无异常；6）其他无异常。

【分型及理由】

- Lenke 1A型。
- 理由：1）右侧主胸弯；2）Bending像上胸弯T1-T4=10°（<25°），矢状位T2-T5后凸12°（<20°），上胸弯和主胸弯之间未见交界性后凸，故上胸弯为非结构性上胸弯；3）Bending

像腰弯 T12-L5＝0°，Adam test 未见腰弯有骨性隆起。矢状面胸腰段 T10-L2＝＋1°，未见交界性后凸，故腰弯为非结构性弯；4）患者是单一右胸弯（single right thoracic curve），Lenke 1 型；5）CSVL 处于非结构性腰弯顶椎 L3 的左右椎弓根之间，故腰弯修正弯 A。该 AIS 分型为 Lenke 1A 型。

【治疗原则及理由】

- 手术治疗。
- 理由：1）单一右侧胸弯 77°（>50°）；2）TRC 尚未完全闭合，Risser 征为 0 级，月经初潮前期，脊柱处于生长高峰期。

【手术方案及理由】

- 后路 T2 到 L1。
- LIV 到 L1 的理由：L1 是最后实质性触及椎（LSTV）。
- UIV 到 T2 的理由：原则上，Lenke1A 的 UIV 是主胸弯的 UEV，该患者的 UEV 是 T4，但是 T4 左上角距离 CSVL 是 31.4mm（>20mm），距离 CSVL 太远。UIV 应向头端延长至第一个距离 CSVL 在 20mm 之内的椎体。T2 左上角距离 CSVL 是 13.6mm，故 UIV 为 T2。

【实际结果】

- 胸腔镜前路 T6-T11 椎间盘松解，同种异体骨植骨。
- 后路 T4 到 T13 融合固定术。

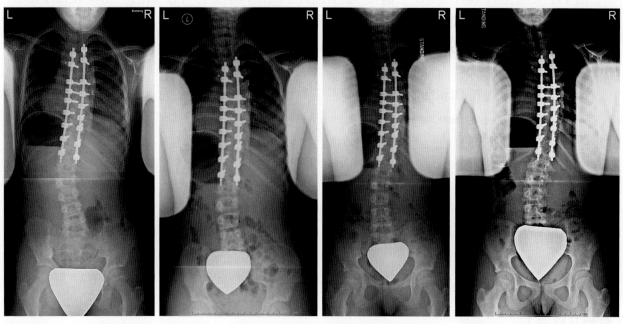

图 15　术后 3 周　　图 16　术后 4 个月　　图 17　术后 1 年　　图 18　术后 2 年 2 个月

图 15：术后 3 周，Cobb 角 T4-13＝28°。
图 16：术后 4 个月，Cobb 角 T4-13＝32°。

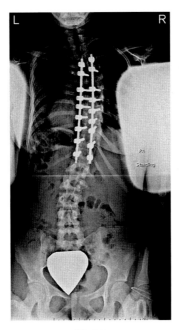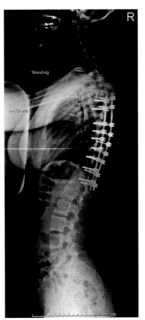

图 19　　　　　　　图 20

图 17：术后 1 年，Cobb 角 T4-13＝36°。

图 18：术后 2 年 2 个月，Cobb 角 T3-L1＝46°。

图 19，图 20：术后 4 年 4 个月，患者 15 岁 3 个月，TRC 闭合，Risser 征 4 级。后前位 X 线片显示 Cobb 角 T3-L1＝51°，较术后 4 个月 X 线片增加 19°，且椎体的旋转明显增加，出现曲轴现象（crankshaft phenomenon）。

【讨论】

- 对于一个在 10 岁之前发病，但在青少年期就诊治疗的特发性脊柱侧凸患者，在诊断 AIS 时，一定要注明是婴儿或幼儿期发病。该患者在 9 岁 6 个月发现右侧胸弯 55°，故 11 岁行手术治疗时的诊断是 AIS，幼儿期发病。

- 曲轴现象：在 5 岁以前，儿童脊柱（T1-S1）每年的生长潜力超过 2cm，5～10 岁每年的生长潜力是 0.9cm，10 岁以后的青春期每年生长潜力是 1.3cm[4]。脊柱畸形后路融合术以后，脊柱后柱的生长被停止，但前方椎体的生长潜力仍然存在。如果椎体和终板持续纵向生长，则脊椎会以后方融合部位为支点向凸侧旋转，导致矫形角度丢失和剃刀背畸形加重，这种现象被称为曲轴现象[21]。

- 在使用椎弓根／椎板钩和钢丝的时代，曲轴现象非常普遍，而进入椎弓根螺钉固定矫形的时代，由于其强大的三柱控制力，曲轴现象的概率大大地降低，逐渐被脊柱外科医师所忽视。

- 该患者年龄 11 岁，TRC 尚未完全闭合，Risser 征 0 级，月经前期。这些都预示着脊柱生长潜能很大，因此行前路胸腔镜下松解和融合。前路椎间松解可破坏椎体的生长骺板，阻滞椎体的生长，防止出现曲轴现象。

- 该患者最终还是出现了曲轴现象，原因可能有以下几个方面：1）使用 5.5mm 钛合金棒，由于钛棒的强度不够，并不适合用于脊柱侧凸矫形，目前 TSRH 医院已经改为使用 5.5mm 钴铬合金（cobalt-chrome，CoCr）棒进行脊柱矫形手术。2）T4 距离 CVSL 太远（>2cm），作为 UIV 并不合适。上方固定节段过短会导致对上胸弯控制不佳，术后 T2-T4 之间的角度逐渐进展。3）下方固定节段过短，T13 是 LTV，仅被 CSVL 触及，当脊柱尚有很大的生长潜能时，选择 LTV（T13）为 LIV 很容易出现 Adding-on 现象。

- 该病例如果选择融合节段 T2 至 L1（LSTV），使用钴铬合金棒矫形也许能够避免曲轴现象的发生。

病例 5

【病史】

- 14 岁 8 个月女孩，在学校体检时发现脊柱侧凸 4 个月。
- 患者无任何不适主诉。神经系统检查无异常。其他无异常。

【测量与分析】

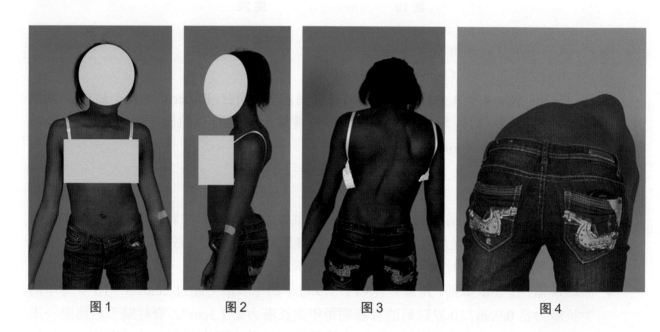

图1　　　　　图2　　　　　图3　　　　　图4

图 1：患者前面观胸廓向右侧倾斜，右肩略高。图 2：左侧位观。图 3：后面观胸廓向右侧倾斜，右侧胸廓肋骨隆起，右侧肩胛骨翘起。图 4：Adam test 显示右侧胸廓肋骨隆起，腰弯无隆起。

图 5：后前位 X 线片显示：右侧主胸弯 T4-T12＝70°，主胸弯的上端椎（UEV）T4，下端椎（LEV）T12，主胸弯顶椎 T8。上胸弯 T1-T4＝28°。腰弯 T12-L5＝41°，腰弯的顶椎为 L3。TRC 闭合，Risser 征 3 级。图 6：后前位 X 线片显示：胸廓躯干（thoracic trunk shift, TTS）向右侧倾斜 +29.7mm。C7PL 到 CSVL 的距离 +7.4mm。CSVL 位于腰弯顶椎 L3 左右椎弓根之间。图 7：后前位 X 线片显示：锁骨角（clavicle angle）-2°，无骨盆倾斜，无明显骶骨倾斜。图 8：后前位 X 线片显示：CSVL 最后触及椎（last touch vertebra, LTV）和最后实质性触及椎（last substantial touch vertebra, LSTV）均为 L1。主胸弯上端椎（UEV）T4 左上角到 CSVL 的距离 11mm。

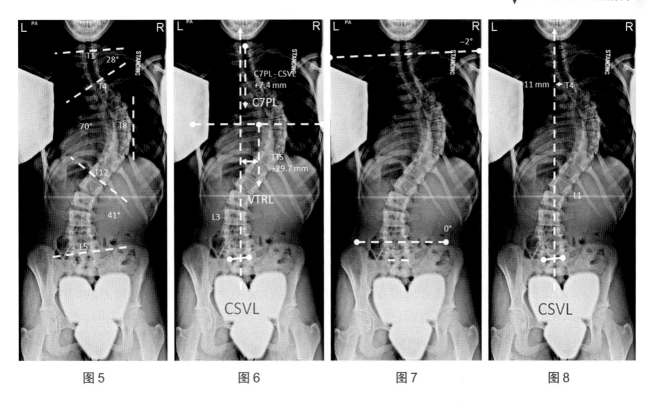

图 5   图 6   图 7   图 8

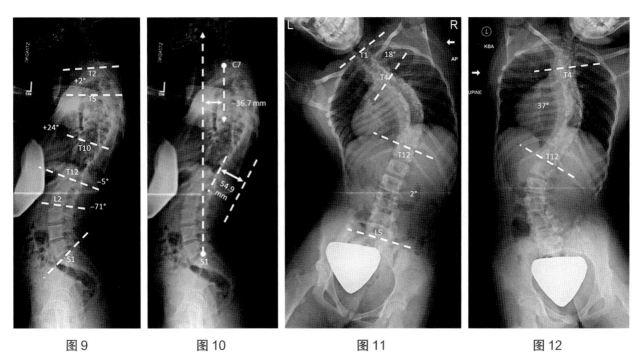

图 9   图 10   图 11   图 12

图 9：矢状位 X 线片显示：上胸段 T2-T5 后凸 +2°，胸椎 T5-T12 后凸 +24°，腰椎 T12-S1 前凸 −71°，胸腰段 T10-L2 为 −5°。图 10：矢状位 X 线片显示：C7PL 到 S1 后缘向上的垂线的距离 −36.7mm。矢状面肋骨隆起（rib hump）54.9mm。图 11：仰卧位向左 Bending 像显示：上胸弯 T1-T4 = 18°（<25°），腰弯 T12-L5 = 2°（<25°）。图 12：仰卧位向右 Bending 像显示：主胸弯 T4-T12 = 37°，主胸弯柔软指数（flexible index）为 47%［（70−37）/70×100%］。

【诊断及理由】

- 青少年特发性脊柱侧凸（AIS）。
- 理由：1）患者为青少年期（14 岁 8 个月）发现脊柱畸形的"正常"女孩；2）右侧胸弯，顶椎在 T8；3）未见先天性发育异常的椎体；4）神经系统检查无异常；5）其他无异常。

【分型及理由】

- Lenke 1A 型。
- 理由：1）右侧主胸弯；2）Bending 像上胸弯 T1-T4＝18°（＜25°），矢状位 T2-T5 后凸 ＋2°（＜20°），上胸弯和主胸弯之间未见交界性后凸，故上胸弯为非结构性上胸弯；3）Bending 像腰弯 T12-L5＝2°（＜25°），Adam test 未见腰弯有骨性隆起，矢状面胸腰段 T10-L2＝−5°，未见交界性后凸，故腰弯为非结构性弯；4）患者是单一右胸弯（single right thoracic curve），Lenke 1 型；5）CSVL 处于非结构性腰弯顶椎 L3 的左右椎弓根之间，故腰弯修正弯 A。该 AIS 分型为 Lenke 1A 型。

【治疗原则及理由】

- 手术治疗。
- 理由：单一右侧胸弯 70°（＞50°）。

【手术方案及理由】

- 后路 T4 到 L1。
- LIV 到 L1 的理由：L1 是最后实质性触及椎。
- UIV 到 T4 的理由：T4 是主胸弯的上端椎，T4 左上角距离 CSVL 是 11mm（＜20mm）。

【结果】

- 后路 T4 到 L1 融合固定术。

图 13：术后 3 天，锁骨角测量 0°。图 14：术后 3 周，锁骨角测量 0°。图 15：术后 1 年 6 个月，锁骨角测量 ＋1°。

图 16：术后 3 年 6 个月后前位 X 线片显示：锁骨角 0°，Cobb 角 36°（矫正率 49%）。图 17：术后 3 年 6 个月侧位 X 线片显示：矢状面 T5-T12＝23°，矢状面肋骨隆起（rib hump）54.9mm。

【讨论】

- 这是一例术前右肩抬高的 Lenke 1A 型弯。手术医师喜欢右肩抬高的 Lenke1A 型弯，因为在对右主胸弯 Cobb 角进行矫正及纠正向右倾斜的躯干时，会不可避免地抬高左肩，而抬高了的左肩恰好使术后平衡双肩。该例术前右肩抬高（锁骨角 −2°），术后 3 年半随访双肩平衡。

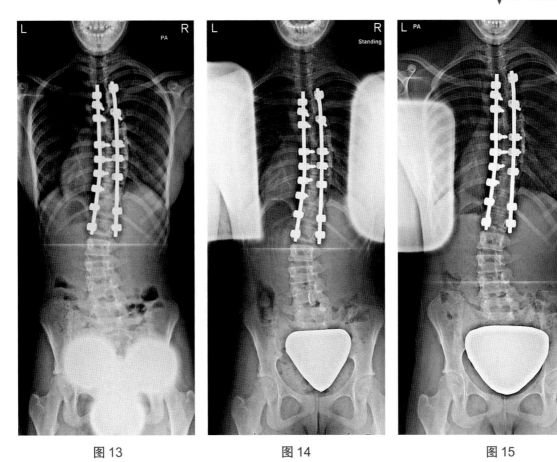

图 13   图 14   图 15

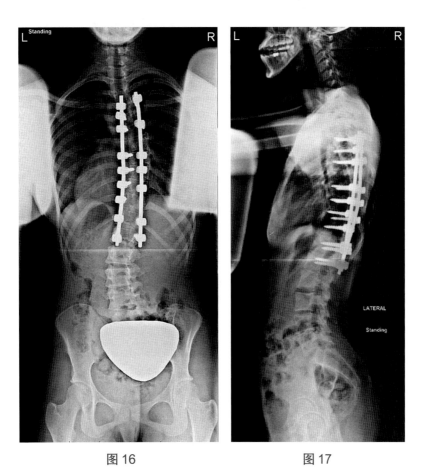

图 16   图 17

病例 6

【病史】

- 17 岁女孩,两年前在学校体检中发现脊柱侧凸。未接受治疗,近一年侧凸加重。
- 患者无任何不适主诉,月经后 5 年。神经系统检查无异常。其他无异常。

【测量】

- 右侧胸弯 T6-L2 = 50°(Bending 9°),顶椎 T10。左侧上胸弯 T1-T6 = 22°(Bending 18°)。左侧腰弯 L2-L5 = 32°(Bending 1°),顶椎 L4(图 1)。
- 骶骨中垂线(CSVL)位于腰弯顶椎 L4 的两个椎弓根之间,主胸弯的 UEV(T6)距离 CSVL 是 18.3cm,CSVL 最后触及椎(LTV)是 L2,最后实质触及椎(LSTV)是 L3(图 2)。
- 左肩抬高(锁骨角 = +3°),Risser 征 5 级(图 3)。
- 矢状位胸椎后凸 T5-T12 = +29°,T2-T5 = +5°,未见上胸弯和主胸弯交界性后凸,无胸腰段交界性后凸(图 4)。

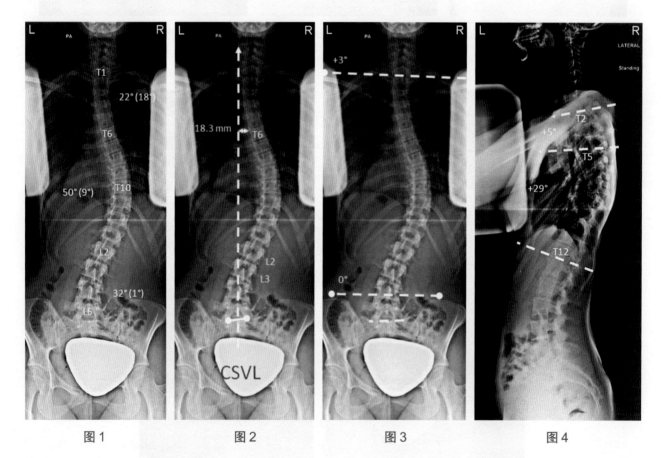

图 1　　　　　　图 2　　　　　　图 3　　　　　　图 4

【诊断及理由】

- 青少年特发性脊柱侧凸(AIS)。

- 理由：1）患者为青少年期（15 岁）发现脊柱畸形的"正常"女孩；2）右侧胸弯，顶椎在 T10；3）未见先天性发育异常的椎体；4）神经系统检查无异常；5）其他无异常。

【分型及理由】

- Lenke 1A 型。
- 理由：1）右侧主胸弯；2）Bending 像上胸弯 T1-T6＝18°（<25°），矢状位 T2-T5 后凸 5°（<20°），上胸弯和主胸弯之间未见交界性后凸，故上胸弯为非结构性上胸弯；3）Bending 像腰弯 L2-L5＝1°（<25°），矢状面胸腰段 T10-L2 未见交界性后凸，故腰弯为非结构性弯；4）患者是单一右胸弯，Lenke 1 型；5）CSVL 处于非结构性腰弯顶椎 L4 的左右椎弓根之间，故腰弯修正弯 A。该 AIS 分型为 Lenke 1A 型。

【治疗原则及理由】

- 手术治疗。
- 理由：单一右侧胸弯 50°达到手术标准。

【手术方案及理由】

- 后路 T6 到 L3 融合固定术。
- LIV 到 L3 的理由：L3 是最后实质性触及椎。
- UIV 到 T6 的理由：T6 是主胸弯的上端椎且 T6 左上角距离 CSVL 小于 2cm。

【结果】

- 后路 T6 到 L2（LTV）融合固定术。

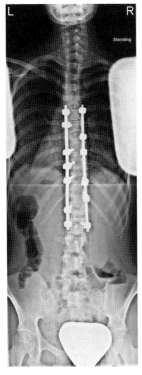 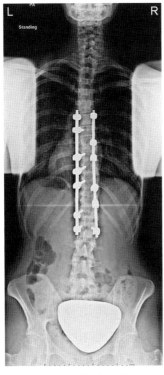 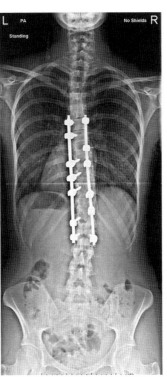 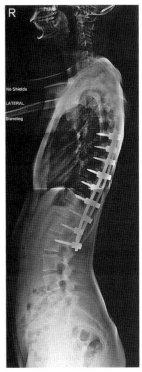

图 5　术后 3 天　　图 6　术后 8 周　　图 7　术后 1 年（正位）　　图 8　术后 1 年（侧位）

图5：术后3天，锁骨角＋4°，左肩抬高4°；图6：术后8周，锁骨角＋6°，左肩抬高6°；图7：术后1年，锁骨角＋4°，左肩仍抬高4°，T6-L2＝15°（Cobb角矫正率70%）；图8：术后1年侧位，T5-T12＝＋30°。图9～图12为术前术后对比。

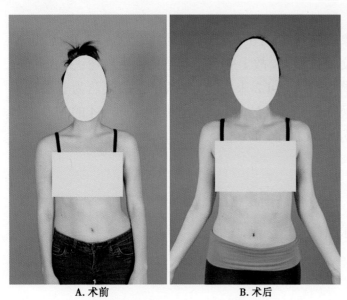

A. 术前　　　　　　B. 术后

图9　术前与术后1年前面观比较

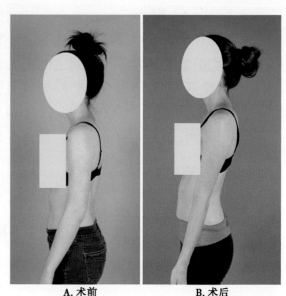

A. 术前　　　　　　B. 术后

图10　术前与术后1年侧面观比较

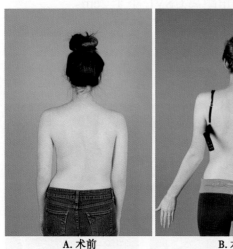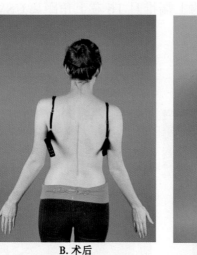

A. 术前　　　　　　B. 术后

图11　术前与术后1年后面观比较

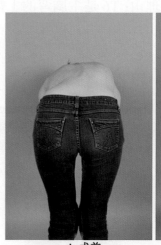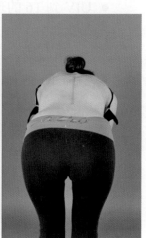

A. 术前　　　　　　B. 术后

图12　术前与术后1年Adam test比较

【讨论】

- 有时Lenke 1A型弯顶椎偏低，弯度跨度大，似C型（传统的King Ⅳ型弯）。该例右侧胸弯，顶椎T10，Cobb角自T6到L2。

- 这是一例术前左肩高的Lenke 1A型弯，术后1年随访外观及影像学测量左肩仍抬高。

- 该例LIV到LTV（L2）一年随访结果满意，成功的理由可能是：1）患者17岁，Risser征5级，月经后5年，骨骼生长发育已进入成熟期；2）L2（LTV）距离顶椎（T10）足够远（≥4个椎体）；3）主胸弯柔软性好（柔软指数82%）。该患者仍在随访中。

病例 7

【病史】

- 16 岁 3 个月男孩，3 年前被家庭医生发现脊柱侧凸，曾给予支具治疗，近期侧凸加重并出现腰背部疼痛。
- MRI 无异常。神经系统检查无异常。其他无异常。

【测量】

- 14 岁正位 X 线片显示：右侧胸弯 T5-T11 = 27°，左侧上胸弯 T1-T5 = 26°。左侧腰弯 T11-L3 = 19°。Risser 征 0 级，骨盆三角软骨（TRC）正在闭合中（图 1）。侧位片显示胸椎平背畸形，T5-T12 = +7°（图 2）。
- 14 岁 6 个月，右侧胸弯 Cobb 角进展至 36°，Risser 征 1 级，TRC 正在闭合中（图 3）。
- 15 岁时，右侧胸弯 T5-T11 = 46°，左侧上胸弯 T1-T5 = 34°，左侧腰弯 T11-L3 = 31°，Risser 征 2 级，TRC 闭合（图 4）。
- 15 岁 6 个月，右侧胸弯 T5-T11 = 54°，左侧上胸弯 T1-T5 = 34°，左侧腰弯 T11-L4 = 33°，Risser 征 3 级（图 5）。

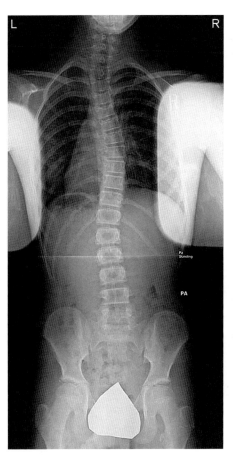
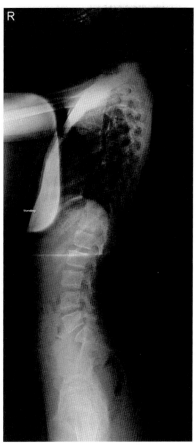

图 1　14 岁　　　　　　　　图 2　14 岁

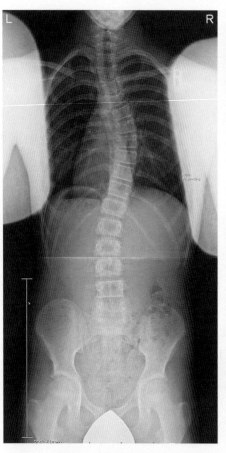

图3　14岁6个月

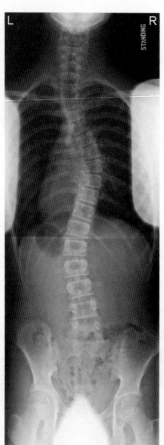

图4　15岁

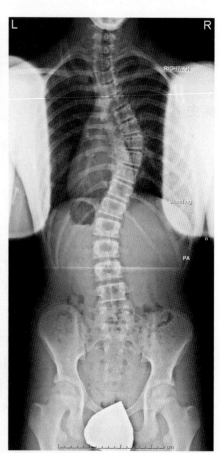

图5　15岁6个月

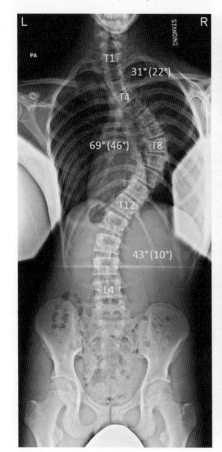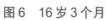

图6　16岁3个月

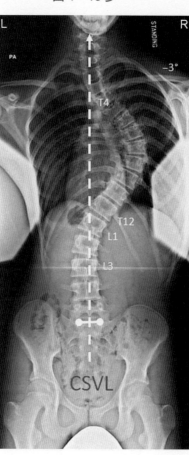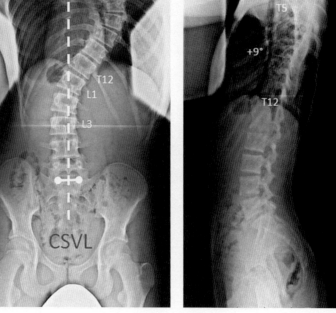

图7

图8

- 16 岁 3 个月，右侧胸弯 T4-T12＝69°（Bending 46°），顶椎 T8，左侧上胸弯 T1-T4＝31°（Bending 22°），左侧腰弯 T12-L4＝43°（Bending 10°），顶椎 L3，Risser 征 4 级（图 6）。CSVL 位于腰弯顶椎 L3 的两个椎弓根之间，主胸弯的 UEV（T4）几乎被 CSVL 触及，CSVL 最后触及椎（LTV）是 T12，最后实质触及椎（LSTV）是 L1。右肩抬高（锁骨角＝−3°），Risser 征 4 级（图 7）。
- 矢状位 T5-T12＝＋9°，T2-T5＝＋7°，未见上胸弯和主胸弯交界性后凸，没有胸腰段交界性后凸（图 8）。

【诊断及理由】

- 青少年特发性脊柱侧凸（AIS）。
- 理由：1）患者为青少年期（13 岁）发现脊柱畸形的"正常"男孩；2）右侧胸弯，顶椎在 T8；3）未见先天性发育异常的椎体；4）矢状面胸椎平背畸形；5）神经系统检查无异常；6）其他无异常。

【分型及理由】

- Lenke 1A 型。
- 理由：1）右侧主胸弯；2）Bending 像上胸弯 T1-T4＝22°（<25°），矢状位 T2-T5 后凸 7°（<20°），上胸弯和主胸弯之间未见交界性后凸，故上胸弯为非结构性上胸弯；3）Bending 像腰弯 T12-L4＝10°（<25°），矢状面胸腰段 T10-L2 未见交界性后凸，故腰弯为非结构性弯；4）患者是单一右胸弯（single right thoracic curve），Lenke 1 型；5）CSVL 处于非结构性腰弯顶椎 L3 的左右椎弓根之间，故腰弯修正弯 A。该 AIS 分型为 Lenke 1A 型。

【治疗原则及理由】

- 手术治疗。
- 理由：单一右侧胸弯 69°（>50°）。

【手术方案及理由】

- 后路 T4 到 L1 融合固定术。
- LIV 到 L1 的理由：L1 是最后实质性触及椎（last substantial touch vertebra，LSTV）。
- UIV 到 T4 的理由：T4 是主胸弯的上端椎（UEV）且 T4 几乎被 CSVL 触及。

【结果】

- 后路 T4 到 L1 椎弓根螺钉固定融合术。
- 图 9：A. 术后 4 个月后前位，T4-L1＝23°（矫正率 67%）；B. 术后 4 个月侧位，T5-T12＝＋8°（<10°，hypokyphosis）。
- 图 10：A. 术后 1 年后前位，T4-L1＝23°（矫正率 67%）；B. 术后 4 个月侧位，T5-T12＝＋9°（<10°，hypokyphosis）。
- 图 11：A. 术后 2 年后前位，T4-L1＝28°（矫正率 59%）；B. 术后 2 年侧位，T5-T12＝＋9°（<10°，hypokyphosis）。

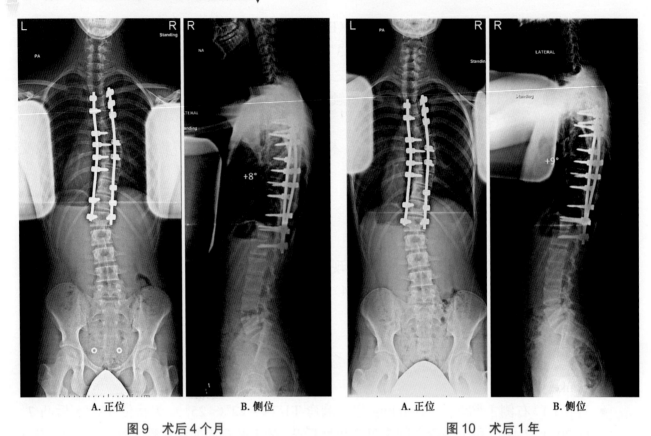

A. 正位　　　　　　　　B. 侧位　　　　　　　A. 正位　　　　　　　　B. 侧位

图 9　术后 4 个月　　　　　　　　　　图 10　术后 1 年

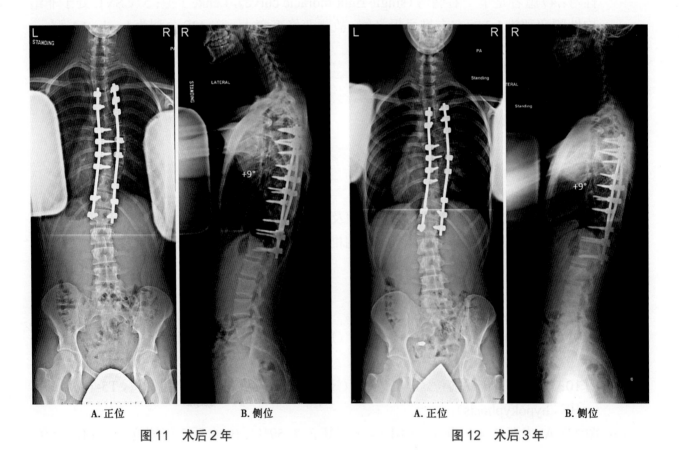

A. 正位　　　　　　　　B. 侧位　　　　　　　A. 正位　　　　　　　　B. 侧位

图 11　术后 2 年　　　　　　　　　　图 12　术后 3 年

- 图 12：A. 术后 3 年后前位，T4-L1 = 29°（矫正率 59%）；B. 术后 3 年侧位，T5-T12 = + 9°（< 10°，hypokyphosis）。

【讨论】

- 准确评估脊柱的生长潜能对判断脊柱畸形的进展和制订正确的治疗方案非常重要。该患者男性，14 岁发现脊柱侧凸时，主胸弯的 Cobb 角只有 27°，但他的 TRC 未完全闭合，Risser 征 0 级。这些都预示着脊柱生长潜能很大。在正常情况下，巨大的生长潜能可促进脊柱的正常生长。但在脊柱出现畸形时，这巨大的生长潜能对脊柱的生长起破坏作用，可以加重畸形的进展。该患者由骨骼生长未成熟期（14 岁，TRC 未闭合，Risser 征 0 级）到骨骼成熟期（16 岁 3 个月，TRC 闭合 1 年半，Risser 征 4 级）的 2 年 3 个月内，主胸弯 Cobb 角进展 42°。

- 多节段椎弓根螺钉矫正 Lenke 1A 型弯，容易产生术后平背畸形（flatback），特别是术前有胸椎平背畸形（T5-T12≤10°）。国际上报道，多节段椎弓根螺钉矫正以胸弯为主弯的 AIS，可降低胸椎的矢状位后凸 3°～14°。该例术后及术后 3 年随访均出现平背畸形（矢状位 T5-T12 = 9°，< 10°）。出现平背畸形的原因除了和一些手术操作的技术有关外，最主要的原因可能是和棒的硬度有关。该例采用的是直径 5.5mm 钛合金棒，棒的强度不够，对胸椎后凸的恢复不利。如使用直径更大（6.0mm），或者材质更硬的钴铬合金棒对恢复正常的胸椎后凸可能会有帮助。

病例 8

【病史】

- 10 个月女孩，患有先天性双侧拇指缺如就诊，站立位脊柱后前位 X 线片胸弯 T3-T11 = 33°，胸腰弯 T11-L4 = 40°。MRI 无异常。诊断：先天性双侧拇指缺如；脊柱侧弯（综合征型，syndromic scoliosis）。给予随访观察治疗（图 1）。

- 2 岁 2 个月，行双侧拇指再造术后。胸弯 T3-T11 = 44°，胸腰弯 T11-L3 = 49°，给予支具治疗（图 2）。

- 3 岁 8 个月，行支具治疗 1 年 6 个月后。患者母亲叙述患儿每天能带支具大约 23 小时。胸弯 T3-T11 = 39°，胸腰弯 T11-L3 = 40°，继续给予支具治疗（图 3）。

- 5 岁 3 个月，此次就诊前 4 个月自动放弃支具治疗。胸弯 T3-T11 = 52°，胸腰弯 T11-L3 = 55°，开始给予 Risser 石膏固定治疗（图 4）。

- 6 岁 4 个月，行两个阶段共 3 个月的 Risser 石膏后改为支具治疗。胸弯 T3-T11 = 62°，胸腰弯 T11-L3 = 49°（图 5）。

- 7 岁 9 个月，支具治疗后。胸弯 T4-T11 = 72°，胸腰弯 T11-L4 = 56°，给予 Mehta 石膏固定治疗（图 6）。

- 9 岁 1 个月，行两个阶段共 3 个月的 Mehta 石膏固定后改为支具治疗。胸弯 T3-T12 = 71°，胸腰弯 T11-L4 = 37°（图 7）。

- 10 岁 5 个月，胸弯 T3-T12 = 98°，胸腰弯 T12-L5 = 44°（图 8）。

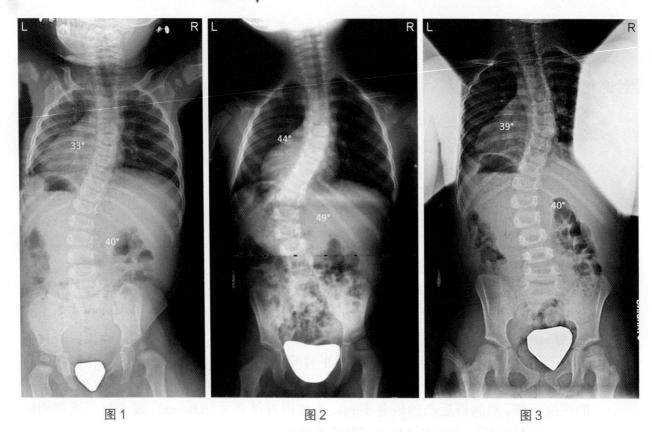

图 1　　　　　　　　　　　图 2　　　　　　　　　　　图 3

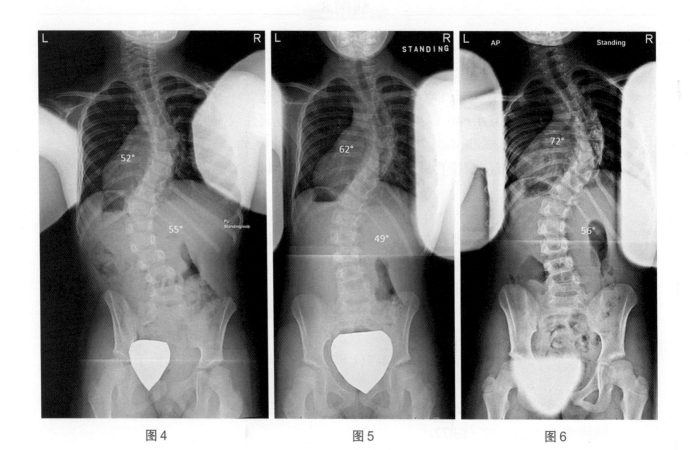

图 4　　　　　　　　　　　图 5　　　　　　　　　　　图 6

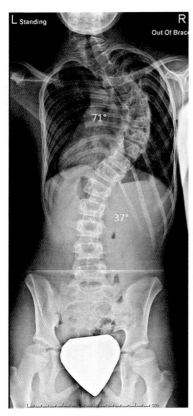 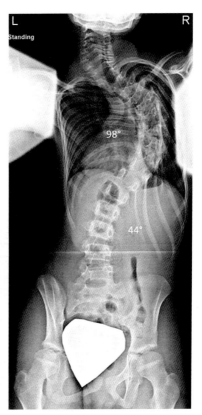

图7   图8

【测量】（患者10岁10个月）

- 右侧主胸弯 T3-L1＝103°，主胸弯的上端椎（UEV）T3，下端椎（LEV）L1，顶椎T8。腰弯 L1-L5＝47°，腰弯的顶椎为L4，TRC开放，Risser征0级（图9），月经初潮前期。
- 冠状面平衡：C7PL-CSVL＝＋16.6mm，TTS＝＋44.6mm（图10）。
- CSVL位于腰弯顶椎L4左右椎弓根之间，主胸弯上端椎（UEV）T3左上角到CSVL的距离34.1mm，T2左上角到CSVL的距离20.2mm。CSVL最后触及椎（LTV）L2，CSVL最后实质性触及椎（LSTV）L3，右肩抬高（锁骨角-6°）（图11）。
- 矢状位 T5-T12＝＋44°，T12-S1＝-60°，未见胸腰段交界性后凸（图12）。
- 主胸弯 Bending＝69°，柔软指数＝33%（图13），腰弯 Bending＝1°（图14）。
- 图15～18：患者10岁10个月术前外观像。图15，前面观胸廓及躯干向右侧倾斜，右肩抬高。图16，后面观胸廓及躯干向右侧倾斜，右侧肩胛骨翘起，右肩抬高。图17，Adam test右侧胸廓肋骨隆起，未见腰部隆起。图18，左侧面观。

【诊断及理由】

- 诊断：1）双侧拇指缺如行再造拇指术后；2）早发性综合征型脊柱侧凸（early onset syndromic scoliosis）；3）假定型特发性脊柱侧凸（presumed idiopathic scoliosis）婴儿期发病（infantile onset）。
- 理由：患者10个月时因双侧拇指缺如就诊发现脊柱侧凸。右侧主胸弯103°，顶椎在T8，主胸弯顶椎区肋骨小头平直。未见先天性发育异常的椎体，神经系统检查无异常，MRI未见异常。

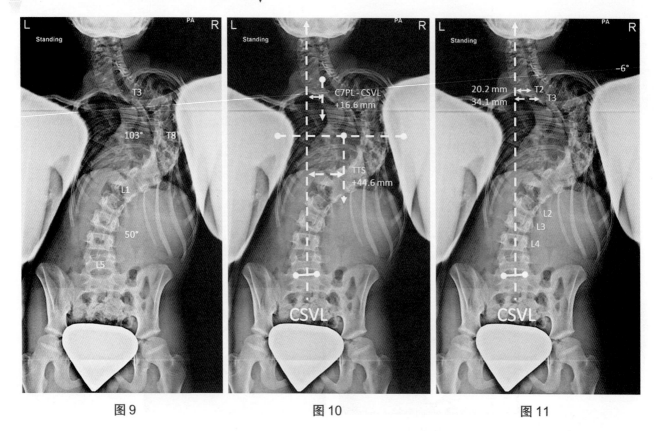

图 9   图 10   图 11

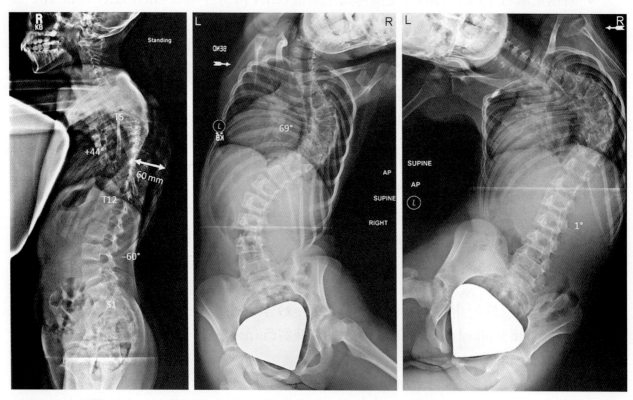

图 12   图 13   图 14

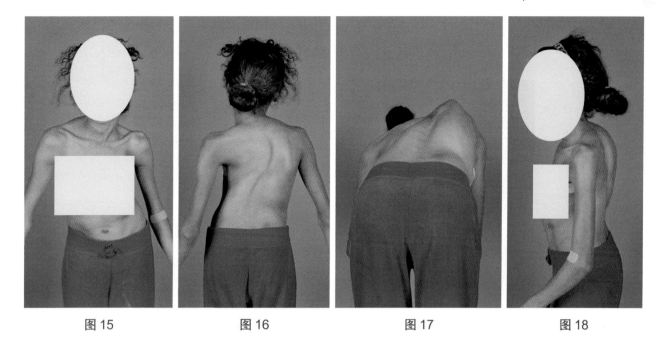

| 图 15 | 图 16 | 图 17 | 图 18 |

【分型及理由】

- 假定型 AIS，Lenke 1A 型。
- 理由：右侧主胸弯 103°，主胸弯 UEV 在 T3（无上胸弯）。Bending 像腰弯 L1-L5 = 1°，矢状面未见胸腰段交界性后凸，故腰弯为非结构性弯。患者是单一右胸弯，如果用 Lenke 分型，为 Lenke 1 型弯。CSVL 处于非结构性腰弯顶椎 L4 的左右椎弓根之间，故腰弯修正弯 A。该侧凸为假定型 AIS，Lenke 1A 型。

【治疗原则及理由】

- 手术治疗。
- 理由：单一右侧胸弯 103°（>50°）。

【手术方案及理由】

- 前路椎间盘松解。理由：1）侧凸角度较大（103°）且柔软性差（柔软指数 33%），前路松解可使僵硬的脊柱变得柔软便于矫正；2）患者 10 岁 10 个月，骨盆三角软骨（TRC）开放，Risser 征 0 级，月经初潮前，骨骼发育未成熟，脊柱尚有巨大的生长潜能。前路松解可阻止椎体前柱的生长，防止术后曲轴现象的发生。
- 后路椎弓根螺钉固定融合 T1 到 L3。UIV 选择在 T1 的理由：该单侧右胸弯的 UEV（T3）距离 CSVL 太远（34.1mm），UIV 应向头端延长至第一个距离 CSVL 在 20mm 之内的椎体。T2 右上角距离 CSVL 是 20.2mm，T1 右上角距离 CSVL 在 20mm 内，故 UIV 应为 T1。LIV 选择在 L3 的理由：L3 是 LSTV。

【结果】

- 胸腔镜下前路顶椎区 4 个节段（T7-T11）椎间盘切除松解（椎间未植骨）。
- 一期后路椎弓根螺钉固定融合 T1 到 L3。

● 术后 1 年 6 个月随访，T3-L1＝25°（矫正率 76%），C7PL-CSVL＝−11.3mm，TTS＝−4.3mm（图 19）。矢状面 T5-T12＝＋25°，T12-S1＝−45°，C7PL-S1＝＋4.5mm（图 20）。

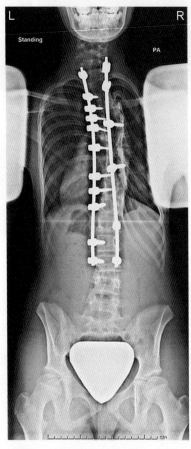 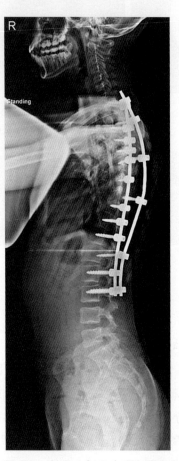

图 19　术后 1 年 6 个月（正位）　　　　图 20　术后 1 年 6 个月（侧位）

● 术后 1 年半前面观（图 21），后面观（图 22），Adam test 后面观（图 23），侧面观（图 24）。

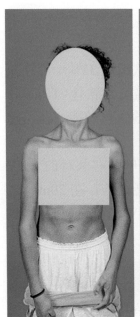 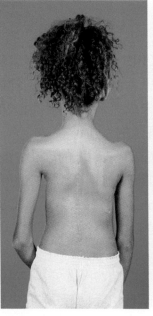 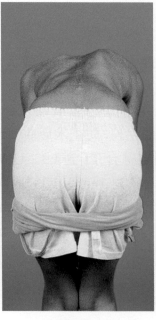 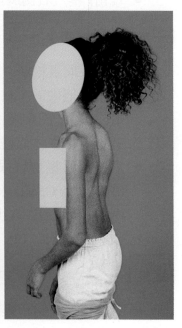

图 21　　　　　　图 22　　　　　　图 23　　　　　　图 24

【讨论】

- 在诊断特发性脊柱侧弯时，应该注意强调其他系统是正常的，特别是神经 - 骨骼 - 肌肉系统没有发育性或先天性的异常。该患者有双侧先天性的拇指缺如，10 个月就诊时发现脊柱侧凸，虽然脊柱未见先天性发育异常的椎体，MRI 检查椎管内未见异常，也无神经系统的阳性体征，诊断时还是要慎重诊断特发性脊柱侧弯。所以，当时的诊断是早发性综合征型脊柱侧凸。经过十年的时间，患者 10 岁 10 个月进入了青少年期，其侧凸的进展和形态很像特发性 AIS，还是未见发育异常的椎体，复查 MRI 无异常，神经系统检查无异常。此时可认为该侧凸的形态是特发性脊柱侧凸形态，诊断上也可诊断假定型特发性脊柱侧凸，手术策略可参照特发性脊柱侧凸的原则制订。

- 该患者自 10 个月到 10 岁 10 个月的十年里：2 岁 2 个月到 5 岁期间，接受支具治疗；5 岁 3 个月到 9 岁 1 个月期间，接受 4 次总共 6 个月的 Risser 或 Mehta 石膏固定，在石膏固定之间配合支具治疗。10 岁之前非手术的治疗对畸形的控制是有效的。超过 10 岁进入青少年期，脊柱也开始进入第二个生长高峰期，畸形的进展加大。

- 在手术时机的选择上，如果该患者在 9 岁 1 个月时（图 7），即在脊柱开始进入第二个生长高峰期之前，行手术治疗（生长棒或融合固定），治疗的效果可能会更好些。

- 胸腔镜前路椎间松解（图 25～图 27）对重度僵硬脊柱侧凸的矫正有帮助，对骨骼发育尚未成熟的脊柱侧凸防止术后曲轴现象及矫正丢失也有帮助。该例患者采取俯卧位，未行单肺通气，胸腔镜自胸廓右侧进入，对顶椎区椎间盘松解，未行椎间植骨。胸腔镜前路松解后，患者体位不变，直接一期后路固定融合术。

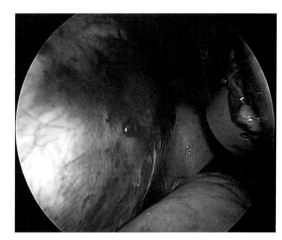

图 25

- 该例凸侧顶椎区两枚椎弓根螺钉术后出现松动（图 20）。原因可能是凸侧顶椎区椎弓根螺钉置入较少，如果在凸侧顶椎区多置入几枚椎弓根螺钉，可能会避免。

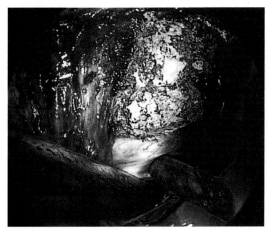

图 26

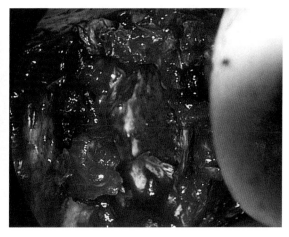

图 27

病例 9

【病史】

- 14 岁 7 个月女孩，12 岁时发现有脊柱侧弯，行支具治疗，近期侧弯明显加重。
- 无任何不适，现月经后 1 年 7 个月，神经系统检查无异常。父亲有脊柱侧弯。其他无异常。

【测量与分析】

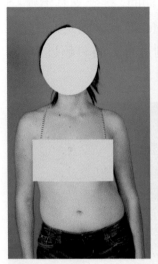
图 1

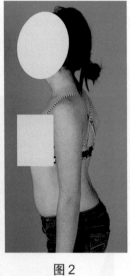
图 2

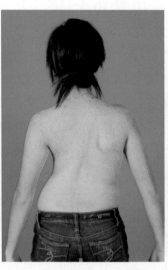
图 3

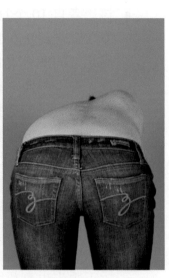
图 4

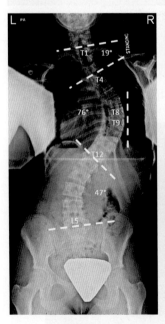
图 5

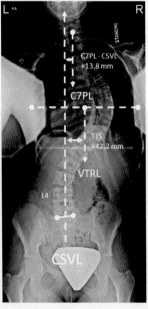
图 6

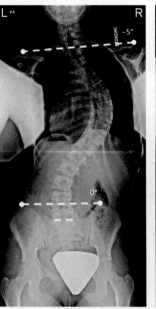
图 7

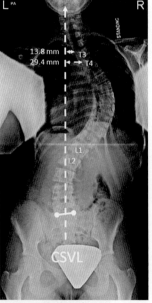
图 8

图1：患者前面观胸廓向右侧倾斜，右肩抬高。图2：左侧位观，胸椎平背畸形。图3：后面观胸廓向右侧倾斜，右侧胸廓肋骨隆起，右侧肩胛骨翘起，右肩抬高。图4：Adam test 显示右侧胸廓肋骨隆起，腰弯无隆起。

图5：后前位 X 线片显示：右侧主胸弯 T4-T12 = 76°，主胸弯的上端椎（UEV）T4，下端椎（LEV）T12。上胸弯 T1-T4 = 19°。腰弯 T12-L5 = 47°，腰弯的顶椎为 L4。TRC 闭合，Risser 征 4 级。图6：后前位 X 线片显示：胸廓躯干（thoracic trunk shift, TTS）向右侧倾斜 +42.2mm。C7PL 到 CSVL 的距离 +13.8mm。CSVL 位于腰弯顶椎 L4 左右椎弓根之间。图7：后前位 X 线片显示：锁骨角（clavicle angle）−5°，无骨盆倾斜，无明显骶骨倾斜。图8：后前位 X 线片显示：CSVL 最后触及椎（last touch vertebra, LTV）L1，CSVL 最后实质性触及椎（last substantial touch vertebra, LSTV）L2。主胸弯上端椎（UEV）T4 左上角到 CSVL 的距离 29.4mm，T3 左上角到 CSVL 的距离 13.8mm。

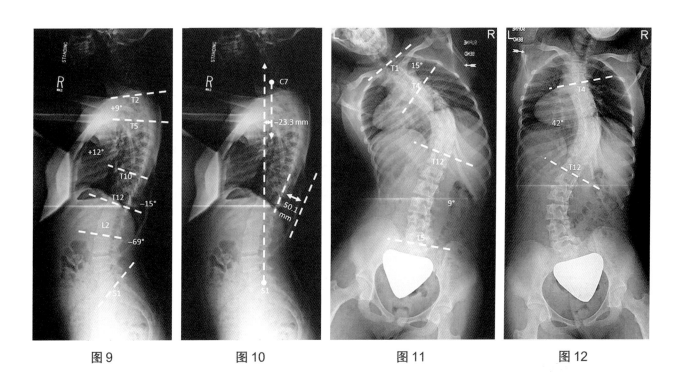

图9   图10   图11   图12

图9：矢状位 X 线片显示：胸椎 T2-T5 后凸 +9°，胸椎 T5-T12 后凸 +12°，腰椎 T12-S1 前凸 −69°，胸腰段 T10-L2 为 −15°。图10：矢状位 X 线片显示：C7PL 到 S1 后缘向上的垂线的距离 −23.3mm。矢状面肋骨隆起（rib hump）50.1mm。图11：仰卧位向左 Bending 像显示：上胸弯 T1-T4 = 15°（<25°），腰弯 T12-L5 = 9°（<25°）。图12：仰卧位向右 Bending 显示：主胸弯 T4-T12 = 42°，主胸弯柔软指数（flexible index）为 45%[(76 − 42)/76 × 100%]。

【诊断及理由】

- 青少年特发性脊柱侧凸（AIS）。
- 理由：1）患者为青少年期（12 岁）发现脊柱畸形的"正常"女孩；2）右侧胸弯，顶椎在 T9；3）主胸弯顶椎区平背畸形；4）未见先天性发育异常的椎体；4）神经系统检查无异常；5）患者父亲有脊柱侧弯，有家族史（AIS 有 30% 患者有家族史）；6）其他无异常。

【分型及理由】

- Lenke 1A 型。
- 理由：1）右侧主胸弯；2）Bending 像上胸弯 T1-T4＝15°（＜25°），矢状位 T2-T5 后凸 9°（＜20°），上胸弯和主胸弯之间未见交界性后凸，故上胸弯为非结构性上胸弯；3）Bending 像腰弯 T12-L5＝9°（＜25°），Adam test 未见腰弯有骨性隆起，矢状面胸腰段 T10-L2＝－15°，未见交界性后凸，故腰弯为非结构性弯；4）患者是单一右胸弯（single right thoracic curve），Lenke 1 型；5）CSVL 处于非结构性腰弯顶椎 L4 的左右椎弓根之间，故腰弯修正弯 A。该 AIS 分型为 Lenke 1A 型。

【治疗原则及理由】

- 手术治疗。
- 理由：单一右侧胸弯 76°（＞50°）。

【手术方案及理由】

- 后路 T3 到 L2。
- LIV 到 L2 的理由：L2 是最后实质性触及椎。
- UIV 到 T3 的理由：原则上，Lenke1A 的 UIV 是主胸弯的 UEV，该患者的 UEV 是 T4，但是 T4 左上角距离 CSVL 是 29.4mm（＞20mm），UEV 距离 CSVL 太远。UIV 应向头端延长至第一个距离 CSVL 在 20mm 之内的椎体。T3 右上角距离 CSVL 是 13.8mm，故 UIV 为 T3。

【结果】

- 后路 T3 到 L2 融合固定术。

  图 13：术后 3 天，锁骨角 ＋5°，即左肩抬高 5°。图 14：术后 6 周，锁骨角 ＋3°。图 15：术后 6 周，矢状面 T5-T12＝＋6°（＜10°，hypokyphosis）。

  图 16：术后 6 个月后前位 X 线片显示：锁骨角 ＋2°。图 17：术后 1 年后前位 X 线片显示：锁骨角 ＋1°。图 18：术后 2 年后前位 X 线片显示：锁骨角 ＋1°。图 19：术后 2 年侧位 X 线片显示：T5-T12＝＋7°（＜10°，hypokyphosis）。

【讨论】

- 这是一例术前右肩抬高的 Lenke 1A 型弯（UEV＝T3）。通常，UEV 偏高的 1A 型弯都伴有右肩抬高。手术医师喜欢右肩抬高的 1A 型弯，因为在对右主胸弯及向右倾斜的胸廓躯干进行矫正时，有可能抬高左肩，抬高的左肩正好平衡双肩。该例患者术前右肩抬高（锁骨角 －5°），术后 6 周左肩抬高（锁骨角 ＋3°）。术后 6 个月（锁骨角 ＋1°，＜＋2°）双肩平衡。术后 2 年随访锁骨角 ＋1°。多数情况下，对于右肩高的 1A 型弯，术后抬高的左肩恰好平衡双肩。有时，术后有可能会出现暂时性的左肩抬高，但这种暂时性的左肩抬高可能在术后 6～12 个月恢复。
- 该例使用的是直径 6.35mm 的不锈钢棒，棒的硬度还可以，但是术后矢状位后凸的恢

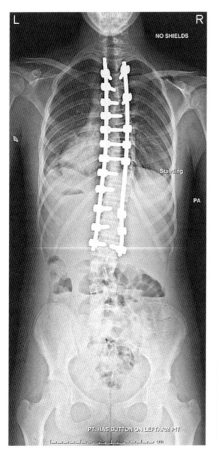
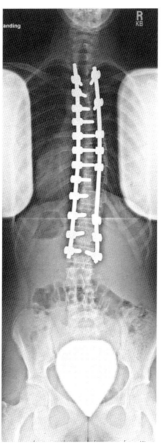
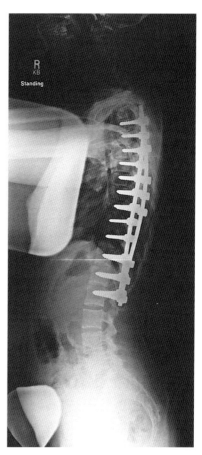

图 13　　　　　　　　　　　图 14　　　　　　　　　　　图 15

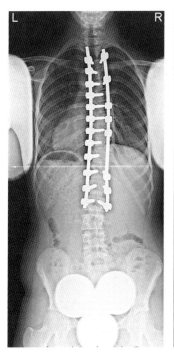
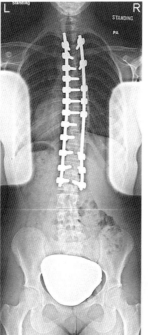
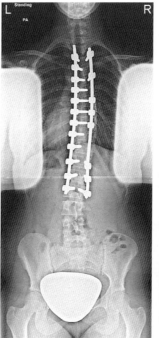
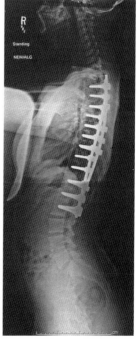

图 16　　　　　　　图 17　　　　　　　图 18　　　　　　　图 19

复还是不理想(术前矢状面 T5-T12＝＋12°,术后 6 周＋7°,两年随访 T5-T12＝＋7°,
＜10°),出现平背畸形。所以,对恢复胸椎正常的生理后凸,除了使用硬棒外,手术的
操作技术也很重要。

病例 10

【病史】

- 9 岁 1 个月男孩,患者母亲发现其脊柱不对称且进行性加重就诊。患者无任何不适主诉。神经系统检查无异常,MRI 未见异常。患者父亲和姑姑患有脊柱侧凸,姑姑曾接受支具治疗。
- 站立位脊柱后前位 X 线片未见先天性发育异常的椎体,主胸弯 T6-L1＝36°,顶椎 T10,腰弯 L1-L5＝16°(图 1)。骨盆三角软骨(TRC)开放,Risser 征 0 级。矢状位 T5-T12＝＋6°(hypokyphosis)(图 2)。诊断:幼儿特发性脊柱侧凸(juvenile idiopathic scoliosis)。9～15 岁一直给予 Boston 支具治疗。
- 9 岁 10 个月,主胸弯 T6-L1＝30°,腰弯 L1-L5＝16°,TRC 开放,Risser 征 0 级(图 3)。
- 10 岁 10 个月,主胸弯 T6-L1＝32°,腰弯 L1-L5＝16°,TRC 开放,Risser 征 0 级(图 4)。
- 11 岁 11 个月,主胸弯 T6-L1＝36°,腰弯 L1-L5＝23°,TRC 开放,Risser 征 0 级(图 5)。
- 12 岁 7 个月,主胸弯 T6-L1＝33°,上胸弯 T1-T6＝30°,腰弯 L1-L4＝16°,TRC 开放,Risser 征 0 级(图 6)。
- 13 岁 10 个月,主胸弯 T6-L1＝46°,上胸弯 T1-T6＝31°,腰弯 L1-L4＝18°,TRC 正在闭合,Risser 征 1 级(图 7)。

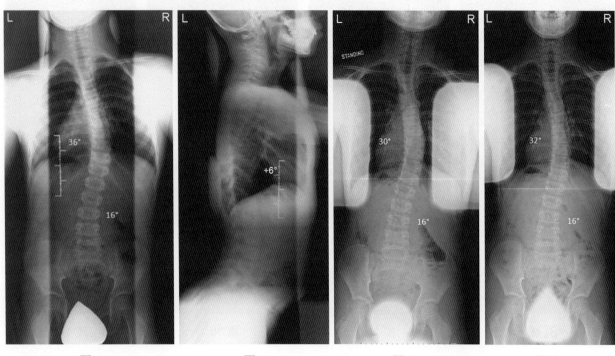

图 1　　　　　　　　图 2　　　　　　　　图 3　　　　　　　　图 4

- 14 岁 4 个月，主胸弯 T6-L1＝48°，上胸弯 T1-T6＝30°，腰弯 L1-L4＝24°，Risser 征 4 级（图 8）。
- 15 岁 7 个月，主胸弯 T6-L1＝55°，上胸弯 T1-T6＝32°，腰弯 L1-L4＝31°，Risser 征 4 级（图 9）。

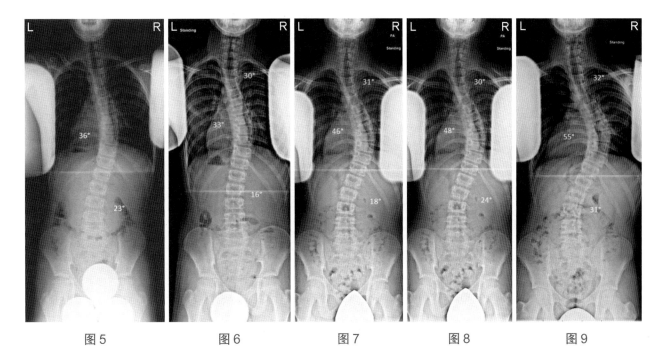

| 图 5 | 图 6 | 图 7 | 图 8 | 图 9 |

【测量与分析】（患者 16 岁）

- 右侧主胸弯 T5-L1＝57°，主胸弯的上端椎（UEV）T5，下端椎（LEV）L1，顶椎 T9。左侧上胸弯 T1-T5＝34°，腰弯 L1-L5＝30°，腰弯的顶椎为 L4，Risser 征 4 级（图 10）。
- 冠状面平衡：C7PL-CSVL＝+13.1mm，TTS＝+28.8mm（图 11）。
- CSVL 位于腰弯顶椎 L4 左右椎弓根之间，主胸弯上端椎（UEV）T5 左上角到 CSVL 的距离 13.4mm。CSVL 最后触及椎（LTV）L1，CSVL 最后实质性触及椎（LSTV）L2，左肩抬高（锁骨角 +7°）（图 12）。
- 矢状位 T5-T12＝+12°，T2-T5＝+9°，未见上胸弯与主胸弯交界性后凸。T12-S1＝−57°，未见胸腰段交界性后凸（图 13）。
- 主胸弯 Bending＝36°，柔软指数＝37%（图 14）。上胸弯 Bending＝23°，腰弯 Bending＝24°（图 15）。

图 16：患者 16 岁术前外观像，前面观，胸廓向右倾斜，左肩抬高。图 17：左侧面观，胸椎平背畸形。图 18：后面观，胸廓向右倾斜，左肩抬高。图 19：Adam test，右侧胸廓肋骨隆起。

【诊断及理由】

- 手术前诊断：青少年特发性脊柱侧凸（AIS）幼儿期发病。
- 理由：1）患者 9 岁 1 个月（<10 岁，幼儿期）发现脊柱侧凸。右侧主胸弯 57°，顶椎在 T9，主胸弯顶椎区肋骨小头平直；2）未见先天性发育异常的椎体；3）神经系统检查无异常，MRI 未见异常；4）脊柱侧凸家族史。

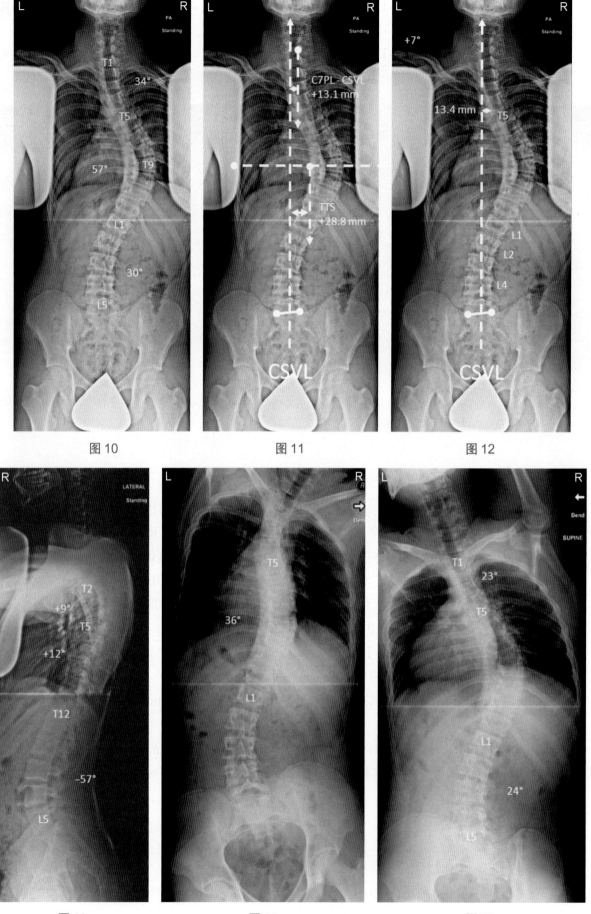

图 10　　　　　　　　　图 11　　　　　　　　　图 12

图 13　　　　　　　　　图 14　　　　　　　　　图 15

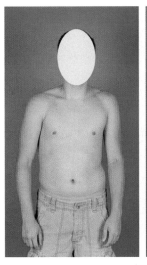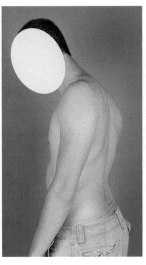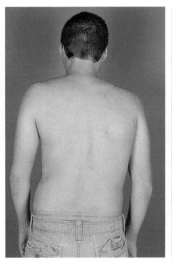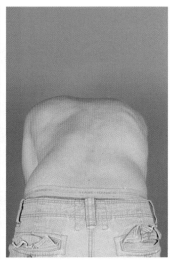

| 图 16 | 图 17 | 图 18 | 图 19 |

【分型及理由】

- Lenke 1A 型。
- 理由：1）右侧主胸弯 57°；2）Bending 上胸弯 T1-T5＝23°，矢状位 T2-T5＝＋9°，矢状面未见上胸弯与主胸弯交界性后凸，故上胸弯为非结构性弯；3）Bending 像腰弯 L1-L5＝24°，矢状面未见胸腰段交界性后凸，故腰弯为非结构性弯。患者是单一右胸弯，为 Lenke 1 型弯。CSVL 处于非结构性腰弯顶椎 L4 的左右椎弓根之间，故腰弯修正弯 A，该侧凸为 Lenke 1A 型。

【治疗原则及理由】

- 手术治疗。
- 理由：单一右侧胸弯 57°（＞50°）。

【手术方案及理由】

- 后路椎弓根螺钉固定融合 T2 到 L2。
- UIV 选择在 T2 的理由：从 Bending 像及矢状位 T2-T5 的角度测量来判断，上胸弯是非结构性弯，UIV 应选择在主胸弯的 UEV（T5）。但是，该患者左肩明显抬高，如果 UIV 选择在 T5，术后左肩可能会更高。UIV 选择在 T2，对上胸弯进行处理，可能防止术后左肩抬的更高，有利于术后肩平衡。
- LIV 选择在 L2 的理由：L2 是 LSTV。

【结果】

- 后路椎弓根螺钉固定融合 T2 到 L2。
- 术后半年锁骨角 0°（图 20），矢状面 T5-T12＝24°（图 21）。术后 1 年，锁骨角 0°，T5-L1＝21°（矫正率 63%）（图 22），矢状面 T5-T12＝24°（图 23）。

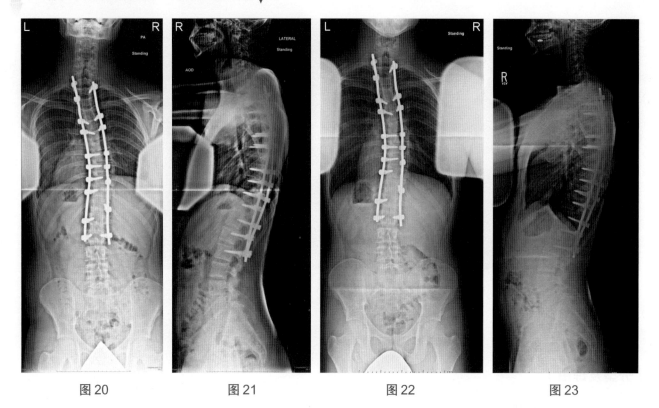

图 20　　　　　　图 21　　　　　　图 22　　　　　　图 23

【讨论】

- 这是一例幼儿时（4～10 岁）发病的特发性脊柱侧凸。幼儿型特发性脊柱侧凸，67% 的患儿会进展，如果侧凸角度超过 20°，进展率几乎为 100%。并且，有 26.7% 的幼儿时发病的"特发性"脊柱侧凸合并椎管内病变[22]。所以，对于幼儿时发病的特发性脊柱侧凸的进展要高度警惕，并且应常规 MRI 检查。
- 这是一例左肩抬高的 Lenke 1A 型弯，尽管依据 Lenke 分型上胸弯为非结构性弯，UIV 固定到 T2 处理上胸弯是为了降低左肩，重建肩部平衡，该例术后肩平衡的恢复是成功的。

--- 病例 11 ---

【病史】

- 14 岁男孩，半年前患者父亲发现其有脊柱不对称而就诊。
- 患者是非常热爱足球和篮球的七年级学生，无任何不适主诉。神经系统检查无异常，MRI 检查无异常，其他无异常。父母均有轻度的脊柱侧凸，未接受过任何治疗。

【测量】

- 右侧主胸弯 T5-L1＝59°，顶椎 T9，Bending 21°。上胸弯 T1-T5＝24°，Bending 12°。腰弯 L1-L5＝30°，Bending 6°，顶椎 L4。Risser 征 4＋级（图 1）。
- 冠状面平衡：C7PL-CSVL＝0，TTS＝＋34mm，CSVL 位于腰弯顶椎 L4 椎弓根之间（图 2）。
- CSVL 最后触及椎（LTV）为 L1，CSVL 最后实质性触及椎（LSTV）为 L2。CSVL 几乎

触及主胸弯的上端椎 T5。双肩等高（锁骨角 −1°）（图 3）。

- 矢状位 T5-T12 = +3°（胸椎平背畸形，hypokyphosis），T2-T5 = +11°，未见上胸弯与主胸弯交界性后凸，未见胸腰段交界性后凸（图 4）。

【诊断及理由】

- 青少年特发性脊柱侧凸（AIS）。
- 理由：1）患者为青少年期（14 岁）发现脊柱畸形的"正常"男孩；2）右侧胸弯，顶椎 T9；3）矢状面平背畸形；4）未见先天性发育异常的椎体；5）神经系统检查无异常；6）MRI 检查无异常；7）患者父母有脊柱侧弯，有家族史；8）其他系统无异常。

【分型及理由】

- Lenke 1A 型。
- 理由：1）右侧主胸弯；2）Bending 像上胸弯 T1-T5 = 12°（<25°），矢状位 T2-T5 后凸 11°（<20°），上胸弯和主胸弯之间未见交界性后凸，故上胸弯为非结构性上胸弯；3）Bending 像腰弯 L1-L5 = 6°（<25°），未见胸腰段交界性后凸，故腰弯为非结构性弯；4）单一右胸弯，Lenke 1 型；5）CSVL 处于非结构性腰弯顶椎 L4 的左右椎弓根之间，故腰弯修正弯 A。该 AIS 分型为 Lenke 1A 型。

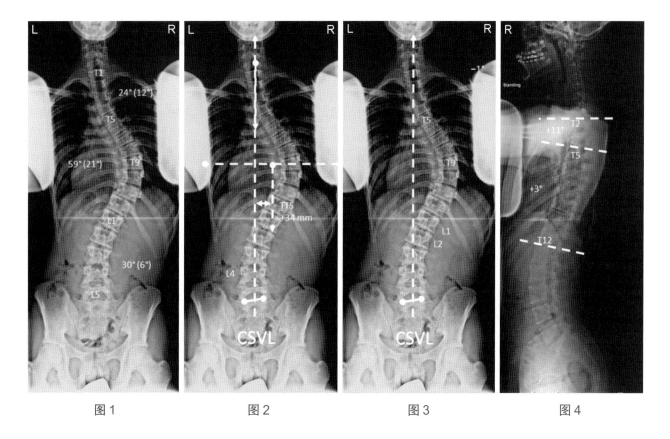

图 1　　　　　　　图 2　　　　　　　图 3　　　　　　　图 4

【治疗原则及理由】

- 手术治疗。
- 理由：胸弯 59°（>50°）。

【手术方案及理由】

- 后路 T5 到 L2。
- LIV 到 L2 的理由：L2 是最后实质性触及椎。
- UIV 到 T5 的理由：T5 是主胸弯的 UEV，CSVL 几乎触及 T5。

【实际结果】

- 后路 T4 到 L1 融合固定术。

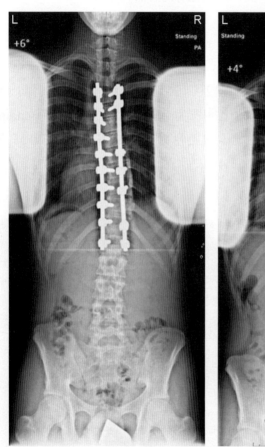 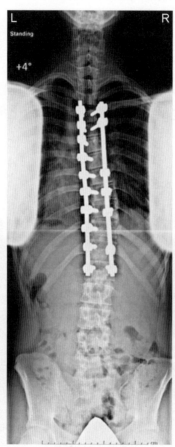 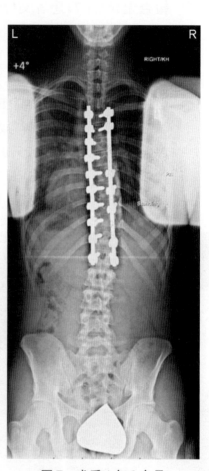

| 图5 术后6周 | 图6 术后3个月 | 图7 术后1年6个月 |

【讨论】

- 这是一例术前双肩等高的 Lenke 1A 型弯。术后 6 周（图 5），左肩抬高（锁骨角 +6°）；术后 3 个月（图 6），锁骨角 +4°；术后 1 年半（图 7），锁骨角 +4°。术后 1 年半外观像显示左肩抬高（图 10～图 13）。术后 3 年随访（图 8，图 9），左肩抬高（锁骨角 +2°）。对于术前双肩等高的 Lenke 1A 型弯，右侧主胸弯矫正后有可能将左肩抬高。主要原因可能是在对向右倾斜的躯干及右侧主胸弯进行矫正时，会不可避免地将左肩抬高，抬高的左肩使本来平衡的双肩出现不平衡。对于术前双肩等高的 Lenke 1A 型弯，如何通过选择合适的 UIV 及恰当的手术技巧来避免出现术后双肩失衡，仍然是摆在我们面前的难题。

- 该例的 LIV 选择在 LTV，术后 3 年随访未出现 Adding-on 现象。成功的原因有可能是：1）患者骨骼已发育成熟（Risser 征接近 5 级）；2）主胸弯比较柔软（柔软指数 64%）；3）L1（LTV）距离顶椎（T9）足够远（≥4 个椎体）。

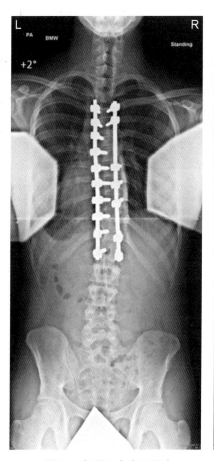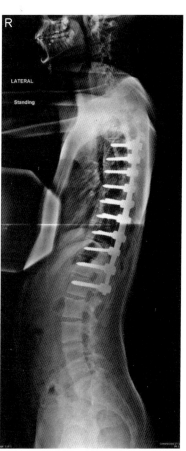

图 8　术后 3 年（正位）　　　　　图 9　术后 3 年（侧位）

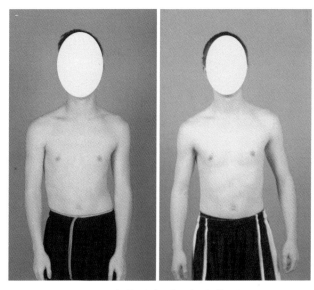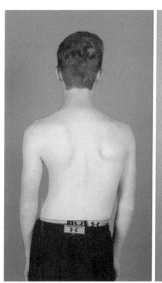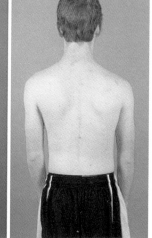

图 10　术前及术后 1 年半前面观　　　　　图 11　术前及术后 1 年半后面观

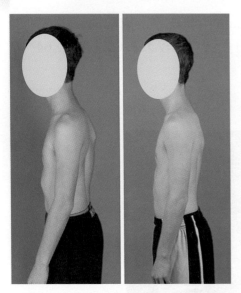

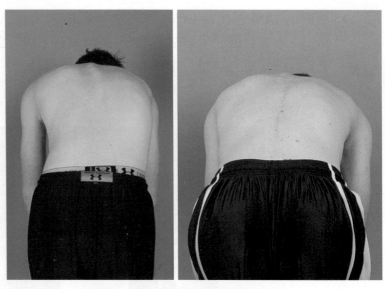

图 12   术前及术后 1 年半侧面观   图 13   术前及术后 1 年 Adams test

44

腰弯修正弯 B 型中的 CSVL 最后触及椎、最后实质性触及椎和稳定椎

根据 TSRH 的一项研究显示，腰弯修正弯 B 型中，最后触及椎（LTV）、最后实质性触及椎（LSTV）和稳定椎（SV）三者之间常表现为 4 种形式：

Ⅰ型：LTV、LSTV 和 SV 为分别三个不同的椎体，自头侧端向尾侧端依次相邻排列，其发生率 10%（图 1、图 2）；

Ⅱ型：只有 LTV 和 SV，没有 LSTV，发生率 46%（图 3、图 4）；

Ⅲ型：LTV 和 LSTV 是同一个椎体，发生率 36%（图 5、图 6）；

Ⅳ型：有两个 SV，即骶骨中垂线（CSVL）位于两个相邻椎体的左右椎弓根之间，根据定义，SV 是主胸弯下第一个被 CSVL 平分的椎体，故头侧端的应定义为 SV，其发生率 8%（图 7、图 8）。

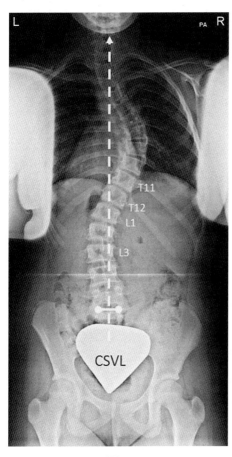

图 1

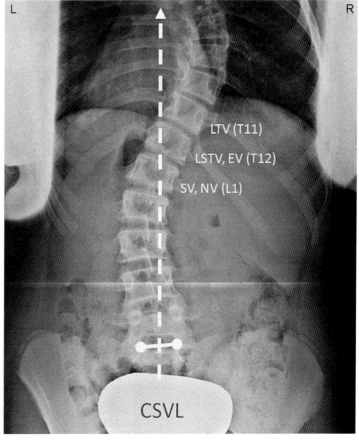

图 2

图 1、图 2（Ⅰ型）：主胸弯下方 CSVL 最后触及的椎体 T11 为 LTV，CSVL 仅仅触及 T11 椎弓根的外侧缘一点。CSVL 触及 T12 椎弓根，T12 为 LSTV。CSVL 位于 L1 左右椎弓根之间，

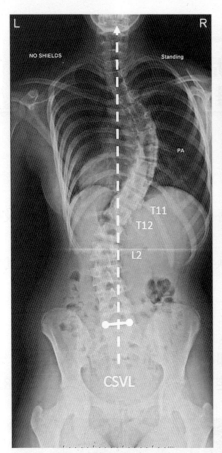
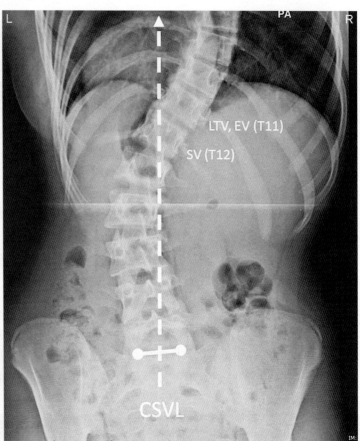

图3

图4

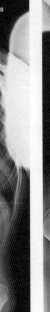
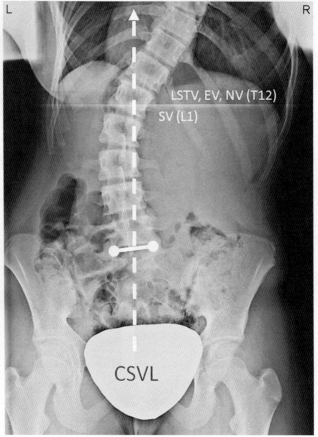

图5

图6

L1 为 SV。LTV、LSTV 和 SV 是 3 个不同的椎体，自头侧端向尾侧端依次相邻排列。主胸弯尾侧倾斜角度最大的椎体 T12 是主胸弯的下端椎（LEV）。主胸弯下方第一个没有旋转且椎弓根对称的椎体 L1 为中立椎（NV）。

图 3、图 4（Ⅱ型）：主胸弯下方 CSVL 最后触及的椎体 T11 为 LTV，CSVL 仅仅触及 T11 椎弓根的外侧缘一点。CSVL 位于 T12 左右椎弓根之间，T12 为 SV。该 B 型弯没有 LSTV，也没有 NV。主胸弯尾侧倾斜角度最大的椎体 T11 是主胸弯的 LEV。

图 5、图 6（Ⅲ型）：主胸弯下方 CSVL 最后触及的椎体 T12 为 LTV，且 CSVL 触及 T12 的椎弓根，故 T12 也是 LSTV。该 B 型弯 LTV 和 LSTV 是同一个椎体。CSVL 位于 L1 左右椎弓根之间，L1 为 SV。该 B 型弯 NV 和 LEV 均为 T12。

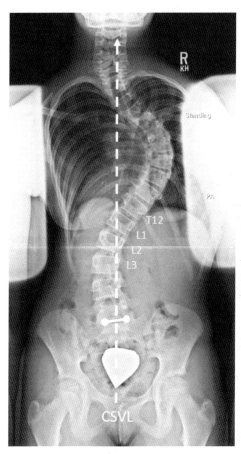

图 7

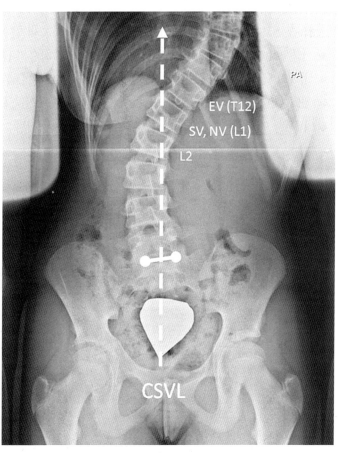

图 8

图 7、图 8（Ⅳ型）：主胸弯下方 CSVL 最后触及的椎体为 L1。CSVL 分别位于 L1 和 L2 两个椎体的左右椎弓根之间，该 B 型弯可认为有"两个"SV。根据定义 SV 是主胸弯下第一个被 CSVL 平分的椎体，故 L1 应为 SV。该 B 型弯 NV 为 L1，LEV 为 T12。

45

Lenke 1B 型弯,最上固定椎和最下固定椎的确定

Lenke 1B 型弯,最上固定椎(UIV)选择在主胸弯的上端椎(UEV)。最下固定椎(LIV)可根据最后触及椎(LTV)、最后实质性触及椎(LSTV)和稳定椎(SV)的分布类型来决定。通常 LIV 选择在 SV,当 LTV 和 LSTV 为同一椎体时(Ⅲ型),LIV 可选择在 LSTV。

- Ⅰ型(LTV、LSTV 和 SV 分别为三个不同的椎体),LIV 选择在 SV(图1、2)。
- Ⅱ型(只有 LTV 和 SV,没有 LSTV),LIV 选择在 SV(图3、4)。
- Ⅲ型(LTV 和 LSTV 是同一个椎体),LIV 可选择在 LSTV(图5、6)。
- Ⅳ型(有两个 SV),LIV 选择在头侧端 SV(图7、8)。

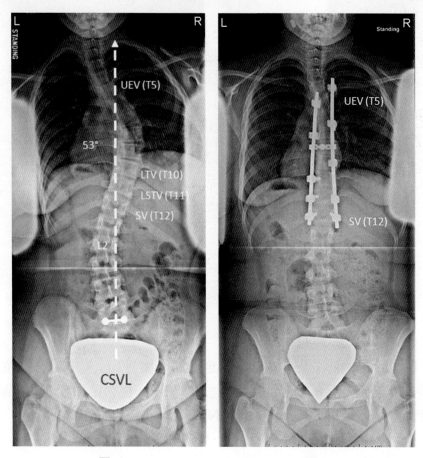

图1   图2

图1:右侧胸弯 T5-T12=53°,CSVL 触及腰弯顶椎 L2 的凹侧椎弓根,Lenke 1B 弯。主胸弯 UEV 为 T5。T10 为 LTV,骶骨中垂线(CSVL)仅仅触碰到 T10 左下角。T11 为 LSTV,CSVL 触及到 T11 的椎弓根的部位。T12 为 SV,CSVL 位于 T12 左右椎弓根之间。图2:行后路融合固定术后两年,UIV 为主胸弯的 UEV T5,LIV 为 SV T12。

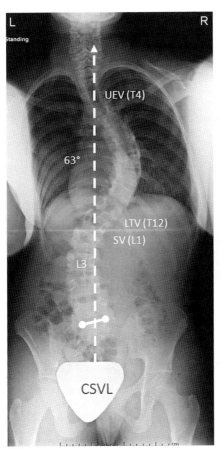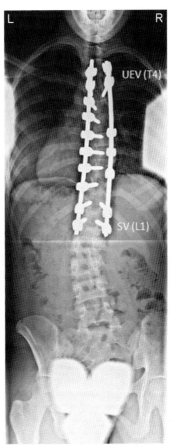

图 3　　　　　　　　　　　　图 4

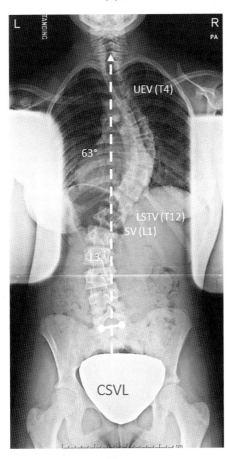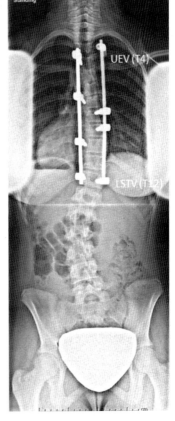

图 5　　　　　　　　　　　　图 6

　　图3: 右侧胸弯 T4-L1 = 63°, CSVL 触及腰弯顶椎 L3 的凹侧椎弓根, Lenke 1B 弯。主胸弯 UEV 为 T4。T12 为 LTV, CSVL 仅仅触碰到 T12 左下角。无最后实质性触及椎。L1 为 SV, CSVL 位于 L1 左右椎弓根之间。图4: 行后路融合固定术后 1 年, UIV 为主胸弯的 UEV T4, LIV 为 SV L1。

　　图5: 右侧胸弯 T4-T12 = 63°, CSVL 触及腰弯顶椎 L3 的凹侧椎弓根区域, Lenke 1B 弯。主胸弯 UEV 为 T4。T12 是 LTV, 也是 LSTV, CSVL 触碰到 T12 的椎弓根。L1 为 SV, CSVL 位于 L1 左右椎弓根之间。图6: 行后路融合固定术后 1 年, UIV 为主胸弯的 UEV T4, LIV 为 LSTV T12。

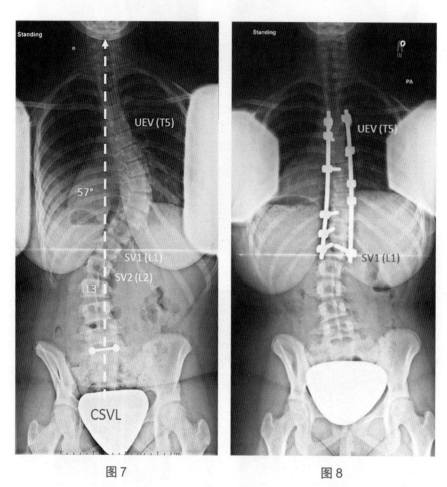

图7　　　　　　　　　　　图8

　　图7: 右侧胸弯 T5-L1 = 57°, CSVL 触及腰弯顶椎 L3 的凹侧椎弓根区域, Lenke 1B 弯。主胸弯 UEV 为 T5。CSVL 分别位于 L1 和 L2 两个椎体的左右椎弓根之间, 有两个稳定椎 (SV1 和 SV2)。根据定义, SV 是主胸弯下第一个被 CSVL 平分的椎体, 故 L1 (SV1) 应为 SV。图8: 行后路融合固定术后一年, UIV 为主胸弯的 UEV T5, LIV 为位于头侧端的稳定椎 (SV1) L1。

病例 1

【病史】

- 16 岁 3 个月女孩,四年前发现脊柱侧凸,曾接受理疗,近期侧凸加重(图 1、图 2)。
- 神经系统检查无异常,月经后 3 年,其他无异常。

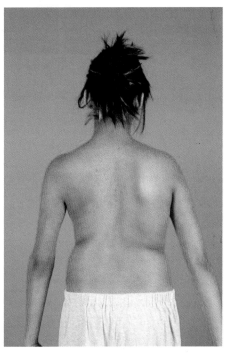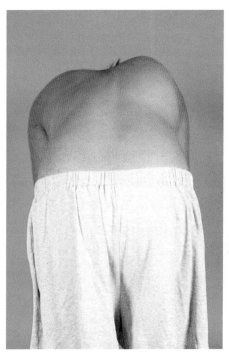

图 1   图 2

【测量】

- 右侧主胸弯 T5-T11=65°,顶椎 T8,Bending 43°。上胸弯 T1-T5=37°,Bending 24°。腰弯 T11-L4=45°,Bending 16°,顶椎 L2。Risser 征 4 级(图 3)。
- 冠状面平衡:C7PL-CSVL=−14.6mm,TTS=0mm,骶骨中垂线(CSVL)位于腰弯顶椎 L2 凹侧椎弓根(图 4)。
- 主胸弯 UEV 为 T5。T11 为 CSVL 最后触及椎(LTV),CSVL 仅仅触碰到 T11 左下角。无最后实质性触及椎(LSTV)。CSVL 位于 T12 左右椎弓根之间,T12 为稳定椎(SV)(图 5)。

- 矢状位 T5-T12 ＝＋19°，T2-T5 ＝＋7°，未见上胸弯与主胸弯交界性后凸。T10-L2 ＝0°，未见胸腰段交界性后凸（图6）。

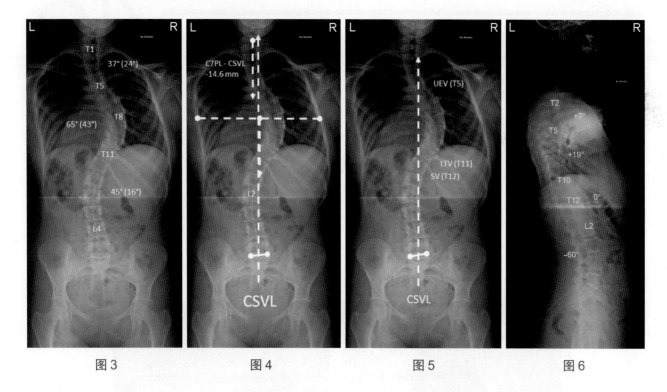

| 图 3 | 图 4 | 图 5 | 图 6 |

【诊断及理由】

- 青少年特发性脊柱侧凸（AIS）。
- 理由：1）患者为青少年期（12 岁）发现脊柱畸形的"正常"女孩；2）右侧胸弯，顶椎 T8；3）矢状面主胸弯顶椎区肋骨小头平直；4）未见先天性发育异常的椎体；5）神经系统检查无异常；6）其他无异常。

【分型及理由】

- Lenke 1B 型。
- 理由：1）右侧主胸弯；2）Bending 像上胸弯 T1-T5＝24°（<25°），矢状位 T2-T5 后凸＋7°（<20°），上胸弯和主胸弯之间未见交界性后凸，故上胸弯为非结构性上胸弯；3）Bending 像腰弯 T11-L4＝16°（<25°），未见胸腰段交界性后凸，故腰弯为非结构性弯；4）单一右胸弯，Lenke 1 型；5）CSVL 位于非结构性腰弯顶椎 L2 凹侧椎弓根，故腰弯修正弯 B。该 AIS 分型为 Lenke 1B 型。

【治疗原则及理由】

- 手术治疗。
- 理由：主胸弯 T5-T11＝65°（>50°）。

【手术方案及理由】

- 选择性胸椎融合，后路 T5 到 T11。

- 选择性胸椎融合的理由：Lenke 1B。
- LIV 到 T12 的理由：T12 是稳定椎（SV）。
- UIV 到 T5 的理由：T5 是主胸弯的 UEV。

【实际结果】

- 选择性胸椎融合，后路 T5 到 T12。
- 术后 6 周（图 7）、6 个月（图 8）、1 年 2 个月（图 9）后前位 X 线片。
- 术后 2 年测量（图 10、图 11）：T5-T11＝26°，主胸弯矫正率＝60%；T11-L4＝20°，腰弯自动矫正率＝56%；C7PL-CSVL＝−11.1mm，冠状面 C7PL 向左倾斜减少 3.5mm；TTS＝−13.1mm，胸廓躯干向左倾斜增加 13.1mm。矢状位 T2-T5＝＋29°，T12-S1＝−63°，T10-L2＝＋7°。

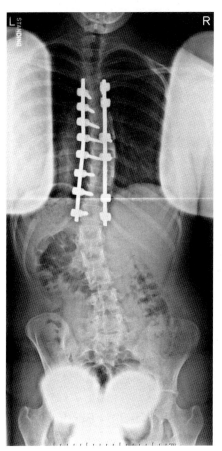 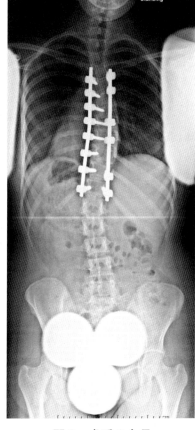 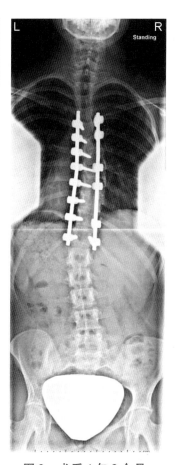

图 7　术后 6 周　　　　　图 8　术后 6 个月　　　　图 9　术后 1 年 2 个月

【讨论】

- Lenke 1B 型弯是选择性胸椎融合的绝对适应证。选择性胸椎融合时，UIV 选择在主胸弯的上端椎（UEV）。LIV 的选择应根据主胸弯下 LTV、LSTV 和 SV 的排列情况决定。该例主胸弯下没有 LSTV，属Ⅱ型，LIV 应选择在 SV（T12）。

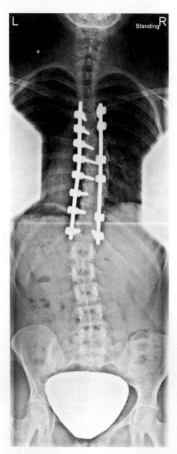

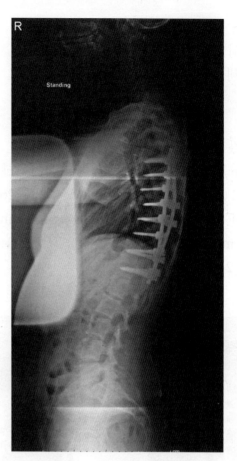

图 10 术后 2 年（正位）   图 11 术后 2 年（侧位）

病例 2

【病史】

- 13 岁女孩，因时有背部疼痛就诊发现脊柱侧凸。
- 神经系统检查无异常，月经初潮后 1 年，无脊柱侧凸家族史，其他无异常。

【测量】

- 右侧主胸弯 T4-T12＝66°，顶椎 T8，Bending 41°。上胸弯 T1-T4＝22°，Bending 21°。腰弯 T12-L4＝45°，Bending 16°，顶椎 L3。Risser 征 4 级（图 1）。
- 冠状面平衡：C7PL-CSVL＝－5.2mm，TTS＝＋23.3mm，骶骨中垂线（CSVL）位于腰弯顶椎 L3 凹侧椎弓根（图 2）。
- 主胸弯 UEV 为 T4。T12 为最后实质性触及椎（LSTV），CSVL 触碰到 T12 椎弓根。最后触及椎（LTV）与最后实质性触及椎（LSTV）为同一椎体（T12）。CSVL 位于 L1 左右椎弓根之间，L1 为稳定椎（SV）（图 3）。
- 矢状位 T5-T12＝＋45°，T1-T5＝＋5°，未见上胸弯与主胸弯交界性后凸。T10-L2＝－2°，未见胸腰段交界性后凸（图 4）。

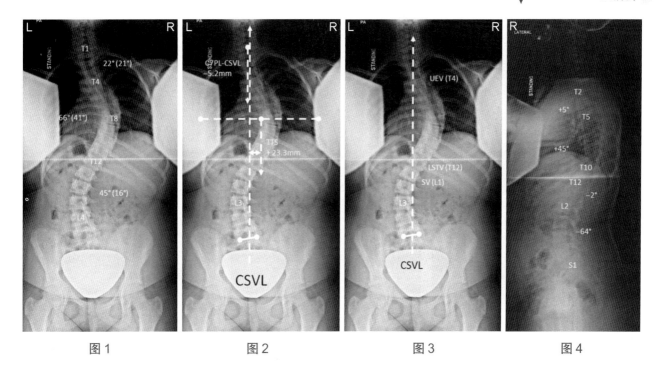

图 1   图 2   图 3   图 4

【诊断及理由】

- 青少年特发性脊柱侧凸（AIS）。
- 理由：1）患者为青少年期（13 岁）发现脊柱畸形的"正常"女孩；2）右侧胸弯，顶椎 T8；3）矢状面主胸弯顶椎区肋骨小头平直；4）未见先天性发育异常的椎体；5）神经系统检查无异常；6）MRI 未见异常；7）其他无异常。

【分型及理由】

- Lenke 1B 型。
- 理由：1）右侧主胸弯；2）Bending 像上胸弯 T1-T4 = 21°（< 25°），矢状位 T2-T5 后凸 + 5°（< 20°），上胸弯和主胸弯之间未见交界性后凸，故上胸弯为非结构性上胸弯；3）Bending 像腰弯 T12-L4 = 16°（< 25°），未见胸腰段交界性后凸，故腰弯为非结构性弯；4）单一右胸弯，Lenke 1 型；5）CSVL 位于非结构性腰弯顶椎 L3 凹侧椎弓根，故腰弯修正弯 B。该 AIS 分型为 Lenke 1B 型。

【治疗原则及理由】

- 手术治疗。
- 理由：右侧胸弯 66°（> 50°）。

【手术方案及理由】

- 选择性胸椎融合，后路 T4 到 T12。
- 选择性胸椎融合的理由：Lenke 1B。
- LIV 到 T12 的理由：T12 是 LSTV。
- UIV 到 T4 的理由：T4 是主胸弯的 UEV。

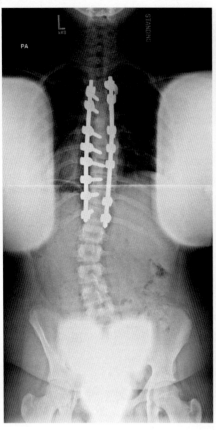

图5 术后6周

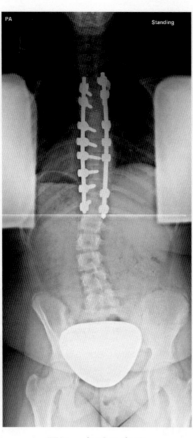

图6 术后6个月

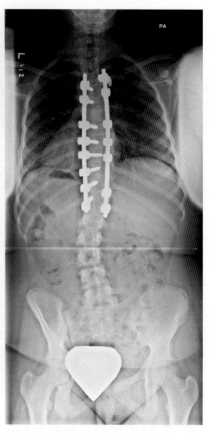

图7 术后1年

【实际结果】

- 选择性胸椎融合，后路 T4 到 T12。

- 术后 6 周（图 5）、6 个月（图 6）、1 年（图 7）后前位 X 线片。

- 术后 2 年测量（图 8、图 9）：T4-T12＝29°，主胸弯矫正率＝56%；T12-L4＝31°，腰弯自动矫正率＝31%；C7PL-CSVL＝−23.2mm，冠状面 C7PL 向左倾斜增加 18mm；胸廓躯干向左倾斜 10.4mm（术前向右倾斜 23.3mm）。矢状位 T2-T5＝＋30°，T12-S1＝−52°，T10-L2＝−4°。

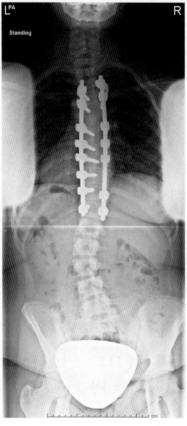

图8 术后2年（正位）

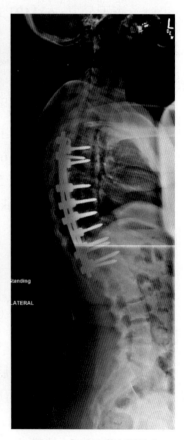

图9 术后2年（侧位）

【讨论】

- 该 Lenke 1B 型弯 LTV 和 LSTV 是同一椎体（T12），属Ⅲ型 Lenke 1B，LIV 可选择在 LSTV。

病例 3

【病史】

- 12 岁 9 个月女孩，学校体检发现脊柱侧凸，无任何不适（图 1、图 2）。
- 神经系统检查无异常，月经初潮后 1 年 2 个月，无脊柱侧凸家族史，其他无异常。

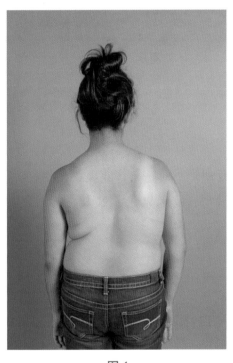 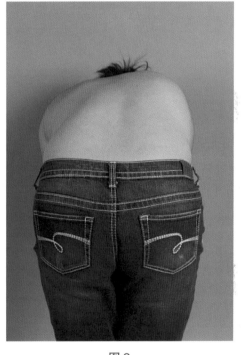

图 1　　　　　　　　　　　图 2

【测量】

- 右侧主胸弯 T5-T12＝60°，顶椎 T9-10 的椎间盘，Bending 28°。上胸弯 T1-T5＝22°，Bending 6°。腰弯 T12-L4＝49°，Bending 10°，顶椎 L3。Risser 征 3 级（图 3）。
- 冠状面平衡：C7PL-CSVL＝0mm，TTS＝＋36.7mm，骶骨中垂线（CSVL）位于腰弯顶椎 L3 凹侧椎弓根（图 4）。
- 主胸弯 UEV 为 T5。CSVL 位于 L1 和 L2 两个椎体的左右椎弓根之间，L1 为稳定椎 1（SV1），L2 为稳定椎 2（SV2），根据定义 L1 为 SV（图 5）。
- 矢状位 T5-T12＝＋9°，T2-T5＝＋13°，未见上胸弯与主胸弯交界性后凸。T10-L2＝－1°，未见胸腰段交界性后凸（图 6）。

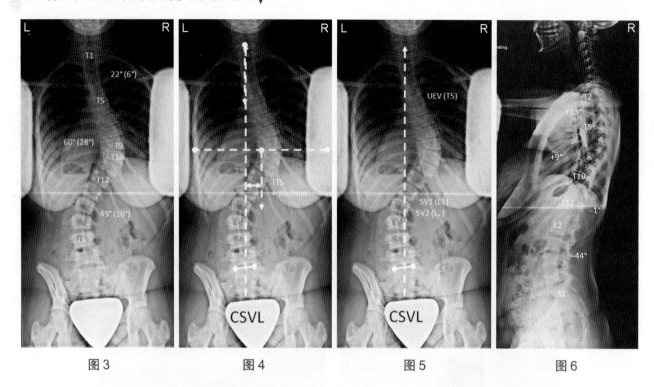

图3　　　　　图4　　　　　图5　　　　　图6

【诊断及理由】

- 青少年特发性脊柱侧凸（AIS）。
- 理由：1）患者为青少年期（12岁9个月）发现脊柱侧凸的"正常"女孩；2）右侧胸弯，顶椎 T9-T10 的椎间盘；3）矢状面胸椎平背畸形；4）未见先天性发育异常的椎体；5）神经系统检查无异常；6）其他无异常。

【分型及理由】

- Lenke 1B 型。
- 理由：1）右侧主胸弯；2）Bending 像上胸弯 T1-T5＝6°（<25°），矢状位 T2-T5 后凸＋13°（<20°），上胸弯和主胸弯之间未见交界性后凸，故上胸弯为非结构性上胸弯；3）Bending 像腰弯 T12-L4＝10°（<25°），未见胸腰段交界性后凸，故腰弯为非结构性弯；4）单一右胸弯，Lenke 1 型；5）CSVL 位于非结构性腰弯顶椎 L3 凹侧椎弓根，故腰弯修正弯 B。该 AIS 分型为 Lenke 1B 型。

【治疗原则及理由】

- 手术治疗。
- 理由：右侧胸弯 60°（>50°）。

【手术方案及理由】

- 选择性胸椎融合，后路 T5 到 L1。
- 选择性胸椎融合的理由：Lenke 1B。
- LIV 到 L1 的理由：L1 是 SV。

- UIV 到 T5 的理由：T5 是主胸弯的 UEV。

【实际结果】

- 选择性胸椎融合，后路 T5 到 L1。
- 术后 6 周（图 7）、8 个月（图 8）后前位 X 线片。
- 术后 1 年 2 个月测量（图 9、图 10）：T5-T12＝20°，主胸弯矫正率＝61%；T12-L4＝28°，腰弯自动矫正率＝43%；C7PL-CSVL＝－22.1mm，冠状面 C7PL 向左倾斜增加 22.1mm；胸廓躯干向左侧倾斜 12.5mm（术前向右倾斜 36.7mm）。矢状位 T5-T12＝＋20°，T12-S1＝－51°，T10-L2＝＋5°。

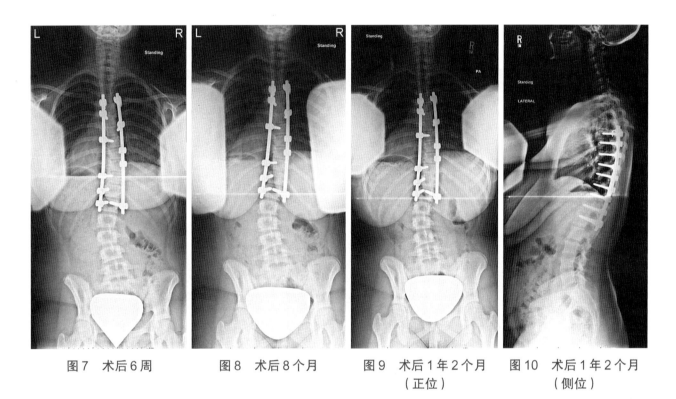

| 图 7 术后 6 周 | 图 8 术后 8 个月 | 图 9 术后 1 年 2 个月（正位） | 图 10 术后 1 年 2 个月（侧位） |

【讨论】

- 该 Lenke 1B 型弯 CSVL 位于两个椎体（L1 和 L2）的椎弓根之间，有两个 SV（L1 为 SV1，L2 为 SV2），属Ⅳ型 Lenke 1B。从定义上讲，SV 是主胸弯下方第一个被 CSVL 平分的椎体，该 1B 型弯的 SV 是 L1。Ⅳ型 Lenke 1B 弯，LIV 选择在 SV（或者可以说是 SV1）。

病例 4

【病史】

- 12 岁女孩，因胃痛就医发现脊柱侧凸，无任何不适。
- 神经系统检查无异常，月经后期半年，无脊柱侧凸家族史，其他无异常。

【测量】

- 右侧主胸弯 T4-T11＝60°，顶椎 T8，Bending 32°。上胸弯 T1-T4＝35°，Bending 24°。腰弯 T11-L4＝44°，Bending 7°，顶椎 L2。Risser 征 2 级（图 1）。
- 冠状面平衡：C7PL-CSVL＝-18.9mm，TTS＝+7mm，骶骨中垂线（CSVL）位于腰弯顶椎 L2 凹侧椎弓根（图 2）。
- 主胸弯上端椎（UEV）为 T4。最后触及椎（LTV）为 T10，CSVL 仅仅触碰 T10 左下角。最后实质性触及椎（LSTV）为 T11，CSVL 触碰 T11 椎弓根。CSVL 位于 T12 左右椎弓根之间，T12 为稳定椎（SV）（图 3）。
- 矢状位 T5-T12＝+13°，T2-T5＝+8°，未见上胸弯与主胸弯交界性后凸。T10-L2＝-1°，未见胸腰段交界性后凸（图 4）。

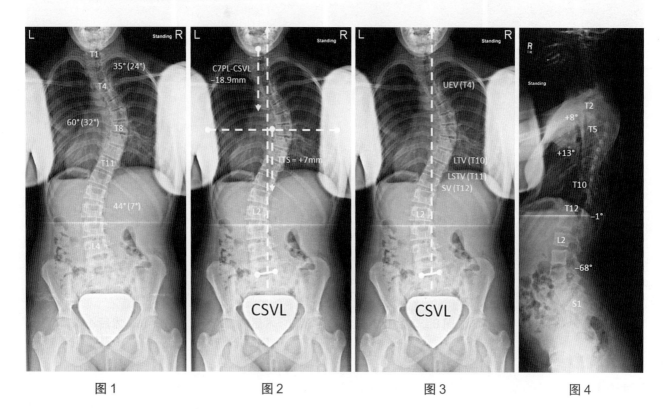

图 1　　　　　　图 2　　　　　　图 3　　　　　　图 4

【诊断及理由】

- 青少年特发性脊柱侧凸（AIS）。
- 理由：1）患者为青少年期（12 岁）发现脊柱畸形的"正常"女孩；2）右侧胸弯，顶椎 T8；3）矢状面平背畸形；4）未见先天性发育异常的椎体；5）神经系统检查无异常；6）其他无异常。

【分型及理由】

- Lenke 1B 型。
- 理由：1）右侧主胸弯；2）Bending 像上胸弯 T1-T4＝24°（<25°），矢状位 T2-T5 后凸 +8°（<20°），上胸弯和主胸弯之间未见交界性后凸，故上胸弯为非结构性上胸弯；3）Bending

像腰弯 T11-L4＝7°（＜25°），未见胸腰段交界性后凸，故腰弯为非结构性弯；4）单一右胸弯，Lenke 1 型；5）CSVL 位于非结构性腰弯顶椎 L2 凹侧椎弓根，故腰弯修正弯 B。该分型为 Lenke 1B 型。

【治疗原则及理由】

- 手术治疗。
- 理由：右侧胸弯 60°（＞50°）。

【手术方案及理由】

- 选择性胸椎融合，后路 T4 到 T12。
- 选择性胸椎融合的理由：Lenke 1B。
- LIV 到 T12 的理由：T12 是 SV。
- UIV 到 T4 的理由：T4 是主胸弯的 UEV。

【实际结果】

- 选择性胸椎融合，后路 T4 到 T12。
- 术后 6 周（图 5）、4 个月（图 6）、1 年 6 个月（图 7）后前位 X 线片。
- 术后 4 年测量（图 8、图 9）：T4-T11＝24°，主胸弯矫正率＝60%；T11-L4＝13°，腰弯自动矫正率＝71%；C7PL-CSVL＝0mm，冠状面 C7PL 向左倾斜减少 18.9mm；TTS＝0mm，胸廓躯干向右倾斜减少 7mm。矢状位 T2-T5＝＋15°，T12-S1＝－56°，T10-L2＝0°。

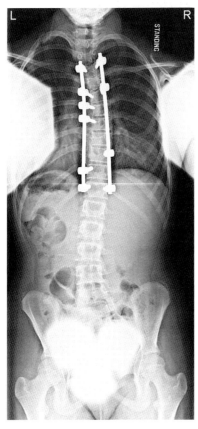 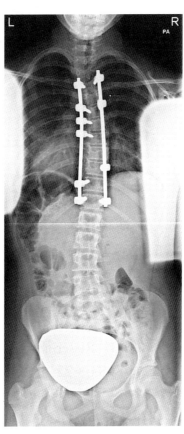 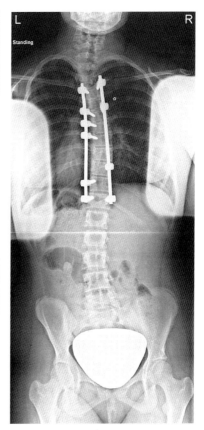

图 5　术后 6 周　　　　　图 6　术后 4 个月　　　　　图 7　术后 1 年 6 个月

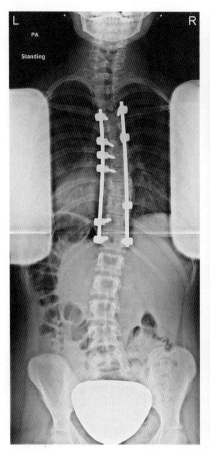
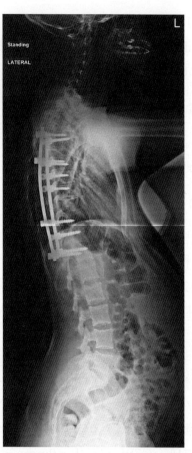

图 8　术后 4 年（正位）　　　　图 9　术后 4 年（侧位）

【讨论】

- 该 Lenke 1B 型弯主胸弯下 LTV、LSTV、SV 分别位于三个不同的椎体，属Ⅰ型 Lenke 1B，LIV 选择在 SV。

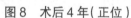

病例 5

【病史】

- 16 岁 7 个月女孩，3 年前发现脊柱侧凸，近期侧凸加重。
- 神经系统检查无异常，月经初潮后 6 年，其他无异常。

【测量】

- 右侧主胸弯 T5-T12＝53°，顶椎 T9，Bending 18°。上胸弯 T1-T5＝30°，Bending 5°。腰弯 T12-L4＝37°，Bending 0°，顶椎 L3。Risser 征 4＋级（图 1）。
- 冠状面平衡：C7PL-CSVL＝0mm，TTS＝＋22.3mm，CSVL 位于腰弯顶椎 L3 凹侧椎弓根（图 2）。
- 主胸弯 UEV 为 T5。T12 为 CSVL 最后触及椎（LTV），CSVL 仅仅触碰到 T12 左下角。无最后实质性触及椎（LSTV）。CSVL 位于 L1 左右椎弓根之间，L1 为稳定椎（SV）（图 3）。

- 矢状位 T5-T12＝＋17°，T1-T5＝＋14°，未见上胸弯与主胸弯交界性后凸。T10-L2＝＋1°，未见胸腰段交界性后凸（图4）。

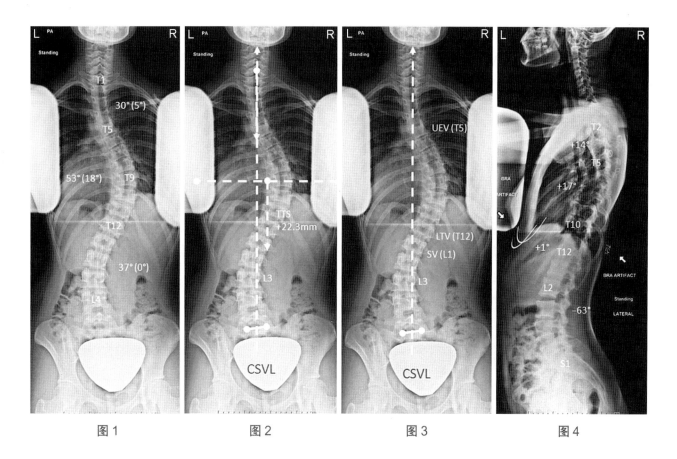

图1　　　　　　　　图2　　　　　　　　图3　　　　　　　　图4

【诊断及理由】

- 青少年特发性脊柱侧凸（AIS）。
- 理由：1）患者为青少年期（13 岁）发现脊柱畸形的"正常"女孩；2）右侧胸弯，顶椎 T9；3）矢状面主胸弯顶椎区肋骨小头平直；4）未见先天性发育异常的椎体；5）神经系统检查无异常；6）其他无异常。

【分型及理由】

- Lenke 1B 型。
- 理由：1）右侧主胸弯；2）Bending 像上胸弯 T1-T5＝5°（＜25°），矢状位 T2-T5 后凸 ＋14°（＜20°），上胸弯和主胸弯之间未见交界性后凸，故上胸弯为非结构性上胸弯；3）Bending 像腰弯 T12-L4＝0°，未见胸腰段交界性后凸，故腰弯为非结构性弯；4）单一右胸弯，Lenke 1 型；5）CSVL 位于非结构性腰弯顶椎 L3 凹侧椎弓根，故腰弯修正弯 B。该 AIS 分型为 Lenke 1B 型。

【治疗原则及理由】

- 手术治疗。
- 理由：胸弯 53°（＞50°）。

【手术方案及理由】

- 选择性胸椎融合，后路 T5 到 L1。
- 选择性胸椎融合的理由：Lenke 1B。
- 最下固定椎（LIV）到 L1 的理由：Ⅱ型 Lenke 1B 弯，LIV 应选择稳定椎 L1。
- 最上固定椎（UIV）到 T5 的理由：T5 是主胸弯的上端椎（UEV）。

【实际结果】

- 选择性胸椎融合，后路 T5 到 T12。
- 术后测量：术后 1 个月，T5-L1＝23°（图 5）。术后 3 个月，T5-L1＝27°（图 6）。术后 9 个月，T5-L2＝32°（图 7），比较术后 1 个月随访，下端椎向下移动一个椎体到 L2，Cobb 角增加 9°，出现远端附加现象。C7PL-CSVL＝−13.6mm，冠状面 C7PL 向左倾斜增加 13.6mm；胸廓躯干向左倾斜 7.9mm（术前胸廓躯干向右倾斜 22.3mm）。矢状位 T5-T12＝＋11°，T12-S1＝−57°，T10-L2＝−3°（图 8）。

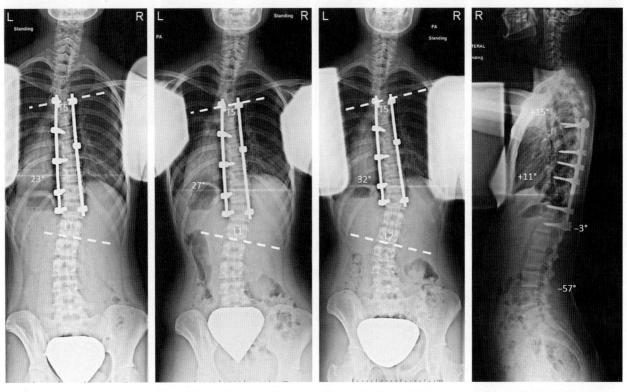

图 5　术后 1 个月　　图 6　术后 3 个月　　图 7　术后 9 个月（正位）　图 8　术后 9 个月（侧位）

【讨论】

- 该 Lenke 1B 主胸弯下没有 LSTV，属Ⅱ型，LIV 应选择在 SV（L1）。实际手术时选择在 T12（LTV），术后随访过程中出现了远端附加现象。在 TSRH 的一项 Lenke 1B 弯的研究中显示，Ⅱ型在 Lenke 1B 中占 46%（23/50 例），其中 19 例（19/23 例，83%）LIV 选择在 SV 并获得好的疗效。4 例（4/23 例，17%）LIV 选择在 LTV，3 例（3/4 例，75%）均术后出现远端附加现象。对于Ⅱ型 Lenke 1B 弯，LIV 应选择在 SV，避免选择在 LTV 以防止术后出现远端附加现象。

病例 6

【病史】

- 14 岁 9 个月女孩,1 年前发现脊柱侧凸,近期侧凸加重。
- 神经系统检查无异常,月经初潮后 11 个月,其他无异常。

【测量】

- 右侧主胸弯 T4-T12＝73°,顶椎 T8,Bending 18°。上胸弯 T1-T4＝27°,Bending 24°。腰弯 T12-L5＝58°,Bending 2°,顶椎 L3。Risser 征 4＋级(图 1)。
- 冠状面平衡:C7PL-CSVL＝＋14mm,TTS＝＋28mm,骶骨中垂线(CSVL)位于腰弯顶椎 L3 凹侧椎弓根(图 2)。
- 主胸弯上端椎(UEV)为 T4。T12 为 CSVL 最后触及椎(LTV),CSVL 仅仅触碰到 T12 左下角。无最后实质性触及椎(LSTV)。CSVL 位于 L1 左右椎弓根之间,L1 为稳定椎(SV)(图 3)。
- 矢状位 T5-T12＝＋15°,T2-T5＝＋10°,未见上胸弯与主胸弯交界性后凸。T10-L2＝－10°,未见胸腰段交界性后凸(图 4)。

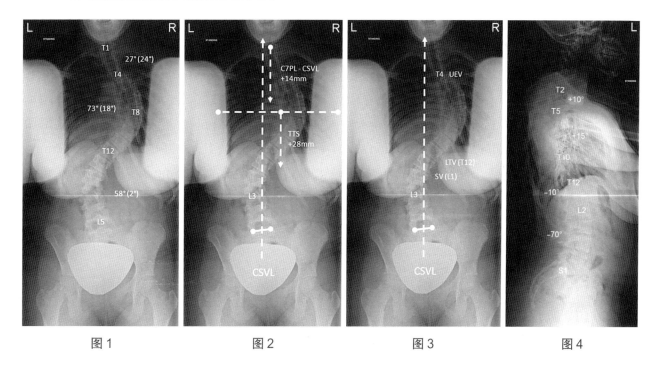

图 1 　　　　　　　图 2 　　　　　　　图 3 　　　　　　　图 4

【诊断及理由】

- 青少年特发性脊柱侧凸(AIS)。
- 理由:1)患者为青少年期(14 岁 9 个月)发现脊柱畸形的"正常"女孩;2)右侧胸弯,顶椎 T8;3)矢状面主胸弯顶椎区肋骨小头平直;4)未见先天性发育异常的椎体;5)神经系统检查无异常;6)其他无异常。

【分型及理由】

- Lenke 1B 型。
- 理由：1)右侧主胸弯；2)Bending 像上胸弯 T1-T4＝24°(<25°)，矢状位 T2-T5 后凸 ＋10°(<20°)，上胸弯和主胸弯之间未见交界性后凸，故上胸弯为非结构性上胸弯；3)Bending 像腰弯 T12-L5＝2°(<25°)，未见胸腰段交界性后凸，故腰弯为非结构性弯；4)单一右胸弯，Lenke 1 型；5)CSVL 位于非结构性腰弯顶椎 L3 凹侧椎弓根，故腰弯修正弯 B。该分型为 Lenke 1B 型。

【治疗原则及理由】

- 手术治疗。
- 理由：胸弯 73°(>50°)。

【手术方案及理由】

- 选择性胸椎融合，后路 T4 到 L1。
- 选择性胸椎融合的理由：Lenke 1B。
- 最下固定椎(LIV)到 L1 的理由：Ⅱ型 Lenke 1B 弯，LIV 应选择稳定椎 L1。
- 最上固定椎(UIV)到 T4 的理由：T4 是主胸弯的 UEV。

【实际结果】

- 选择性胸椎融合，后路 T4 到 T12。
- 术后测量：术后 6 周，T4-L1＝30°，L1-L5＝28°(图 5)。术后 6 个月，T4-L1＝38°，L1-L5＝31°(图 6)。术后 1 年 6 个月，T4-L1＝39°，L1-L5＝33°(图 7)。术后 2 年 4 个月，T4-L1＝39°，L1-L5＝32°(图 8)。比较术后 6 周随访，T4-L1 Cobb 角增加 9°，出现远端附加现象(distal adding-on phenomenon)。L1-L5 Cobb 角增加 4°。C7PL-CSVL＝−29.2mm，冠状面 C7PL 向左倾斜 29.2mm(术前冠状面 C7PL 向右倾斜 28mm)；TTS＝−20.5mm，胸廓躯干向左倾斜 20.5mm(术前胸廓躯干向右倾斜 28mm)。矢状位 T5-T12＝＋11°，T12-S1＝−82°，T10-L2＝−12°(图 9)。

【讨论】

- 该 Lenke 1B 主胸弯下没有 LSTV，属Ⅱ型，LIV 应选择在 SV(L1)。对于Ⅱ型 1B 弯，LIV 如果选择在 LTV，容易出现远端附加现象。该例Ⅱ型 Lenke 1B 弯，LIV 选择在 CSVL 仅仅触碰左下角的 LTV(T12)，术后随访过程中出现了远端附加现象。

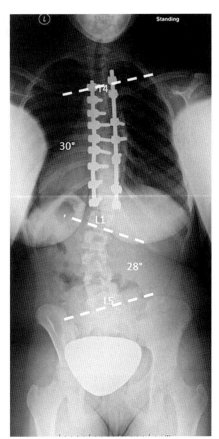

图 5

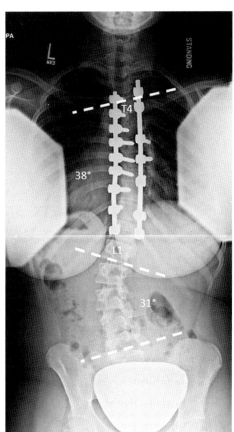

图 6

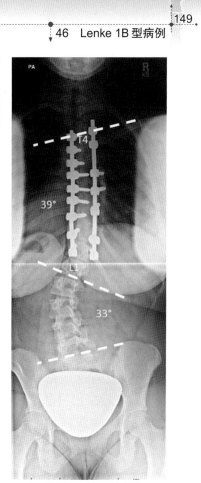

图 7

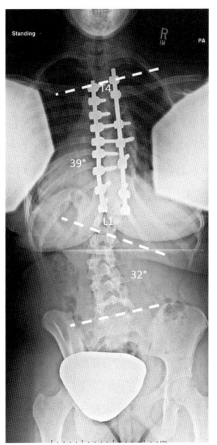

图 8

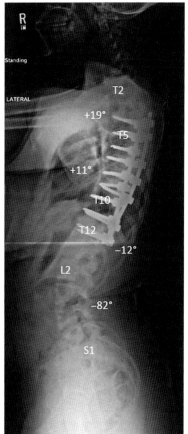

图 9

47 Lenke 1C 型弯行选择性胸椎融合的适应证

Lenke 1C 型弯是指以单一右胸弯为结构性主弯，腰弯为非结构性弯（腰弯 Bending < 25°），且骶骨中垂线（CSVL）位于非结构性腰弯顶椎凹侧缘外侧（图1、图2）。不是所有的 Lenke 1C 弯都可以做选择性胸椎融合（selective thoracic fusion，STF），其适应证包括（图3～图8）：

- 外观背部畸形（剃刀背）比腰部畸形严重，没有明显的腰线不对称（waistline crease）；
- 主胸弯 Cobb 角与非结构性腰弯的 Cobb 角的比值大于 1.2（T-Cobb / L-Cobb > 1.2）；
- 主胸弯顶椎偏距（T-AVT）与非结构性腰弯顶椎偏距（L-AVT）的比值大于 1.2（T-AVT / L-AVT > 1.2）；
- 主胸弯顶椎 Moe 旋转度（T-Rotation）与非结构性腰弯顶椎 Moe 旋转度（L-Rotation）的比值大于 1.0～1.2（T-Rotation / L-Rotation > 1.0～1.2）；
- 胸腰段交界区后凸 T10-L2 < +10°。

此外，观察患者 Adam test 时腰椎是否有明显的骨性隆起（lumbar hump）也是决定是否行 STF 重要的参考指标。Adam test 腰椎有明显骨性隆起的 Lenke 1C 弯，不适合行 STF。在 TSRH 的一项 Lenke 1C 弯的研究中显示，Adam Test 时腰椎外观骨性隆起的程度与患者站立后前位 X 线片腰弯顶椎凹侧缘到 CSVL 的距离（lumbar gap，LG）呈相关性：LG < 10mm，Adam Test 腰椎外观无骨性隆起；LG = 10～20mm，Adam Test 腰椎外观无或有轻度骨性隆起；LG > 20mm，Adam Test 腰椎外观有明显骨性隆起；LG > 30mm，Adam test 腰椎外观有非常明显的骨性隆起。所以，LG 大于 20mm 可能是行 STF 的不利因素。这项研究还发现，颈 7 铅垂线（C7PL）向左偏离超过 20mm，躯干倾斜（TTS）向左偏离都是行 STF 的不利因素。

图1：右侧胸弯 T5-T11 = 64°，左侧腰弯 T11-L4 = 59°，CSVL 位于腰弯顶椎 L2 凹侧外侧缘的外侧。图2：腰弯 T11-L4 Bending 21°（< 25°），上胸弯 T11-T5 Bending 12°（< 25°）。Lenke 1C 型弯。

图3：14 岁女性 AIS 患者，右侧胸弯 T5-T11 = 72°；左侧腰弯 T11-L4 = 55°，Bending 19°，腰弯为非结构性弯；上胸弯 T1-T5 = 34°，Bending 23°，上胸弯为非结构性弯；CSVL 位于腰弯顶椎 L2-3 椎间盘凹侧缘外侧，Lenke 1C 型弯。图4：T-Cobb / L-Cobb = 72 / 55 = 1.3（> 1.2），T-AVT / L-AVT = 57.4 / 27.6 = 2.1（> 1.2）。图5：C7PL 和 CSVL 重叠，TTS 在 CSVL 右侧偏离 11.4mm，LG = 9.6mm（< 10mm）。图6、图7：后面外观像及 Adam test 腰弯无骨性隆起。图8：该 Lenke 1C 型弯适合行选择性胸椎融合，行选择性胸椎融合 T4 到 T12。

图9：16 岁女性 AIS 患者，右侧胸弯 T4-T11 = 62°；左侧腰弯 T11-L3 = 57°，Bending 14°，腰弯为非结构性弯；上胸弯 T1-T4 = 25°，Bending 7°，上胸弯为非结构性弯；CSVL 位于腰弯顶椎 L1 凹侧缘外侧，Lenke 1C 型弯。T-Cobb / L-Cobb = 62 / 57 = 1.1（< 1.2）。图10：T-AVT / L-AVT = 43.8 / 52.6 = 0.8（< 1.2）。图11：C7PL 位于 CSVL 左侧偏离 27.4mm（> 20mm），TTS 在 CSVL 左

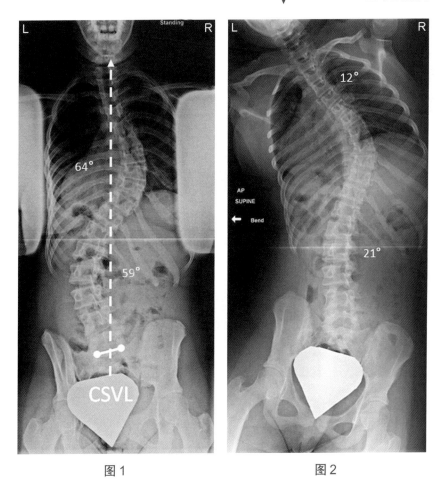

图 1   图 2

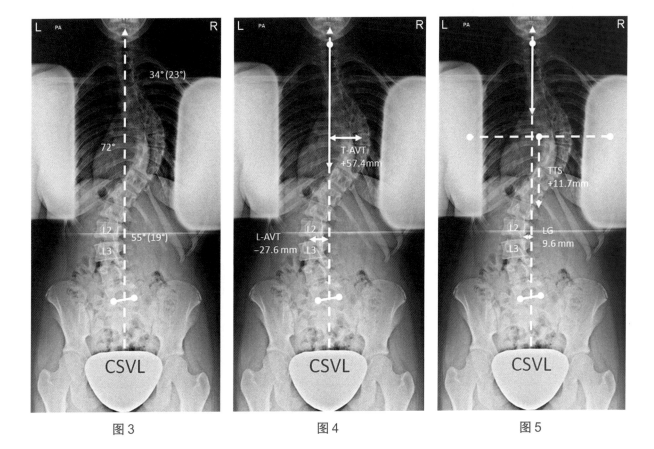

图 3   图 4   图 5

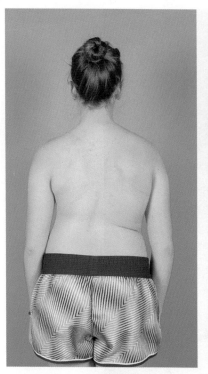

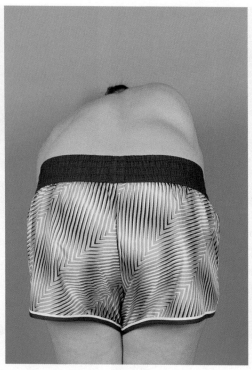

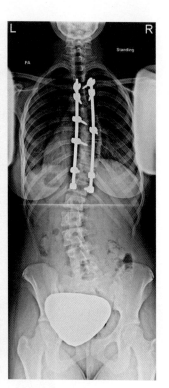

图 6 图 7 图 8

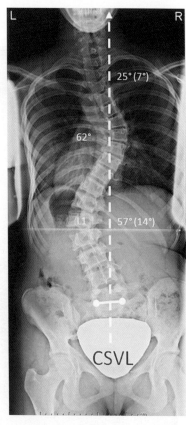

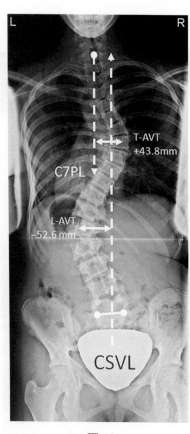

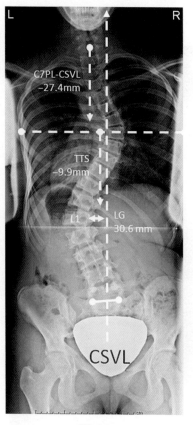

图 9 图 10 图 11

侧偏离 9.9mm，LG＝30.6mm（＞20mm）。图 12：后面外观像，患者有明显的不对称腰线皱褶。图 13：Adam test 腰弯有明显骨性隆起。图 14：该 Lenke 1C 型弯不适合行选择性胸椎融，行胸腰双弯固定融合 T4 到 L3。

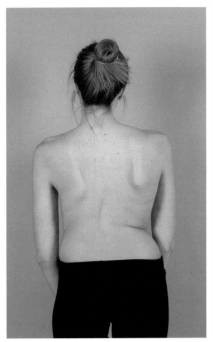

图 12

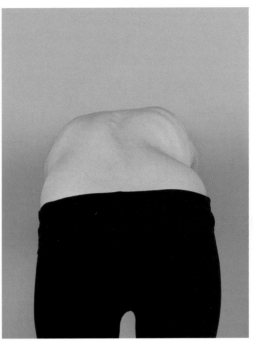

图 13

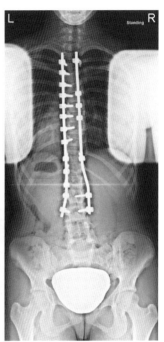

图 14

48 Lenke 1C 型弯行选择性胸椎融合时，最上固定椎和最下固定椎的确定

Lenke 1C 型弯行选择性胸椎融合时，最上固定椎（UIV）选择在主胸弯的上端椎（UEV），最下固定椎（LIV）总的原则是选择在稳定椎（SV）。LIV 选择在 SV 时需满足一个条件，即 SV 必须是主胸弯的下端椎（LEV）或是 LEV 尾侧端的椎体。对主胸弯的矫正率通常在 50% 左右，以平衡未融合的腰弯。

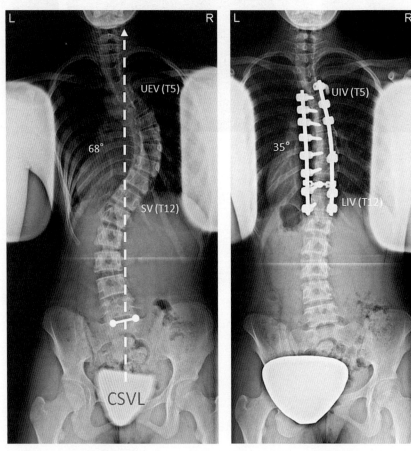

图1   图2

图 1：Lenke 1C 型弯，右侧胸弯 T5-T12 = 68°，主胸弯 UEV 为 T5，T11 与 T12 平行，故 T12 为主胸弯的 LEV。骶骨中垂线（CSVL）位于 T12 左右椎弓根之间。T12 为稳定椎（SV）。

图 2：行后路选择性胸椎融合，最上固定椎（UIV）为主胸弯的上端椎（UEV）T5。T12 既是主胸弯的 LEV 也是 SV，故最下固定椎（LIV）选择在稳定椎（SV）T12。主胸弯矫正率 49% [（68−35）/68×100% = 49%]。

Lenke 1C 型病例

————————— **病例 1** —————————

【病史】

- 14 岁 9 个月男孩，发现脊柱侧凸半年，未接受过任何治疗。
- 患者非常热爱足球和篮球运动，无任何不适主诉。神经系统检查无异常，其他无异常。无脊柱侧凸家族史。

【测量】

- 右侧主胸弯 T5-T12＝63°，顶椎为 T8 和 T9 之间的椎间盘，Bending 47°。上胸弯 T1-T5＝32°，Bending 24°。腰弯 T12-L4＝47°，Bending 24°，顶椎 L2。T-Cobb／L-Cobb＝1.3。Risser 征 4 级（图 1）。
- 冠状面平衡：C7PL-CSVL＝−12.7mm，TTS＝+4.9mm，CSVL 位于腰弯顶椎 L2 凹侧缘外侧，腰弯间距（lumbar gap，LG）＝8.3mm（图 2）。
- T-AVT＝+67.8mm，L-AVT＝−25.1mm，T-AVT／L-AVT＝2.7；T-Rotatio（Moe）＝2 级，L-Rotatio（Moe）＝2 级，T-Rotation／L-Rotation＝1（图 3）。
- T12 是主胸弯下第一个被 CSVL 平分的椎体，CSVL 位于 T12 左右椎弓根之间，T12 为稳定椎（SV）。T11 与 T12 之间的椎间盘平行，LEV 应位于平行椎间盘的尾侧端的椎体，T12 是 LEV（图 4）。
- 矢状位 T5-T12＝+30°，T2-T5＝+10°，未见上胸弯与主胸弯交界性后凸，未见胸腰段交界性后凸（图 5）。

【诊断及理由】

- 青少年特发性脊柱侧凸（AIS）。
- 理由：1）患者为青少年期（14 岁）发现脊柱畸形的"正常"男孩；2）右侧胸弯，顶椎为 T8 和 T9 之间的椎间盘；3）未见先天性发育异常的椎体；4）神经系统检查无异常；5）其他系统无异常。

【分型及理由】

- Lenke 1C 型。
- 理由：1）右侧主胸弯；2）Bending 像上胸弯 T1-T5＝24°（<25°），矢状位 T2-T5 后凸 10°

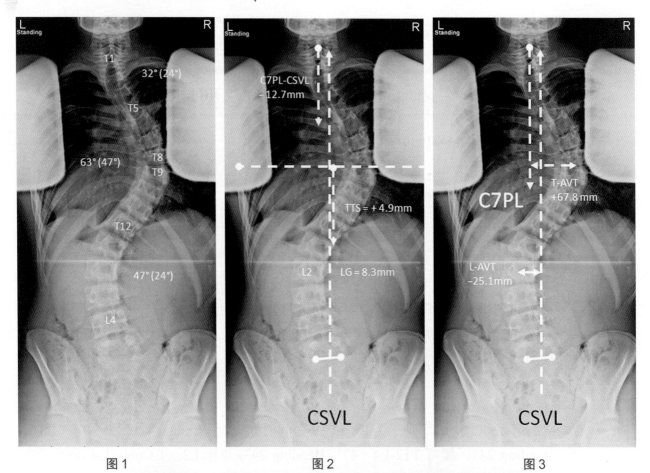

图 1　　　　　　　　　　图 2　　　　　　　　　　图 3

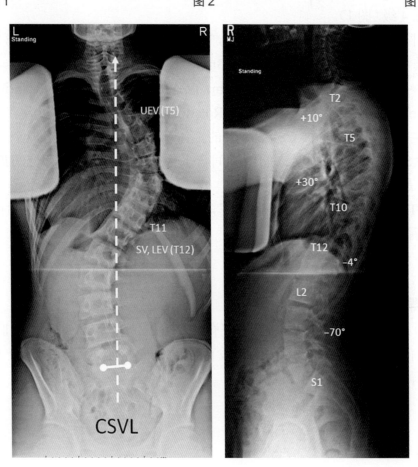

图 4　　　　　　　　　　图 5

（<20°），上胸弯和主胸弯之间未见交界性后凸，故上胸弯为非结构性上胸弯；3）Bending 像腰弯 T12-L4＝24°（<25°），未见胸腰段交界性后凸，故腰弯为非结构性弯；4）单一右胸弯，Lenke 1 型；5）CSVL 处于非结构性腰弯顶椎 L2 凹侧缘外侧，故腰弯修正弯 C。该 AIS 分型为 Lenke 1C 型。

【治疗原则及理由】

- 手术治疗。
- 理由：胸弯 63°（>50°）。

【手术方案及理由】

- 后路选择性胸椎融合 T5 到 T12。
- 选择性胸椎融合的理由：1）T-Cobb / L-Cobb＝1.3（>1.2），T-AVT / L-AVT＝2.7（>1.2），T-Rotation / L-Rotation＝1；2）Adam test 腰弯未见骨性隆起，LG＝8.3mm（<10mm）；3）C7PL-CSVL＝−12.7mm（冠状面 C7PL 向左偏离 CSVL 小于 20mm），TTS＝＋4.9mm（胸廓躯干向右倾斜）。
- LIV 到 T12 的理由：T12 是稳定椎（SV），且是主胸弯的下端椎（LEV）。
- UIV 到 T5 的理由：T5 是主胸弯的 UEV。

【实际结果】

- 后路选择性胸椎融合 T5 到 T12。
- 术后 4 天（图 6）、术后 2 个月（图 7）、术后 6 个月（图 8）后前位 X 线片。
- 术后 1 年 2 个月测量（图 9、图 10）：T5-T12＝32°，主胸弯矫正率＝49%；T12-L4＝24°，腰弯自动矫正率＝49%；C7PL-CSVL＝−15.3mm，冠状面 C7PL 向左倾斜增加 2.6mm；TTS＝0mm，胸廓躯干向右倾斜减少 4.9mm。矢状位 T5-T12＝＋25°，T12-S1＝−69°，T10-L2＝−14°。

【讨论】

- 这是一例适合行选择性胸椎融合的 Lenke 1C 型弯：主胸弯 Cobb 角与非结构性腰弯 Cobb 角比值及顶椎偏距（AVT）比值均大于 1.2；adam test 未见腰弯的骨性隆起，LG 小于 10mm；躯干及胸廓向左倾斜不明显。LIV 选择在稳定椎（T12），对主胸弯的矫正率（49%）掌握在 50% 左右。术后 1 年 2 个月随访，非结构性腰弯自发矫正率 49%，主胸弯及非结构性腰弯平衡良好，躯干及胸廓整体平衡良好，且保持了很好的腰椎活动度。患者术前与术后 1 年随访外观像比较见图 11～图 15。
- Lenke 1C 型弯 LIV 选择的总原则是 SV，但需具备一个条件，就是该 SV 必须是主胸弯的 LEV 或 LEV 尾侧端的椎体。该例 SV 和 LEV 是同一个椎体（T12），故 LIV 选择在 T12。

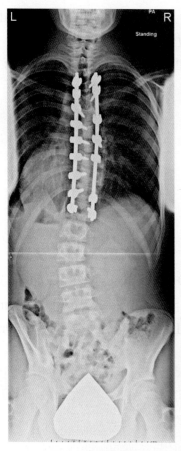
图6 术后4天

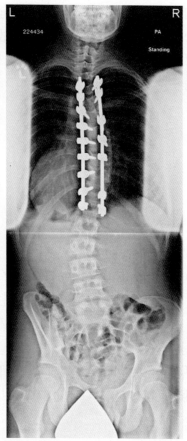
图7 术后2个月

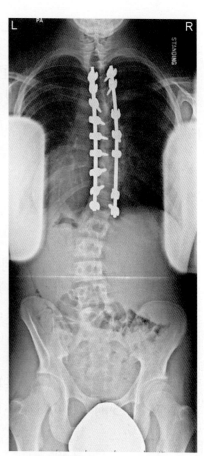
图8 术后6个月

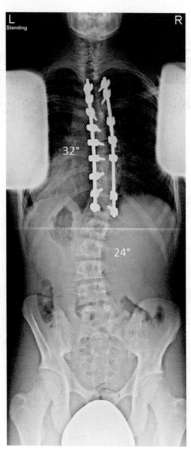
图9 术后1年2个月（正位）

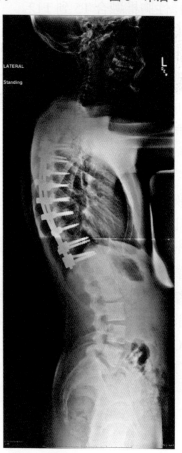
图10 术后1年2个月（侧位）

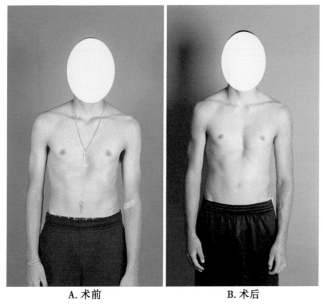

A. 术前　　　　　　B. 术后

图 11　术前及术后 1 年前面观

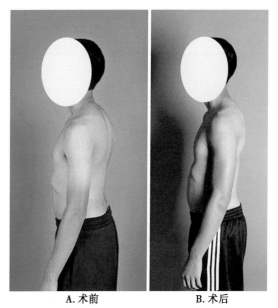

A. 术前　　　　　　B. 术后

图 12　术前及术后 1 年左侧面观

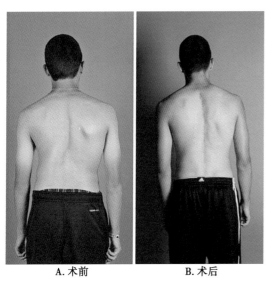

A. 术前　　　　　　B. 术后

图 13　术前及术后 1 年后面观

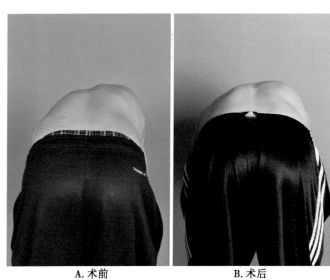

A. 术前　　　　　　B. 术后

图 14　术前及术后 1 年 Adam test 后面观

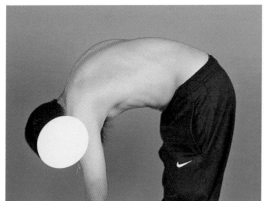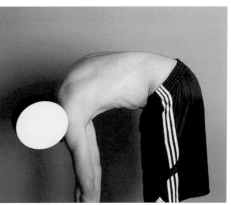

A. 术前　　　　　　　　　　　　　　　　　B. 术后

图 15　术前及术后 1 年 Adam test 左侧面观

病例 2

【病史】

- 13 岁 8 个月女孩,发现脊柱侧凸两个月,无任何不适主诉,未接受过任何治疗(图 1、图 2)。
- 神经系统检查无异常,无脊柱侧凸家族史,月经初潮前期,其他无异常。

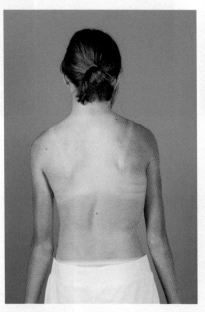
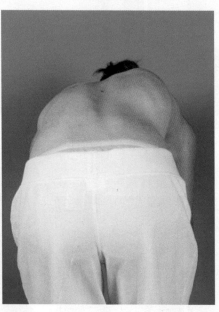

图 1　　　　　　　　　　　图 2

【测量】

- 右侧主胸弯 T4-T12 = 62°,顶椎为 T8, Bending 35°。上胸弯 T1-T4 = 22°, Bending 17°。腰弯 T12-L4 = 55°, Bending 23°,顶椎为 L2 和 L3 的椎间盘。T-Cobb / L-Cobb = 1.1。TRC 闭合, Risser 征 0 级(图 3)。
- 冠状面平衡: C7PL-CSVL = -6.6mm, TTS = +15.2mm, CSVL 位于腰弯顶椎 L2-3 凹侧缘外侧, Lumbar Gap(LG) = 13.3mm(图 4)。
- T-AVT = +37.9mm, L-AVT = -29.4mm, T-AVT / L-AVT = 1.3; T-Rotatio(Moe) = 2 级, L-Rotatio(Moe) = 2 级, T-Rotation / L-Rotation = 1(图 5)。
- T4 是主胸弯 UEV, T12 是 LEV。T12 是主胸弯下第一个被 CSVL 平分的椎体, CSVL 位于 T12 左右椎弓根之间, T12 为稳定椎(SV)(图 6)。
- 矢状位 T5-T12 = +26°, T2-T5 = +12°,未见上胸弯与主胸弯交界性后凸,未见胸腰段交界性后凸(图 7)。

【诊断及理由】

- 青少年特发性脊柱侧凸(AIS)。
- 理由:1)患者为青少年期(13 岁 8 个月)发现脊柱畸形的"正常"女孩;2)右侧胸弯,顶椎为 T8;3)未见先天性发育异常的椎体;4)神经系统检查无异常;5)其他系统无异常。

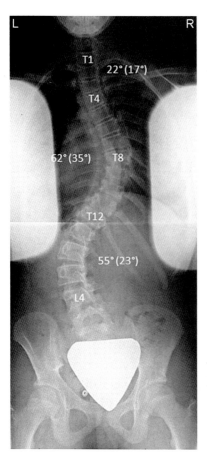

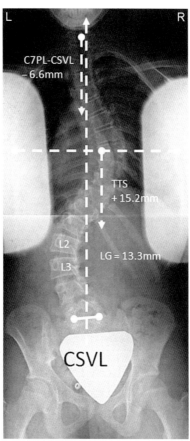

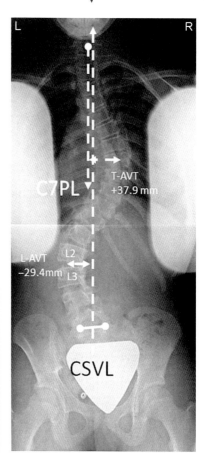

图 3

图 4

图 5

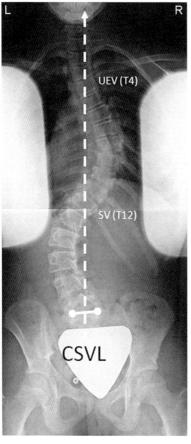

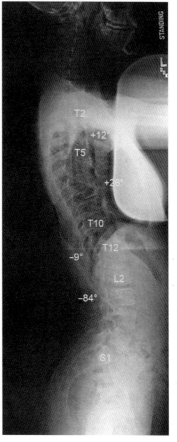

图 6

图 7

【分型及理由】

- Lenke 1C 型。
- 理由：1）右侧主胸弯；2）Bending 像上胸弯 T1-T4＝17°（＜25°），矢状位 T2-T5 后凸 12°（＜20°），上胸弯和主胸弯之间未见交界性后凸，故上胸弯为非结构性上胸弯；3）Bending 像腰弯 T12-L4＝23°（＜25°），未见胸腰段交界性后凸，故腰弯为非结构性弯；4）单一右胸弯，Lenke 1 型；5）CSVL 处于非结构性腰弯顶椎 L2-L3 凹侧缘外侧，故腰弯修正弯 C。该 AIS 分型为 Lenke 1C 型。

【治疗原则及理由】

- 手术治疗。
- 理由：胸弯 62°（＞50°）。

【手术方案及理由】

- 后路选择性胸椎融合 T4 到 T12。
- 选择性胸椎融合的理由：1）T-AVT／L-AVT＝1.3（＞1.2），T-Rotation／L-Rotation＝1；2）外观上以胸弯畸形，剃刀背为主，无明显腰部皱褶和腰线不对称，LG＝13.3mm（＜20mm）；3）C7PL-CSVL＝−6.6mm（冠状面 C7PL 向左偏离 CSVL 小于 20mm），TTS＝＋15.2mm（胸廓躯干向右倾斜）。
- LIV 到 T12 的理由：T12 是 SV。
- UIV 到 T4 的理由：T4 是主胸弯的 UEV。

【实际结果】

- 后路选择性胸椎融合 T4 到 T12。
- 术后 2 个月（图 8）、术后 6 个月（图 9）、术后 1 年（图 10）后前位 X 线片。
- 术后 2 年测量（图 11～13）：T4-T12＝43°，主胸弯矫正率＝31%；T12-L4＝50°，腰弯自动矫正率＝9%；C7PL-CSVL＝−12.6mm，冠状面 C7PL 向左倾斜增加 6mm；TTS＝−9.2mm，胸廓躯干向左倾斜 9.2mm。矢状位 T5-T12＝＋26°，T12-S1＝−67°，T10-L2＝−3°。

【讨论】

- 该 Lenke 1C 型弯主胸弯 Cobb 角（62°）与非结构性腰弯 Cobb 角（55°）接近，比值（1.1）小于 1.2，是选择性胸椎融合的不利因素。但该例最终行选择性胸椎融合并获得较好的疗效，主要的原因是：1）外观上以胸弯畸形，剃刀背为主，无明显腰部皱褶和腰线不对称，LG 小于 20mm；2）C7PL 到 CSVL 偏左只有 6.6mm，冠状位无明显向左倾斜；3）胸廓躯干向右倾斜（TTS＝＋15.2mm）；4）胸弯与腰弯顶椎偏距（AVT）比值（1.3）大于 1.2。所以，腰弯无明显骨性隆起（LG＜20mm），冠状位无明显向左倾斜，以及 TTS 向右，这些也是行选择胸椎融合较重要的指标。此外，主胸弯适度的矫正率（31%）以平衡腰弯也可能是手术成功的重要因素之一。
- 对于 Lenke 1C 型假性双主弯来讲，在某种程度上，腰弯是代偿弯，被胸弯所"驱动"而

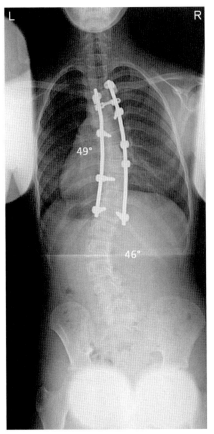

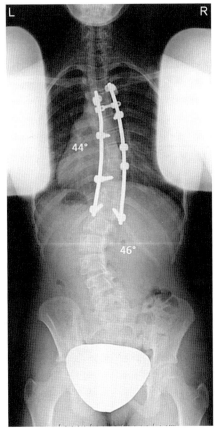

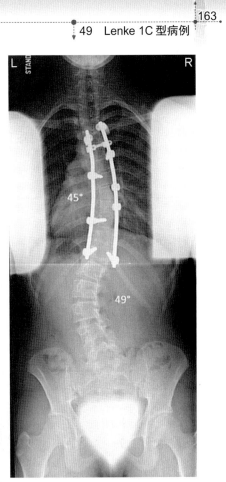

图 8　术后 2 个月　　　　　　　图 9　术后 6 个月　　　　　　　图 10　术后 1 年

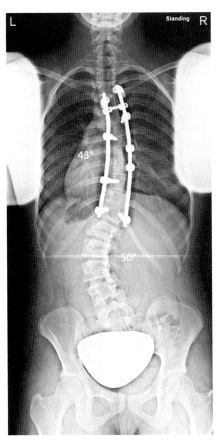

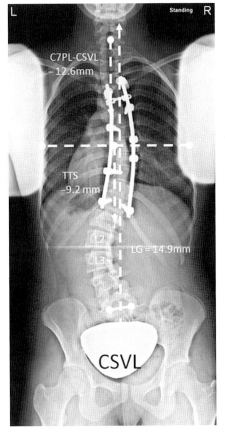

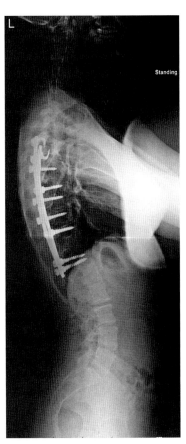

图 11　术后 2 年　　　　　　　　图 12　　　　　　　　　　图 13

形成,这是选择性胸椎融合的理论基础。该病例行选择性胸椎融合以后,尽管术后残留的腰弯 Cobb 角仍有 50°,但有可能不会像 AIS 的 Lenke 5 型腰弯一样迅速进展。从 TSRH 医院 23 和华盛顿大学医学院骨科 24 的研究结果来看,在长达 15~20 年的随访过程中,腰弯均是稳定的。

病例 3

【病史】

- 13 岁女孩,发现脊柱侧凸一年,无任何不适主诉,接受理疗 2 周,近期出现背部疼痛就诊(图1、图2)。

- 月经初潮半年,神经系统检查无异常,MRI 未见异常。姑姑患脊柱侧凸。

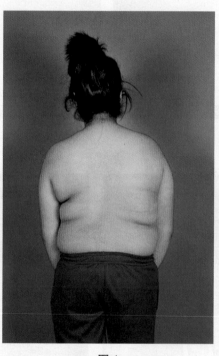
图 1

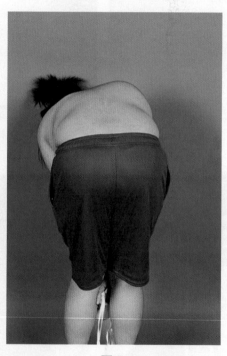
图 2

【测量】

- 右侧主胸弯 T4-T11=59°,顶椎为 T8,Bending 36°。上胸弯 T1-T4=30°,Bending 15°。腰弯 T11-L4=47°,Bending 20°,顶椎 L2。T-Cobb/L-Cobb=1.3。Risser 征 1 级(图3)。

- 冠状面平衡:C7PL-CSVL=−34mm,TTS=0mm,CSVL 位于腰弯顶椎 L2 凹侧缘外侧,Lumbar Gap(LG)=10.6mm(4 图)。

- T-AVT=+58.6mm,L-AVT=−29.3mm,T-AVT/L-AVT=2;T-Rotatio(Moe)=2 级,L-Rotatio(Moe)=2 级,T-Rotation/L-Rotation=1(图5)。

- T11 是主胸弯下第一个被 CSVL 平分的椎体,CSVL 位于 T11 左右椎弓根之间,T11 为稳定椎(SV)(图6)。

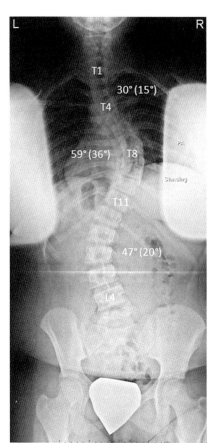

图 3

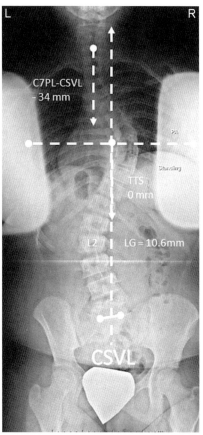

图 4

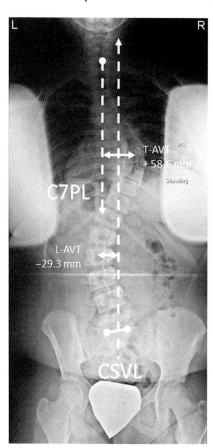

图 5

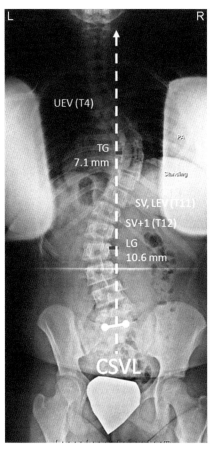

图 6

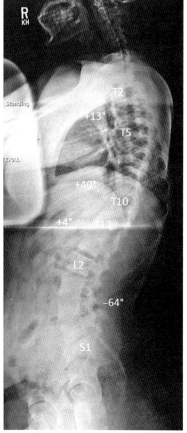

图 7

- 矢状位 T5-T12＝＋40°，T2-T5＝＋13°，未见上胸弯与主胸弯交界性后凸，未见胸腰段交界性后凸（图7）。

【诊断及理由】

- 青少年特发性脊柱侧凸（AIS）。
- 理由：1）患者为青少年期（12 岁）发现脊柱畸形的"正常"女孩；2）右侧胸弯，顶椎为 T8；3）顶椎区肋骨小头平直；4）未见先天性发育异常的椎体；5）神经系统检查无异常，MRI 未见异常；6）有脊柱侧凸家族史；7）其他系统无异常。

【分型及理由】

- Lenke 1C 型。
- 理由：1）右侧主胸弯；2）Bending 像上胸弯 T1-T4＝15°（<25°），上胸弯为非结构性上胸弯；3）Bending 像腰弯 T11-L4＝20°（<25°），未见胸腰段交界性后凸，故腰弯为非结构性弯；4）单一右胸弯，Lenke 1 型；5）CSVL 处于非结构性腰弯顶椎 L2 凹侧缘外侧，故腰弯修正弯 C。该 AIS 分型为 Lenke 1C 型。

【治疗原则及理由】

- 手术治疗。
- 理由：胸弯 59°（>50°）。

【手术方案及理由】

- 后路选择性胸椎融合 T4 到 T12。
- 选择性胸椎融合的理由：1）T-Cobb／L-Cobb＝1.3（>1.2），T-AVT／L-AVT＝2（>1.2），T-Rotation／L-Rotation＝1；2）Adam test 腰弯未见骨性隆起，LG＝10.6mm（<20mm）；3）TTS 与 CSVL 重叠。
- LIV 到 T12 的理由：尽管 T11 是稳定椎（SV），且是主胸弯的 LEV。但是该主胸弯矢状面胸椎过度后凸（hyperkyphosis，T2-T5＝40°），且 T11 位于后凸的顶椎区。故 LIV 应跨过胸椎过度后凸的顶椎区（T11）下移至 T12（SV＋1）。
- UIV 到 T4 的理由：T4 是主胸弯的 UEV。

【实际结果】

- 后路选择性胸椎融合 T4 到 T12（SV＋1）。
- 术后 6 周（图8），C7PL-CSVL＝-30.2mm，冠状面 C7PL 向左倾斜较术前减少 3.8mm。TTS＝-30.2mm，胸廓躯干向左倾斜较术前增加 30.2mm。LG＝24.2mm，腰弯间距较术前增加 13.6mm。
- 术后 6 个月（图9），C7PL-CSVL＝-24.7mm，冠状面 C7PL 向左倾斜较术前减少 9.3mm。TTS＝-21.1mm，胸廓躯干向左倾斜较术前增加 21.1mm。LG＝15.3mm，腰弯间距较术前增加 4.7mm。
- 术后 1 年 2 个月测量（图10、11）：T4-T12＝24°，主胸弯矫正率 59%。T12-L4＝29°，

腰弯自发矫正率 38%。C7PL-CSVL ＝ −29.7mm，冠状面 C7PL 向左倾斜较术前减少 4mm。TTS ＝ −25.2mm，胸廓躯干向左倾斜较术前增加 25.2mm。LG ＝ 7.1mm，腰弯间 距较术前减少 3mm。

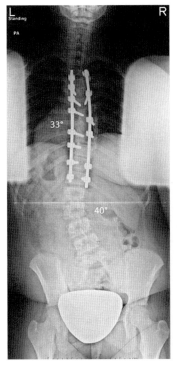

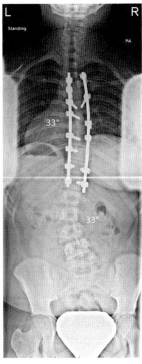
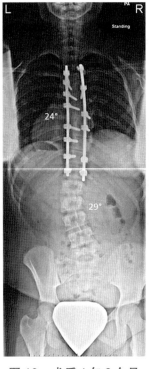
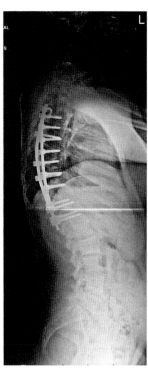

图 8　术后 6 周　　　图 9　术后 6 个月　　　图 10　术后 1 年 2 个月　　图 11　术后 1 年 2 个月 （正位）　　　　　　　 （侧位）

【讨论】

- 部分 Lenke 1C 型弯，术前存在冠状面失平衡，C7PL 向左偏离 CSVL 超过 2cm（图 4），这是 行选择性胸椎融合术后出现冠状面失代偿的危险因素。对于这种类型的 1C 型弯，选择 LIV 时应谨慎。该例术前冠状面失平衡，整体躯干向左倾斜明显，C7PL-CSVL ＝ −34mm。

- 该 Lenek 1C 型弯，T11 是稳定椎（SV），且是主胸弯的 LEV，LIV 理应选在 T11。但是 该主胸弯矢状面胸椎过度后凸（hyperkyphosis，T5-T12 ＝ 40°），且 T11 正位于后凸的顶 椎区。故 LIV 应跨过胸椎过度后凸的顶椎区（T11）下移至 T12（SV ＋ 1），以达到躯干 的整体平衡，防止术后远端交界性后凸（distal junctional kyphosis，DJK）的出现。

- 患者术后早期整体躯干仍有左倾（图 8），术后 6 个月时获得自我调整（图 9），术后 1 年 2 个月随访整体平衡尚可（图 10、图 11）。患者仍在随访中。

病例 4

【病史】

- 13 岁 6 个月女孩，两年前发现脊柱侧凸，给予观察，近期出现腰背部疼痛。
- 神经系统检查无异常，MRI 检查无异常，月经初潮前期，其他无异常。

【测量】

- 右侧主胸弯 T5-T12＝59°，顶椎 T9，Bending 12°。上胸弯 T1-T5＝32°，Bending 20°。腰弯 T12-L4＝45°，Bending 3°，顶椎 L2-3 椎间盘。T-Cobb／L-Cobb＝1.3。Risser 征 2 级（图 1）。
- 冠状面平衡：C7PL-CSVL＝-43.2mm，TTS＝-9.7mm，CSVL 位于腰弯顶椎 L2-3 凹侧缘外侧，LG＝15.7mm（图 2）。
- T-AVT＝+53.7mm，L-AVT＝-31.4mm，T-AVT／L-AVT＝1.7。T-Rotation（Moe）＝2 级，L-Rotation＝2 级，T-Rotation／L-Rotation＝1（图 3）。

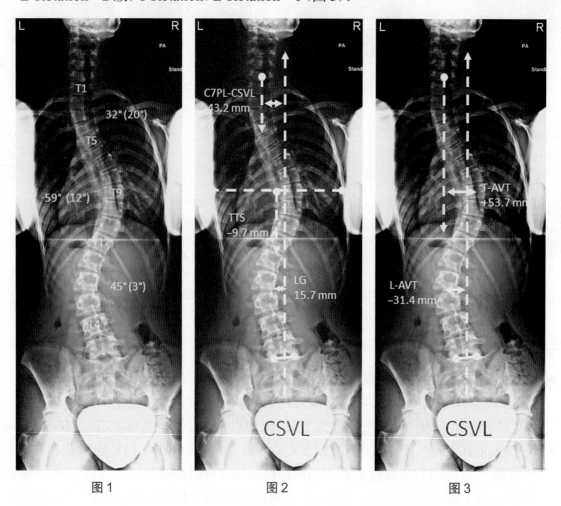

图 1　　　　　　　　　图 2　　　　　　　　　图 3

- 主胸弯下被 CSVL 最接近平分的椎体为 T11，T11 是 SV，T12 是 LEV 且位于 SV 尾侧端（图 4）。
- 矢状位 T5-T12＝+8°，T2-T5＝+7°，未见上胸弯与主胸弯交界性后凸。T10-L2＝0°，未见胸腰段交界性后凸（图 5）。

【诊断及理由】

- 青少年特发性脊柱侧凸（AIS）。
- 理由：1）患者为青少年期（11 岁）发现脊柱畸形的"正常"女孩；2）右侧胸弯，顶椎 T9；3）矢状面平背畸形；4）未见先天性发育异常的椎体；5）神经系统检查无异常；6）MRI 检查无异常；7）其他无异常。

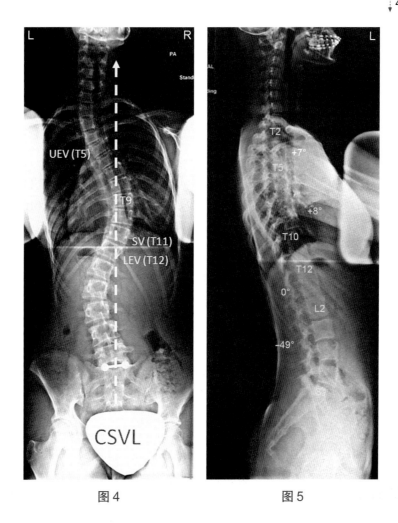

图4　　　　　　　　　　　图5

【分型及理由】

- Lenke 1C 型。
- 理由：1）右侧主胸弯；2）Bending 像上胸弯 T1-T5 = 20°（<25°），矢状位 T2-T5 后凸 + 7°（<20°），上胸弯和主胸弯之间未见交界性后凸，故上胸弯为非结构性上胸弯；3）Bending 像腰弯 T12-L4 = 3°（<25°），未见胸腰段交界性后凸，故腰弯为非结构性弯；4）单一右胸弯，Lenke 1 型；5）CSVL 处于非结构性腰弯顶椎 L2-L3 凹侧缘外侧，故腰弯修正弯 C。该 AIS 分型为 Lenke 1C 型。

【治疗原则及理由】

- 手术治疗。
- 理由：1）胸弯 59°（>50°）；2）患者有腰背部疼痛。

【手术方案及理由】

- 选择性胸椎融合，后路 T5 到 T12。
- 支持选择性胸椎融合的理由：1）Lenke 1C；2）T-Cobb / L-Cobb > 1.2；3）T-ATV / L-ATV > 1.2；4）T-Rotation / L-Rotation = 1。

- LIV 到 T12 的理由：尽管 T11 是稳定椎（SV），但 T11 位于主胸弯 LEV（T12）的头侧端。故 LIV 应下移至 LEV（T12）。
- UIV 到 T5 的理由：T5 是主胸弯的 UEV。

【实际结果】

- 选择性胸椎融合，后路 T5 到 T12。
- 术后 6 周测量（图 6）：C7PL-CSVL = -32.1mm，C7PL 向左倾斜较术前减少 11.1mm；TTS = -39.2mm，TTS 向左倾斜较术前增加 29.5mm；LG = 26.6mm，LG 较术前增加 10.9mm。
- 术后 6 个月测量（图 7、图 8）：T5-T12 = 26°，主胸弯矫正率 = 56%；T12-L4 = 26°，腰弯自动矫正率 = 38%；C7PL-CSVL = -22.3mm，C7PL 向左倾斜较术前减少 20.9mm；TTS = -32.2mm，TTS 向左倾斜较术前增加 22.5mm；LG 较术前减少 2mm。矢状位 T5-T12 = +31°，T12-S1 = -42°，T10-L2 = +11°。
- 术后 1 年测量（图 9、图 10）：T5-T12 = 25°，主胸弯矫正率 = 58%；T12-L4 = 33°，腰弯自动矫正率 = 27%；C7PL-CSVL = -24.5mm，C7PL 向左倾斜较术前减少 18.7mm；TTS = -29.7mm，TTS 向左倾斜较术前增加 20mm；LG = 17.3mm，LG 较术前减少 1.6mm。矢状位 T5-T12 = +25°，T12-S1 = -42°，T10-L2 = +20°。

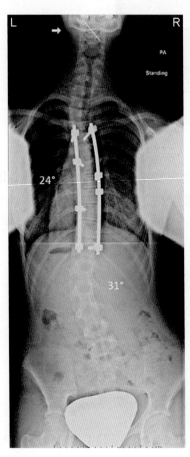 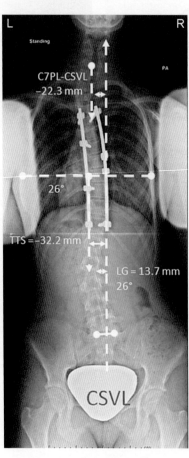 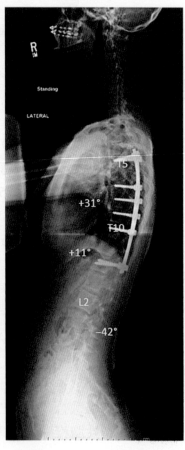

图 6　术后 6 周　　　　图 7　术后 6 个月（正位）　　　图 8　术后 6 个月（侧位）

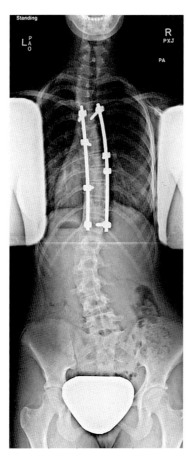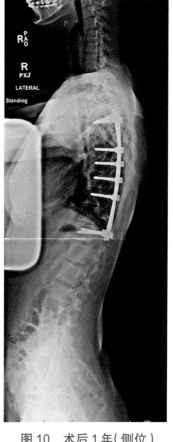

图 9　术后 1 年（正位）　　　图 10　术后 1 年（侧位）

【讨论】

- 与前一病例比较，该 Lenke 1C 型弯术前冠状面失衡更严重，C7PL 左移超过 4cm，这是选择性胸椎融合的不利因素。但是仍有支持行选择性胸椎融合的指标，包括：T-Cobb／L-Cobb＞1.2，T-ATV／L-ATV＞1.2，T-Rotation／L-Rotation＝1，以及 LG＜20mm。

- Lenke 1C 型弯最下固定椎（LIV）选择的总原则是稳定椎（SV），但须具备一个条件，就是该稳定椎（SV）必须是主胸弯的下端椎（LEV）或 LEV 尾侧端的椎体。该例 SV 是 T11，位于 LEV（T12）的头侧端，尚在主胸弯内，故 LIV 由 SV（T11）向尾侧端延至 LEV（T12）。

- 该例术后 1 年主胸弯 Cobb 角矫正率 58%，腰弯自发矫正率 27%。整体躯干向左倾斜较术前减少 18.7mm，但胸廓（TTS）向左倾斜较术前加重 20mm，矢状位胸腰段（T10-L2＝＋20°）出现交界性后凸，这些都给选择性胸椎融合的术后结果带来不确定因素，该病例目前正在密切随访当中。

病例 5

【病史】

- 11 岁 1 个月女孩，2 个月前发现脊柱侧凸，有腰背部疼痛史。

- 神经系统检查无异常，MRI 检查无异常，月经初潮前期，其他无异常。

【测量】

- 右侧主胸弯 T5-T11＝61°，顶椎 T8，Bending 24°。上胸弯 T1-T5＝37°，Bending 19°。腰弯 T11-L4＝50°，Bending 4°，顶椎 L1。T-Cobb／L-Cobb＝1.2。Risser 征 0 级（图 1）。
- 冠状面平衡：C7PL-CSVL＝−31.8mm，TTS＝−15.5mm，CSVL 位于腰弯顶椎 L1 凹侧缘外侧，LG＝19.3mm（图 2）。
- T-AVT＝＋43.4mm，L-AVT＝−34.7mm，T-AVT／L-AVT＝1.3。T-Rotation（Moe）＝2 级，L-Rotation＝2 级，T-Rotation／L-Rotation＝1（图 3）。
- 主胸弯下被 CSVL 第一个最接近平分的椎体为 T9，T9 是 SV，稳定椎 T9 与主胸弯顶椎 T8 相邻。主胸弯 LEV 是 T11（图 4）。
- 矢状位 T5-T12＝＋26°，T2-T5＝＋6°，未见上胸弯与主胸弯交界性后凸。T10-L2＝0°，未见胸腰段交界性后凸（图 5）。

【诊断及理由】

- 青少年特发性脊柱侧凸（AIS）。
- 理由：1）患者为青少年期（11 岁）发现脊柱畸形的"正常"女孩；2）右侧胸弯，顶椎 T8；3）矢状面顶椎区肋骨小头平直；4）未见先天性发育异常的椎体；5）神经系统检查无异常；6）MRI 检查无异常；7）其他无异常。

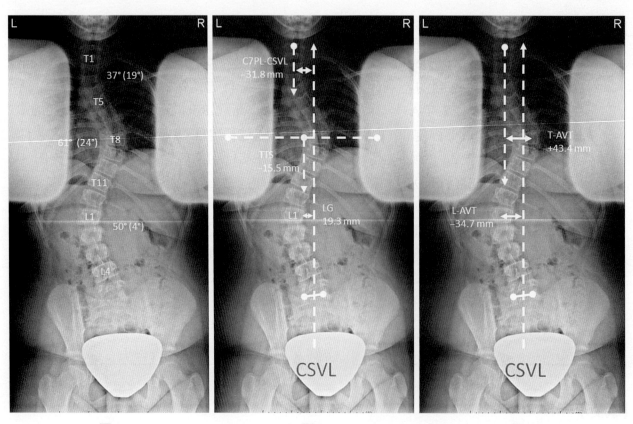

图 1　　　　　　　　　　　　　图 2　　　　　　　　　　　　　图 3

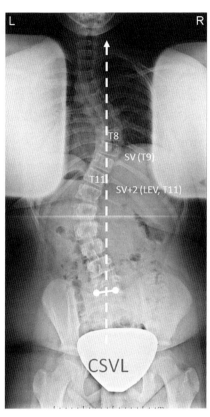
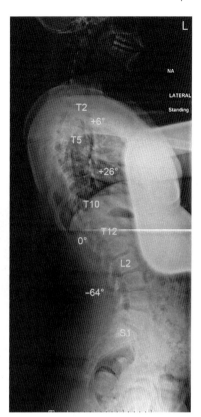

图 4   图 5

【分型及理由】

● Lenke 1C 型。

● 理由：1）右侧主胸弯；2）Bending 像上胸弯 T1-T5 = 19°（< 25°），矢状位 T2-T5 后凸 + 6°（< 20°），上胸弯和主胸弯之间未见交界性后凸，故上胸弯为非结构性上胸弯；3）Bending 像腰弯 T11-L4 = 4°（< 25°），未见胸腰段交界性后凸，故腰弯为非结构性弯；4）单一右胸弯，Lenke 1 型；5）CSVL 处于非结构性腰弯顶椎 L1 凹侧缘外侧，故腰弯修正弯 C。该 AIS 分型为 Lenke 1C 型。

【治疗原则及理由】

● 手术治疗。

● 理由：右主胸弯 61°（> 50°）。

【手术方案及理由】

● 选择性胸椎融合，后路 T5 到 T11。

● 支持选择性胸椎融合的理由：1）Lenke 1C；2）T-Cobb / L-Cobb = 1.2；3）T-ATV / L-ATV > 1.2；4）T-Rotation / L-Rotation = 1；5）LG = 19.3mm（< 20mm）。

● LIV 到 T11 的理由：尽管 T9 是稳定椎（SV），但 T9 与顶椎 T8 相邻，且 T9 还在主胸弯内。因此将 LIV 下移两个椎体至主胸弯的下端椎 T11（SV + 2）。

● UIV 到 T5 的理由：T5 是主胸弯的 UEV。

【实际结果】

● 选择性胸椎融合，后路 T5 到 T11。
● 术后 6 周（图 6），C7PL 向左偏离较术前增加 5.6mm；术后 4 个月（图 7），C7PL 向左偏离较术前减少 24.1mm；术后 1 年（图 8），C7PL 向左偏离较术前减少 16.8mm；术后 2 年（图 9），C7PL 向左偏离较术前减少 8.5mm。

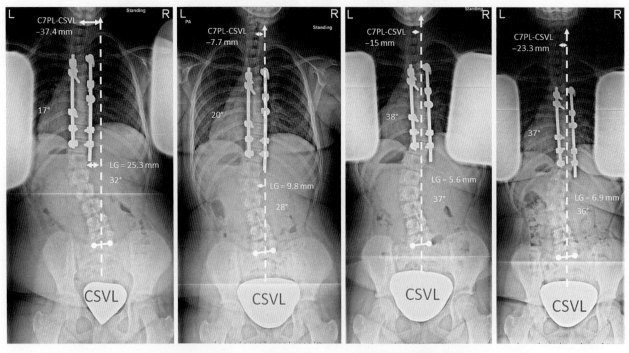

图 6 术后 6 周　　　图 7 术后 4 个月　　　图 8 术后 1 年　　　图 9 术后 2 年

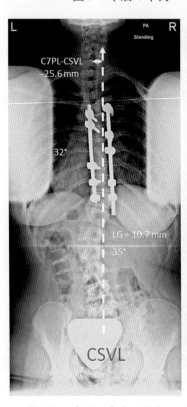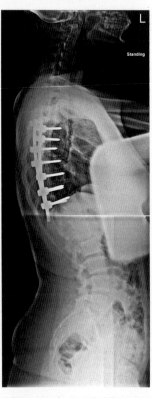

图 10 术后 3 年（正位）　　　图 11 术后 3 年（侧位）

- 术后 3 年测量（图 10、图 11）：T5-T11＝32°，主胸弯矫正率＝48%；T12-L4＝35°，腰弯自发矫正率＝30%；C7PL-CSVL＝−25.6mm，C7PL 向左倾斜较术前减少 6.2mm；TTS＝−9.5mm，TTS 向左倾斜较术前减少 6mm；LG 较术前减少 8.6mm。矢状位 T5-T12＝+27°，T12-S1＝−66°，T10-L2＝+5°。

【讨论】

- Lenke 1C 型弯最下固定椎（LIV）选择的总原则是 SV，但须具备一个条件，就是该 SV 必须是主胸弯的下端椎（LEV）或 LEV 尾侧端的椎体。该例 SV 是 T9，与主胸弯顶椎 T8 毗邻，位于 LEV（T11）的头侧端，尚在主胸弯内，故 LIV 由 SV（T9）向尾侧端下移两个椎体至 LEV（T11）。
- 该例术前躯干左侧倾斜明显，选择性胸椎融合术后 6 周躯干倾斜加重，这可能是由于手术刺激，腰背部肌肉力量减弱引起，通常在术后 3～6 个月内恢复。该患者术后 4 个月明显改善，术后 3 年随访躯干整体平衡良好（图 10、图 11）。

病例 6

【病史】

- 13 岁 5 个月女孩，学校普查时发现脊柱侧凸，无任何不适。
- 神经系统检查无异常，月经初潮后两年，其他无异常。

【测量】

- 右侧主胸弯 T5-T12＝59°，顶椎 T8，Bending 35°。上胸弯 T1-T5＝35°，Bending 14°。腰弯 T12-L4＝45°，Bending 12°，顶椎 L2-3 的椎间盘。T-Cobb／L-Cobb＝1.3。Risser 征 4 级（图 1）。
- 冠状面平衡：C7PL-CSVL＝−25.6mm，TTS＝+2.1mm，CSVL 位于腰弯顶椎 L2-3 凹侧缘外侧，LG＝9.9mm（图 2）。
- T-AVT＝+48.9mm，L-AVT＝−43.3mm，T-AVT／L-AVT＝1.1。T-Rotation（Moe）＝2 级，L-Rotation＝2 级，T-Rotation／L-Rotation＝1（图 3）。
- 主胸弯下被 CSVL 第一个最接近平分的椎体为 T11，T11 是 SV。T11 与 T12 之间的椎间盘平行，T12 为主胸弯的下端椎（LEV）（图 4）。
- 矢状位 T5-T12＝+16°，T2-T5＝+11°，未见上胸弯与主胸弯交界性后凸。T10-L2＝−13°，未见胸腰段交界性后凸（图 5）。

【诊断及理由】

- 青少年特发性脊柱侧凸（AIS）。
- 理由：1）患者为青少年期（13 岁）发现脊柱侧凸的"正常"女孩；2）右侧胸弯，顶椎 T8；3）矢状面顶椎区肋骨小头平直；4）未见先天性发育异常的椎体；5）神经系统检查无异常；6）其他无异常。

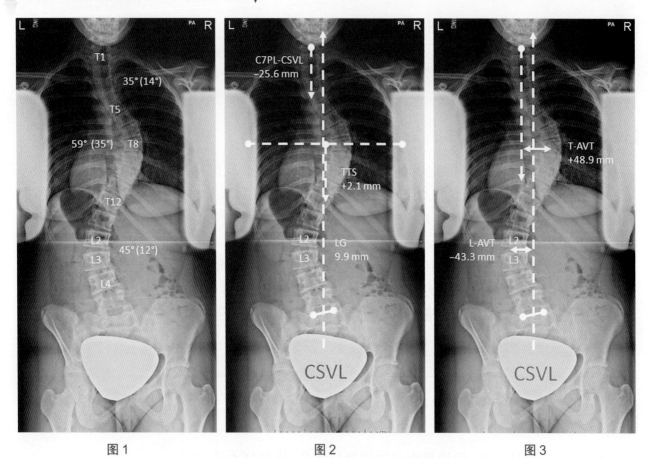

图 1   图 2   图 3

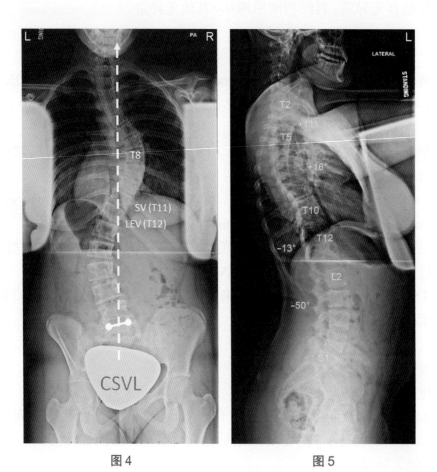

图 4   图 5

【分型及理由】

- Lenke 1C 型。
- 理由：1）右侧主胸弯；2）Bending 像上胸弯 T1-T5＝14°（＜25°），矢状位 T2-T5 后凸＋11°（＜20°），上胸弯和主胸弯之间未见交界性后凸，故上胸弯为非结构性上胸弯；3）Bending 像腰弯 T12-L4＝12°（＜25°），未见胸腰段交界性后凸，故腰弯为非结构性弯；4）单一右胸弯，Lenke 1 型；5）CSVL 处于非结构性腰弯顶椎 L2-3 凹侧缘外侧，故腰弯修正弯 C。该 AIS 分型为 Lenke 1C 型。

【治疗原则及理由】

- 手术治疗。
- 理由：右主胸弯 59°（＞50°）。

【手术方案及理由】

- 选择性胸椎融合，后路 T5 到 T12。
- 支持选择性胸椎融合的理由：1）Lenke 1C；2）T-Cobb／L-Cobb＞1.2；3）T-Rotation／L-Rotation＝1；4）LG＝9.9mm（＜10mm）。
- LIV 到 T12 的理由：尽管 T11 是稳定椎（SV），但 T12 是 LEV，故 LIV 由 SV（T11）向尾端延长一个椎体至 LEV（T12）。
- UIV 到 T5 的理由：T5 是主胸弯的 UEV。

【实际结果】

- 选择性胸椎融合，后路 T5 到 T12。
- 术后 6 周（图 6）、4 个月（图 7）、1 年（图 8）后前位 X 线片。
- 术后 1 年 2 个月测量（图 9、图 10）：T5-T12＝32°，主胸弯矫正率＝46%；T12-L4＝28°，腰弯自发矫正率＝38%；C7PL-CSVL＝−18mm，C7PL 向左倾斜减少 7.6mm；TTS＝−9.6mm，TTS 向左倾斜 9.6mm；LG 减少 3.3mm。矢状位 T5-T12＝＋28°；T12-S1＝−60°；T10-L2＝−7°。

【讨论】

Lenke 1C 型弯行选择性胸椎融合时，最下固定椎（LIV）选择的总原则是稳定椎（SV），但需满足一个条件就是该 SV 必须至少是主胸弯的 LEV 或 LEV 尾侧端的椎体。如 SV 在 LEV 的头侧端，LIV 应由 SV 向尾端延长至 LEV。该例 T11 是 SV，T12 是 LEV。故 LIV 由 SV（T11）向尾端延长一个椎体至 LEV（T12）。

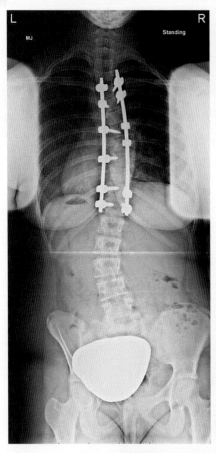

图6　术后6周

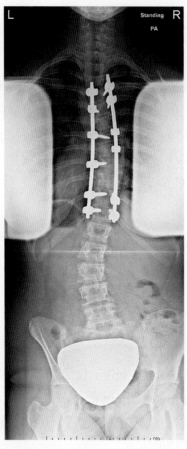

图7　术后4个月

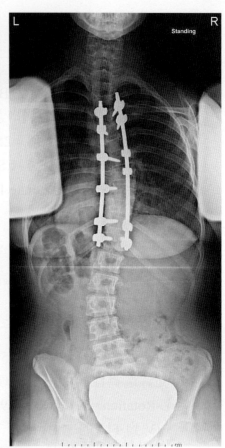

图8　术后1年

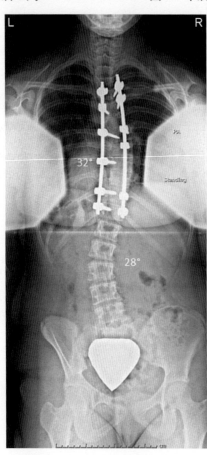

图9　术后1年2个月(正位)

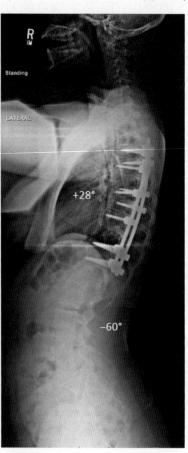

图10　术后1年2个月(侧位)

病例 7

【病史】

- 13 岁 1 个月女孩，两年前在一次车祸意外检查中发现脊柱侧凸，有腰背部疼痛。
- 神经系统检查无异常，MRI 未见异常，月经初潮后半年，其他无异常。

【测量】

- 右侧胸弯 T5-T11＝72°，顶椎 T8，Bending 43°。上胸弯 T1-T5＝33°，Bending 14°。腰弯 T11-L4＝66°，Bending 12°，顶椎 L2。T-Cobb／L-Cobb＝1.1。Risser 征 0 级（图 1、图 2）。
- 冠状面平衡：C7PL-CSVL＝−4.1mm，TTS＝＋7.5mm，CSVL 位于腰弯顶椎 L2 凹侧缘外侧，Lumbar Gap（LG）＝22.3mm（图 3）。
- T-AVT＝＋39.1mm，L-AVT＝−37.2mm，T-AVT／L-AVT＝1.1。T-Rotation（Moe）＝2 级，L-Rotation＝2＋级，T-Rotation／L-Rotation＜1（图 4）。
- 主胸弯的上端椎 T5，腰弯的下端椎 L4，L3 与 L4 之间的椎间盘平行。CSVL 触碰 L4（图 5）。
- 矢状位 T5-T12＝＋47°（胸椎过度后凸，hyperkyphosis），T2-T5＝＋7°，未见上胸弯与主胸弯交界性后凸。T10-L2＝＋13°，有胸腰段交界性后凸趋势（图 6）。

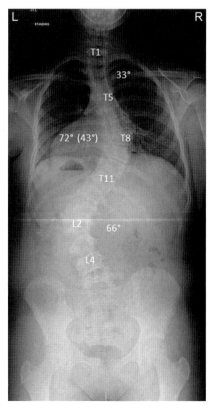
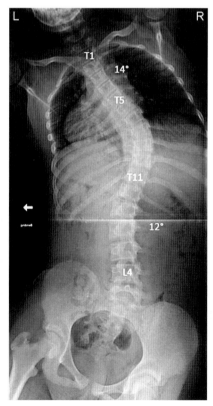
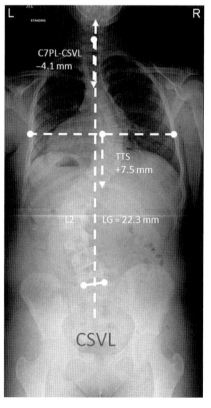

图 1　　　　　　　　　　　　图 2　　　　　　　　　　　　图 3

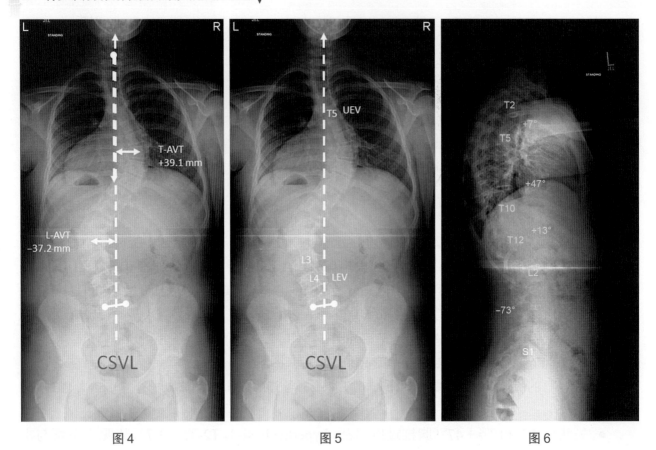

图4　　　　　　　　　　　　图5　　　　　　　　　　　　图6

【诊断及理由】

- 青少年特发性脊柱侧凸（AIS）。
- 理由：1）患者为青少年期（11岁）发现脊柱侧凸的"正常"女孩；2）右侧胸弯，顶椎T8；3）MRI未见异常；4）未见先天性发育异常的椎体；5）神经系统检查无异常；6）其他无异常。

【分型及理由】

- Lenke 1C型。
- 理由：1）右侧主胸弯；2）Bending像上胸弯T1-T5＝14°（<25°），矢状位T2-T5后凸＋7°（<20°），上胸弯和主胸弯之间未见交界性后凸，故上胸弯为非结构性上胸弯；3）Bending像腰弯T11-L4＝12°（<25°），矢状面T10-L2＝＋13°（<＋20°），故腰弯为非结构性弯；4）单一右胸弯，Lenke 1型；5）CSVL处于非结构性腰弯顶椎L2凹侧缘外侧，故腰弯修正弯C。该AIS分型为Lenke 1C型。

【治疗原则及理由】

- 手术治疗。
- 理由：右主胸弯（72°）及左侧腰弯（66°）均大于50°。

【手术方案及理由】

- 非选择性胸椎融合，后路 T5 到 L3。
- 不行选择性胸椎融合的理由：1）T-Cobb/L-Cobb<1.2；2）T-AVT/L-AVT<1.2；3）T-Rotation/L-Rotation<1；4）LG=22.3mm（>20mm）；5）Adam test 腰弯见明显隆起（图 13A）；6）矢状面 T10-L2=+13°，即胸腰段有交界性后凸趋势。
- LIV 到 L3 的理由：原则上胸腰双主弯 LIV 应在腰弯的下端椎（LEV）。尽管 L4 是腰弯的 LEV，但 L4 与 L3 的椎间盘是平行的，这种情况下，允许 LIV 到 LEV-1，故 LIV 选择在 L4 上的一个椎体 L3。
- UIV 到 T5 的理由：T5 是主胸弯的 UEV。

【实际结果】

- 非选择性胸椎融合，后路 T5 到 L3。
- 术后 6 周（图 7）、8 个月（图 8）、2 年（图 9）后前位 X 线片。
- 术后 5 年测量（图 10、图 11）：T5-T11=24°，主胸弯矫正率=67%；T11-L4=25°，腰弯矫正率=62%；C7PL-CSVL=0；TTS=-6.5mm。矢状位 T5-T12=+31°；T12-S1=-65°；T10-L2=-9°。

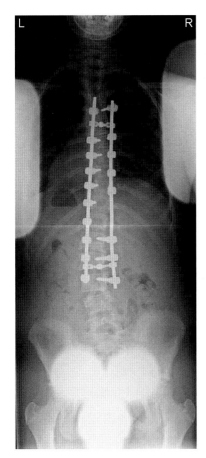 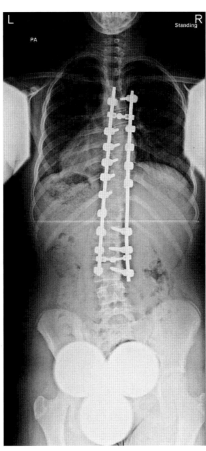 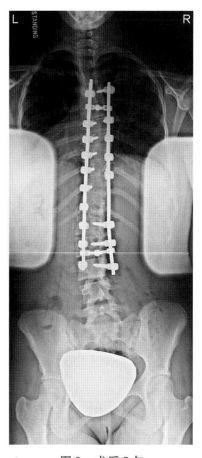

图7　术后6周　　　　　图8　术后8个月　　　　　图9　术后2年

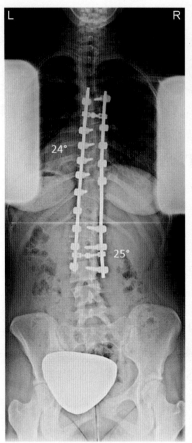

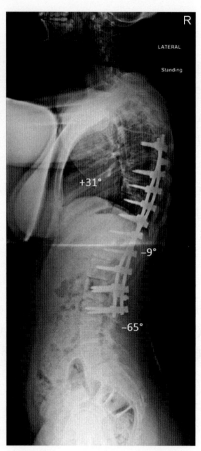

图 10　术后 5 年（正位）　　　图 11　术后 5 年（侧位）

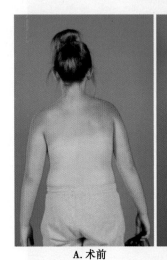
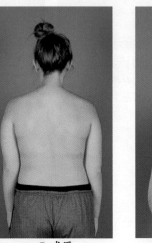

A. 术前　　　　　　B. 术后
图 12　术前及术后 5 年后面观

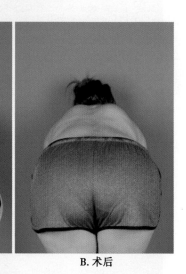

A. 术前　　　　　　B. 术后
图 13　术前及术后 5 年 Adam test 后面观

【讨论】

● 按照 Lenke 分型的定义，该例是 Lenke 1C 型弯，手术治疗上可做选择性胸椎融合。但该
例最终未行选择性胸椎融合术，将主胸弯和腰弯双弯融合，主要的理由是：1）T-Cobb /
L-Cobb < 1.2；2）T-AVT / L-AVT < 1.2；3）T-Rotation / L-Rotation < 1；4）LG = 22.3mm
（> 20mm）；5）Adam test 腰弯见明显隆起；6）矢状面 T10-L2 = + 13°，即胸腰段有交界
性后凸趋势。

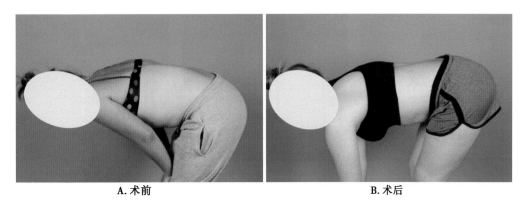

A. 术前　　　　　　　　　　　　B. 术后

图 14　术前及术后 5 年 Adam test 侧面观

- 图 12～图 14 显示患者术前及术后 5 年随访外观像比较。毫无疑问，胸腰双弯融合对畸形可获得好的矫正，但损失了腰弯的活动度（图 14B）。

病例 8

【病史】

- 16 岁 6 个月男孩，两年前无意发现脊柱侧凸，无任何不适，未接受任何治疗。
- 神经系统检查无异常，其他无异常。

【测量】

- 右侧主胸弯 T4-T11＝55°，顶椎 T8，Bending 24°。上胸弯 T1-T4＝26°，Bending 7°。腰弯 T11-L4＝47°，Bending 8°，顶椎 L2。T-Cobb／L-Cobb＝1.2。Risser 征 4 级（图 1）。
- 冠状面平衡：C7PL-CSVL＝−24.1mm，TTS＝0mm，CSVL 位于腰弯顶椎 L2 凹侧缘外侧，LG＝6.2mm（图 2）。
- T-AVT＝＋62.4mm，L-AVT＝−25.1mm，T-AVT／L-AVT＝2.5。T-Rotation（Moe）＝2 级，L-Rotation＝2 级，T-Rotation／L-Rotation＝1（图 3）。
- 主胸弯下被 CSVL 第一个最平分的椎体为 T12，T12 是 SV。T11 为主胸弯的下端椎（LEV）（图 4）。
- 矢状位 T5-T12＝＋7°，T2-T5＝＋5°，未见上胸弯与主胸弯交界性后凸。T10-L2＝0°，未见胸腰段交界性后凸（图 5）。

【诊断及理由】

- 青少年特发性脊柱侧凸（AIS）。
- 理由：1）患者为青少年期（14 岁 6 个月）发现脊柱侧凸的"正常"男孩；2）右侧胸弯，顶椎 T8；3）矢状面胸椎平背畸形；4）未见先天性发育异常的椎体；5）神经系统检查无异常；6）其他无异常。

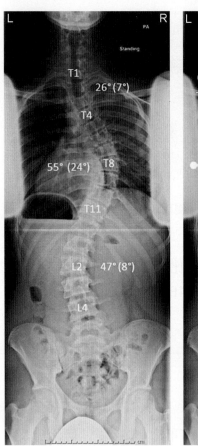

图 1

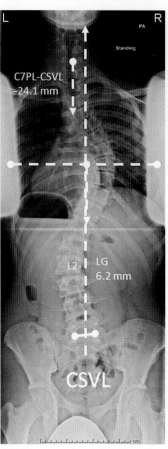

图 2

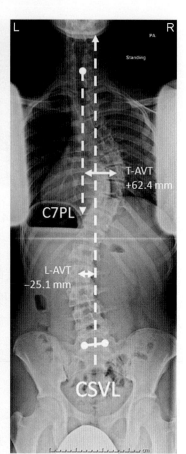

图 3

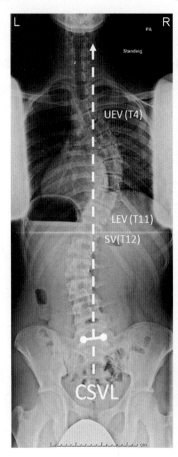

图 4

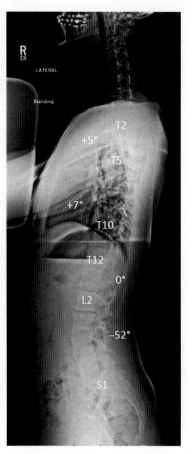

图 5

【分型及理由】

- Lenke 1C 型。
- 理由：1）右侧主胸弯；2）Bending 像上胸弯 T1-T5 = 7°（<25°），矢状位 T2-T5 后凸 +5°（<20°），上胸弯和主胸弯之间未见交界性后凸，故上胸弯为非结构性上胸弯；3）Bending 像腰弯 T11-L4 = 8°（<25°），未见胸腰段交界性后凸，故腰弯为非结构性弯；4）单一右胸弯，Lenke 1 型；5）CSVL 处于非结构性腰弯顶椎 L2 凹侧缘外侧，故腰弯修正弯 C。该 AIS 分型为 Lenke 1C 型。

【治疗原则及理由】

- 手术治疗。
- 理由：右主胸弯 55°（>50°）。

【手术方案及理由】

- 选择性胸椎融合，后路 T4 到 T12。
- 支持选择性胸椎融合的理由：1）Lenke 1C；2）T-Cobb / L-Cobb = 1.2；3）T-AVT / L-AVT = 2.5（>1.2）；4）T-Rotation / L-Rotation = 1；5）LG = 6.2mm（<10mm）。
- 最下固定椎（LIV）到 T12 的理由：T12 是稳定椎（SV），在主胸弯 LEV（T11）的尾侧端，故 LIV 选 T12（SV）。
- 最上固定椎（UIV）到 T4 的理由：T4 是主胸弯的 UEV。

【实际结果】

- 选择性胸椎融合，后路 T4 到 T12。
- 术后 2 个月测量（图 6、图 7）：T4-T12 = 28°，主胸弯矫正率 = 49%；T12-L4 = 28°，腰弯自发矫正率 = 40%；C7PL-CSVL = −10.9mm，C7PL 向左倾斜减少 13.2mm；TTS = −12.5mm，TTS 向左倾斜增加 12.5mm；LG 没有变化。矢状位 T5-T12 = +22°；T12-S1 = −60°；T10-L2 = −1°。

【讨论】

- Lenke 1C 型弯行选择性胸椎融合时，LIV 选择的总原则是 SV，但需满足一个条件就是该 SV 必须位于主胸弯 LEV 的尾侧端，或者恰好是主胸弯的 LEV。该例 T11 是 LEV，T12 是 SV。SV（T12）在 LEV（T11）的尾侧端，故 LIV 选 T12（SV）。该患者仍在随访中。

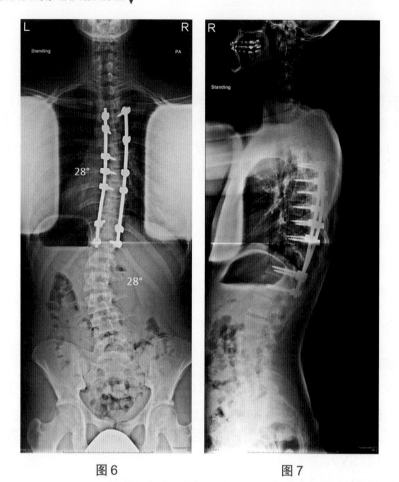

图 6 　　　　　　　　　　　　　　　图 7

病例 9

【病史】

- 13 岁 2 个月女孩，无意中发现脊柱侧凸。
- 神经系统检查无异常，月经初潮后 1 年，其他无异常。

【测量】

- 右侧胸弯 T4-T12＝56°，顶椎 T8，Bending 30°。上胸弯 T1-T4＝14°，Bending 4°。腰弯 T12-L4＝55°，Bending 18°，顶椎 L2。T-Cobb／L-Cobb＝1。Risser 征 3 级（图 1、图 2）。
- 冠状面平衡：C7PL-CSVL＝－30mm，TTS＝－6.8mm，CSVL 位于腰弯顶椎 L2 凹侧缘外侧，LG＝22.0mm（图 3）。
- T-AVT＝＋44.5mm，L-AVT＝－48.1mm，T-AVT／L-AVT＝0.9。T-Rotation（Moe）＝2 级，L-Rotation＝2＋级，T-Rotation／L-Rotation＜1（图 4）。
- 主胸弯的上端椎 T4，腰弯的下端椎 L4，顶椎 L2，CSVL 触碰 L4（图 5）。
- 矢状位 T5-T12＝＋7°，T2-T5＝＋10°，未见上胸弯与主胸弯交界性后凸。T10-L2＝＋4°，未见胸腰段交界性后凸（图 6）。

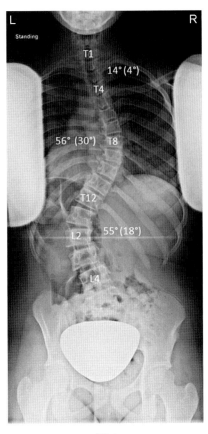

图 1

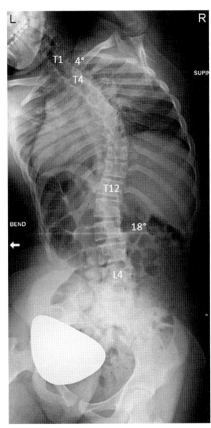

图 2

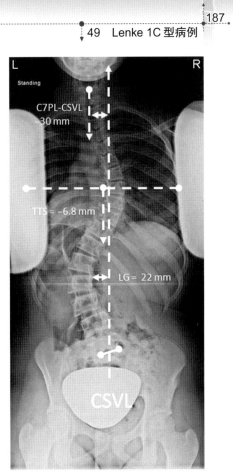

图 3

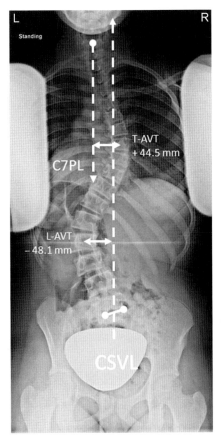

图 4

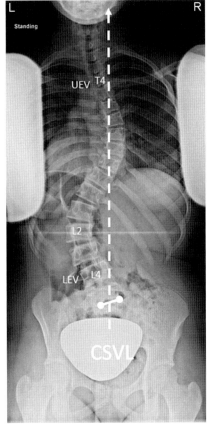

图 5

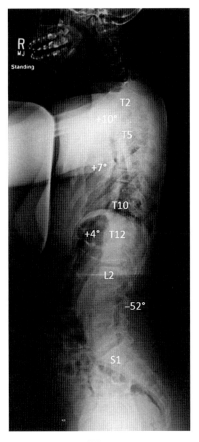

图 6

【诊断及理由】

- 青少年特发性脊柱侧凸（AIS）。
- 理由：1）患者为青少年期（13 岁 2 个月）发现脊柱侧凸的"正常"女孩；2）右侧胸弯，顶椎 T8；3）矢状位胸椎平背畸形；4）未见先天性发育异常的椎体；5）神经系统检查无异常；6）其他无异常。

【分型及理由】

- Lenke 1C 型。
- 理由：1）右侧主胸弯；2）Bending 像上胸弯 T1-T4＝4°（＜25°），矢状位 T2-T5 后凸＋10°（＜20°），上胸弯和主胸弯之间未见交界性后凸，故上胸弯为非结构性上胸弯；3）Bending 像腰弯 T11-L4＝18°（＜25°），矢状面 T10-L2＝＋4°（＜＋20°），故腰弯为非结构性弯；4）单一右胸弯，Lenke 1 型；5）CSVL 处于非结构性腰弯顶椎 L2 凹侧缘外侧，故腰弯修正弯 C。该 AIS 分型为 Lenke 1C 型。

【治疗原则及理由】

- 手术治疗。
- 理由：右主胸弯（56°）及左侧腰弯（55°）均大于 50°。

【手术方案及理由】

- 非选择性胸椎融合，后路 T4 到 L4。
- 不行选择性胸椎融合的理由：1）T-Cobb/L-Cobb＜1.2；2）T-AVT/L-AVT＜1.2；3）T-Rotation/L-Rotation＜1；4）LG＝22mm（＞20mm）。
- LIV 到 L4 的理由：原则上胸腰双主弯 LIV 应在腰弯的下端椎（LEV）。L4 是腰弯的下端椎（LEV），故 LIV 选择在 L4。
- UIV 到 T4 的理由：T4 是主胸弯的 UEV。

【实际结果】

- 非选择性胸椎融合，后路 T4 到 L4。
- 术后 2 个月（图 7）后前位 X 线片。
- 术后 2 年 6 个月测量（图 8、图 9）：T4-T12＝11°，主胸弯矫正率＝80%；T12-L4＝3°，腰弯矫正率＝95%；C7PL-CSVL＝－7.8mm，冠状位向左倾斜减少 22.2mm；TTS＝0mm，胸廓向左倾斜减少 6.8mm。矢状位 T5-T12＝＋22°；T12-S1＝－53°。

【讨论】

- 按照 Lenke 分型的定义，该例是 Lenke 1C 型弯，手术治疗上可考虑选择性胸椎融合。但该例最终未行选择性胸椎融合术，将主胸弯和腰弯双弯融合，主要的理由是：1）T-Cobb/L-Cobb＜1.2；2）T-AVT/L-AVT＜1.2；3）T-Rotation/L-Rotation＜1；4）LG＝22mm（＞20mm）。

● 图 10～图 14 显示患者术前及术后 2 年半随访外观像比较。尽管将主胸弯和腰弯双弯固定融合牺牲了部分腰椎活动度，但可获得很好的冠状面和矢状面矫正，维持了脊柱平衡，避免远期腰弯失代偿。

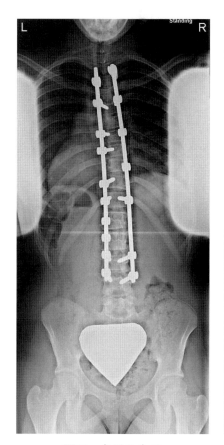
图 7 术后 2 个月

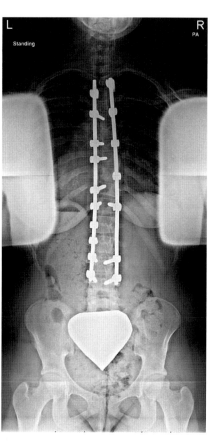
图 8 术后 2 年 6 个月后前位

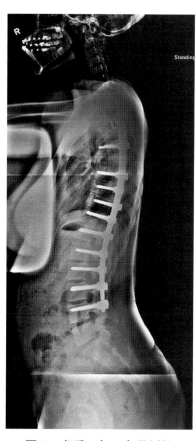
图 9 术后 2 年 6 个月侧位

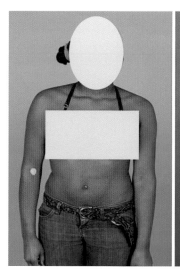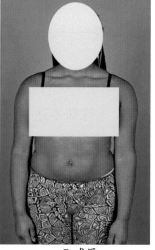
A. 术前　　　　　　　　　B. 术后
图 10 术前及术后 2 年半前面观

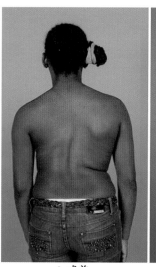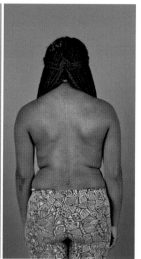
A. 术前　　　　　　　　　B. 术后
图 11 术前及术后 2 年半后面观

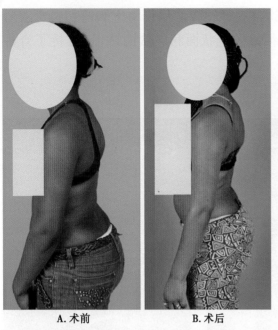
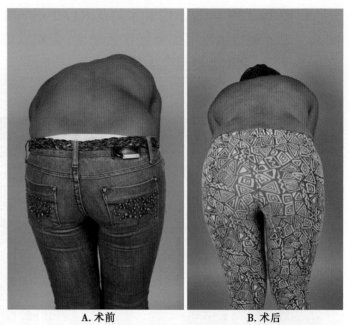

A.术前   B.术后   A.术前   B.术后

图 12 术前及术后 2 年半侧面观   图 13 术前及术后 2 年半 Adams test 后面观

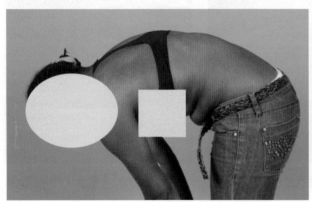
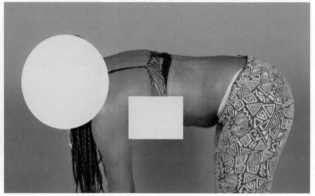

A.术前   B.术后

图 14 术前及术后 2 年半 Adams test 侧面观

病例 10

【病史】

- 13 岁 10 个月女孩，学校体检发现脊柱侧凸，无特殊不适主诉。
- 神经系统检查无异常，月经初潮后 1 年，其他无异常。

【测量】

- 右侧胸弯 T4-T12＝64°，顶椎 T8，Bending 20°。上胸弯 T1-T4＝18°，Bending 19°。腰弯 T12-L4＝57°，Bending 20°，顶椎 L1-2 的椎间盘。T-Cobb／L-Cobb＝1.1。Risser 征 1 级（图 1、图 2）。
- 冠状面平衡：C7PL-CSVL＝－32.6mm，TTS＝－7.2mm，CSVL 位于腰弯顶椎 L2 凹侧缘外侧，LG＝26.7mm（图 3）。

- T-AVT＝＋51.8mm，L-AVT＝−43.3mm，T-AVT／L-AVT＝1.2。T-Rotation（Moe）＝2 级，L-Rotation＝2 级，T-Rotation／L-Rotation＝1（图 4）。
- 主胸弯的上端椎 T4，腰弯的下端椎 L4，顶椎 L1-2 椎间盘，CSVL 触碰 L4（图 5）。
- 矢状位 T5-T12＝＋12°，T2-T5＝＋19°，未见上胸弯与主胸弯交界性后凸。T10-L2＝−37°，未见胸腰段交界性后凸（图 6）。

【诊断及理由】

- 青少年特发性脊柱侧凸（AIS）。
- 理由：1）患者为青少年期（13 岁 10 个月）发现脊柱侧凸的"正常"女孩；2）右侧胸弯，顶椎 T8；3）未见先天性发育异常的椎体；4）神经系统检查无异常；5）其他无异常。

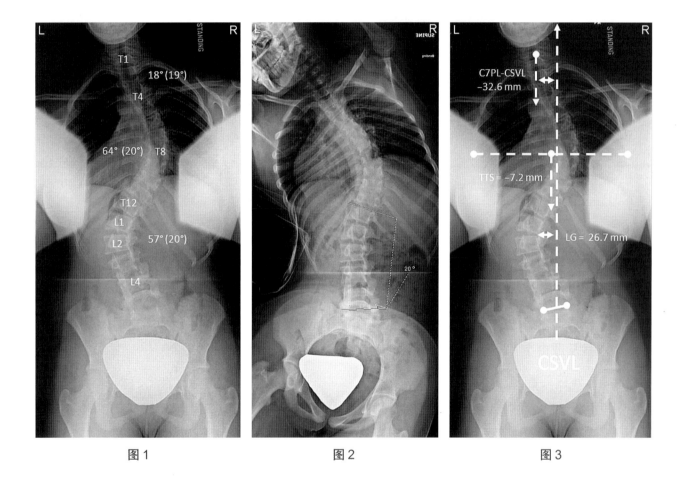

图 1　　　　　　　　图 2　　　　　　　　图 3

【分型及理由】

- Lenke 1C 型。
- 理由：1）右侧主胸弯；2）Bending 像上胸弯 T1-T4＝19°（＜25°），矢状位 T2-T5 后凸＋19°（＜20°），上胸弯和主胸弯之间未见交界性后凸，故上胸弯为非结构性上胸弯；3）Bending 像腰弯 T12-L4＝20°（＜25°），矢状面 T10-L2＝−37°（＜＋20°），故腰弯为非结构性弯；4）单一右胸弯，Lenke 1 型；5）CSVL 处于非结构性腰弯顶椎 L2 凹侧缘外侧，故腰弯修正弯 C。该 AIS 分型为 Lenke 1C 型。

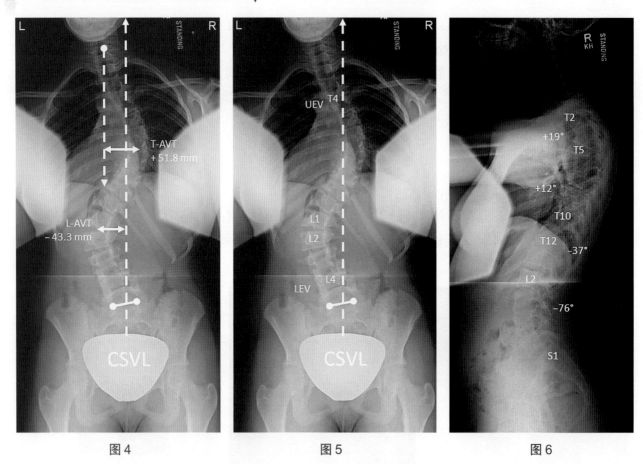

图4   图5   图6

【治疗原则及理由】

- 手术治疗。
- 理由：右主胸弯（64°）及左侧腰弯（57°）均大于50°。

【手术方案及理由】

- 非选择性胸椎融合，后路 T4 到 L4。
- 不行选择性胸椎融合的理由：1）T-Cobb / L-Cobb < 1.2；2）C7PL-CSVL = −32.6（向左超过 20mm）；3）TTS = −7.2（胸廓向左倾斜）；4）LG = 26.7mm（> 20mm）。
- LIV 到 L4 的理由：L4 是腰弯的 LEV，故 LIV 选择在 L4。
- UIV 到 T4 的理由：T4 是主胸弯的 UEV。

【实际结果】

- 非选择性胸椎融合，后路 T4 到 L4。
- 图7显示术后2个月后前位 X 线片。
- 术后4年6个月测量（图8、图9）：T4-T12 = 11°，主胸弯矫正率 = 80%；T12-L4 = 3°，腰弯矫正率 = 95%；C7PL-CSVL = −7.8mm，冠状位向左倾斜减少 22.2mm；TTS = 0mm，胸廓向左倾斜减少 7.2mm。矢状位 T5-T12 = +22°；腰椎前凸：T12-S1 = −53°。

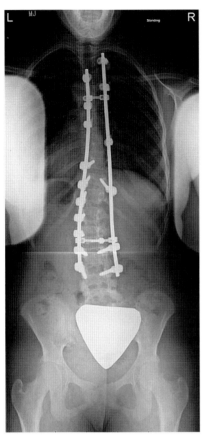
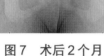
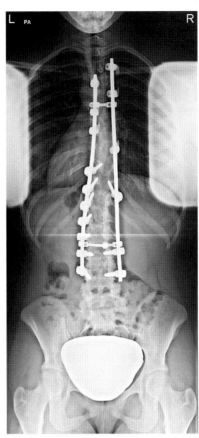
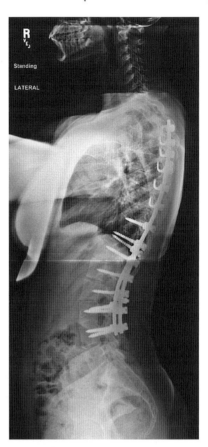

图 7　术后 2 个月　　　　　图 8　术后 4 年 6 个月后前位　　　　图 9　术后 4 年 6 个月侧位

【讨论】

- 根据现在掌握的经验，不是所有的 Lenke1C 型弯都可行选择性的胸椎融合。按照 Lenke 分型的定义，该例是 Lenke 1C 型弯，手术治疗上可考虑选择性胸椎融合。但该例最终未行选择性胸椎融合术，将主胸弯和腰弯双弯融合，主要的理由是：1）T-Cobb / L-Cobb＜1.2；2）C7PL-CSVL＝-32.6（向左超过 20mm）；3）TTS＝-7.2（胸廓向左倾斜）；4）LG＝26.7mm（＞20mm）。
- 尽管将主胸弯和腰弯双弯固定融合牺牲了部分腰椎活动度，但可获得很好的冠状面和矢状面矫正，维持了脊柱平衡，避免远期腰弯失代偿。

结构性上胸弯的确定

  特发性脊柱侧凸的上胸弯（proximal thoracic curve）通常是指上端椎（UEV）在 T1 或 T2，下端椎（LEV）在 T5 或 T6 之间的弯度（图 1）。上胸弯分为非结构性与结构性，符合以下三条中任何一条的上胸弯就可定义为结构性上胸弯（structural proximal thoracic curve，SPT）：1）上胸弯仰卧位 Bending ≥ 25°（图 2～图 4）；2）矢状位 T2-T5 后凸角度≥20°（图 5～图 7）；3）矢状位上胸弯和主胸弯交界处有交界性后凸（图 8～图 11）。

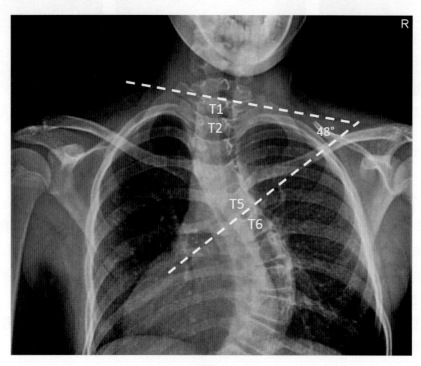

图 1

  图 1：11 岁 10 个月女孩站立后前位 X 线片，UEV 是 T1，LEV 是 T5，上胸弯 T1-T5＝48°。

  图 2：14 岁 10 个月女孩站立后前位 X 线片，上胸弯 T1-T6＝60°。图 3：仰卧位 Bending 像上胸弯 T1-T6＝41°（＞25°）。图 4：矢状位 T2-T5＝21°（＞20°）。该上胸弯为结构性上胸弯。

  图 5：13 岁 8 个月女孩站立后前位 X 线片，上胸弯 T2-T6＝31°。图 6：仰卧位 Bending 像上胸弯 T2-T6＝17°（＜25°）。图 7：矢状位 T2-T5＝21°（＞20°）。该上胸弯虽然仰卧位 Bending 小于 25°，但是矢状位 T2-T5＝21°，大于 20°，该上胸弯仍定义为结构性上胸弯。

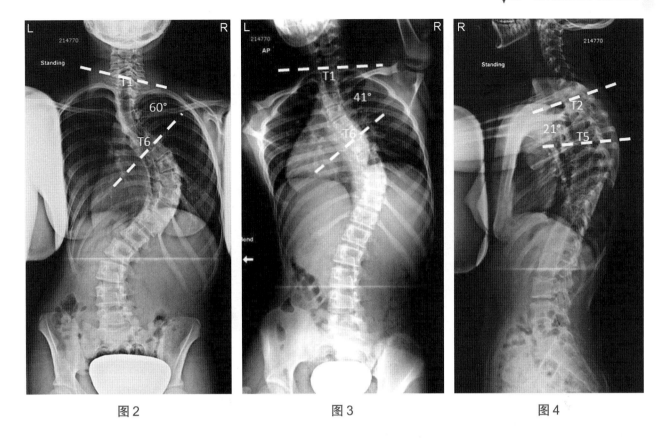

图2   图3   图4

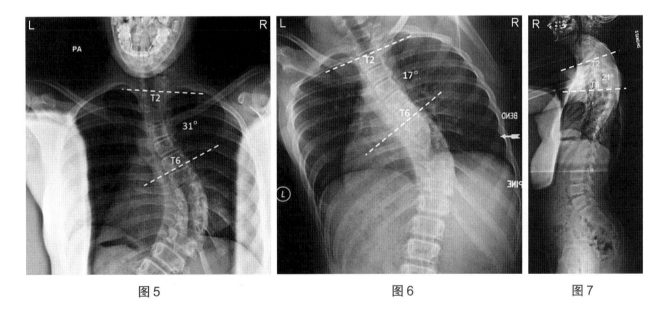

图5   图6   图7

图8：12岁8个月女孩站立后前位X线片，上胸弯T1-T6=47°。

图9：仰卧位Bending像上胸弯T1-T6=22°（<25°）。

图10：矢状位T2-T5=8°（<20°）。

图11：矢状位上胸弯与主胸弯之间于T6处有交界性后凸。该上胸弯虽然仰卧位Bending小于25°，矢状位T2-T5小于20°，但是该上胸弯与主胸弯之间有交界性后凸，该上胸弯仍定义为结构性上胸弯。

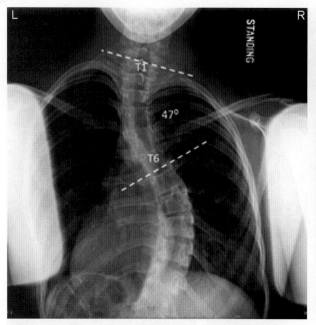

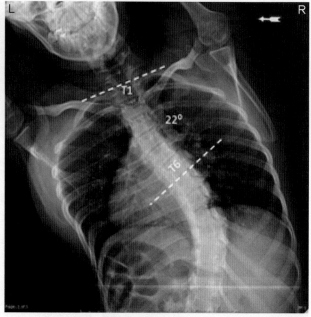

图 8

图 9

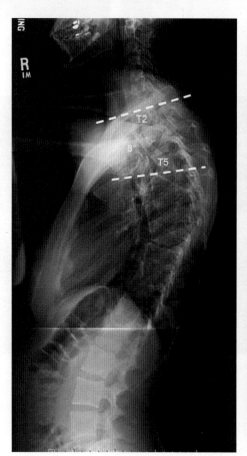

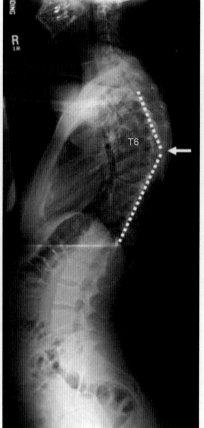

图 10

图 11

结构性上胸弯最上固定椎的确定与肩失衡

结构性上胸弯（structural proximal thoracic curve，SPT）经常伴有肩平衡的变化。TSRH 的一项有关 SPT 的研究显示：31% 的 SPT 合并左肩抬高（图 1）；21% 的 SPT 合并右肩抬高（图 2）；48% 的 SPT 双肩是等高的（图 3）。通常情况下，为了防止结构性上胸弯进展，防止上端交界性后凸，以及为了维持术后双肩平衡，无论是左肩高、右肩高，还是双肩等高的 SPT 均建议固定融合，最上固定椎（UIV）选择 T2。

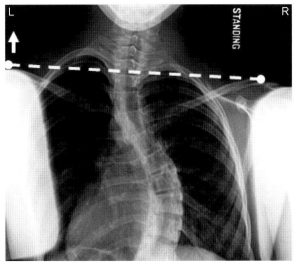

图 1

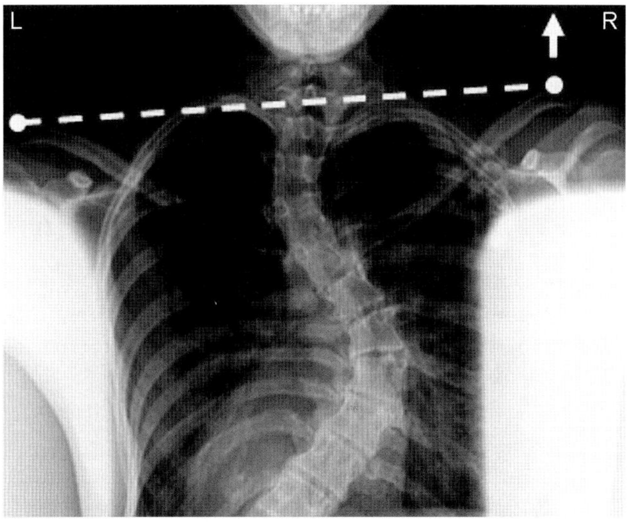

图 1：结构性上胸弯伴左肩抬高。
图 2：结构性上胸弯伴右肩抬高。
图 3：结构性上胸弯但双肩等高。

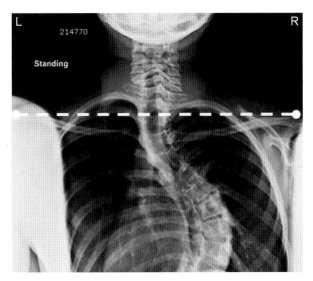

图 3

Lenke 2A 型病例

病例 1

【病史】

- 12 岁 11 个月女孩,1 年前发现脊柱侧凸,患者主诉近期时有右侧肩胛区疼痛。
- 神经系统检查无异常,月经初潮后 1 年 1 个月。患者父亲、奶奶及 3 个姑姑均患有脊柱侧凸。
- MRI 未见异常,其他无异常。

【测量】

- 右侧主胸弯 T6-L1 = 96°,顶椎 T9-10 的椎间盘,Bending 35°。上胸弯 T1-T6 = 60°,Bending 41°(>25°)。腰弯 L1-L5 = 54°,Bending 22°(<25°)。Risser 征 4+级(图 1、图 2)。

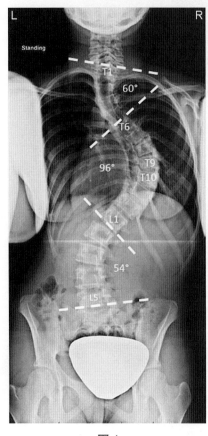
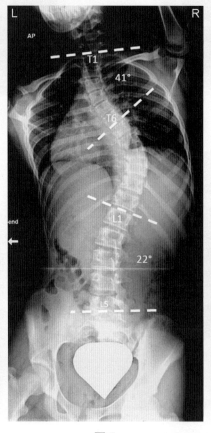
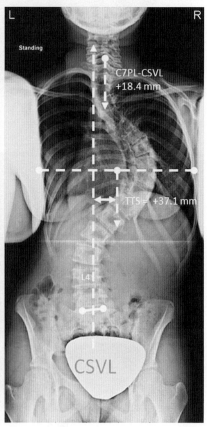

<table>
<tr><td align="center">图 1</td><td align="center">图 2</td><td align="center">图 3</td></tr>
</table>

- 冠状面平衡：C7PL-CSVL＝＋18.4mm，TTS＝＋37.1mm，CSVL 位于腰弯顶椎 L4 左右椎弓根之间（图3）。
- 锁骨角度 0°（图4）。CSVL 最后实质触及椎（LSTV）L2，SV 是 L3（图5）。
- 矢状位 T2-T5＝＋21°（＞20°）（图6）。T5-T12＝＋37°，可见上胸弯与主胸弯交界性后凸，主胸弯顶椎区肋骨小头平直前凸。T10-L2＝－6°，未见胸腰段交界性后凸（图7）。

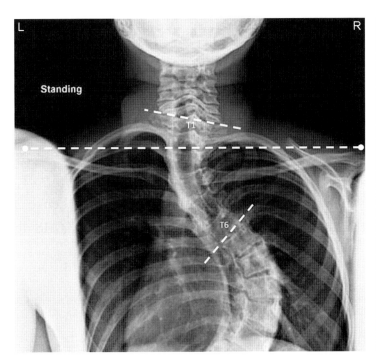

图4

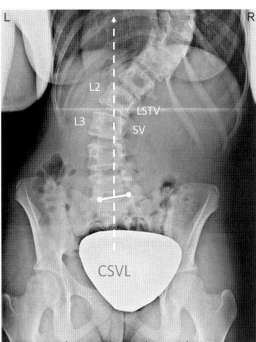

图5

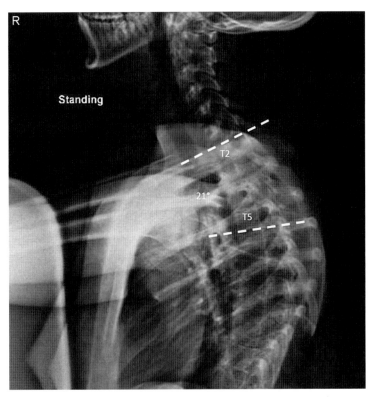

图6

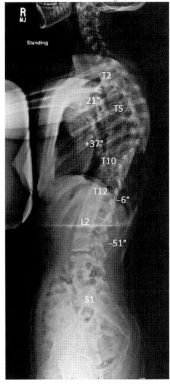

图7

【诊断及理由】

- 青少年特发性脊柱侧凸（AIS）。
- 理由：1）患者为青少年期（12岁11个月）发现脊柱侧凸的"正常"女孩；2）右侧胸弯，顶椎 T9-10 的椎间盘；3）矢状位主胸弯的顶椎区肋骨小头平直前凸；4）未见先天性发育异常的椎体，MRI 未见异常；5）神经系统检查无异常；6）有脊柱侧凸家族史；7）其他无异常。

【分型及理由】

- Lenke 2A 型。
- 理由：1）右侧主胸弯；2）左侧上胸弯上端椎（UEV）是 T1，下端椎（LEV）是 T6。Bending 像上胸弯 T1-T6＝41°（>25°），矢状位 T2-T5 后凸 +21°（>20°），上胸弯和主胸弯之间见交界性后凸，故上胸弯为结构性上胸弯（SPT）；3）Bending 像腰弯 L1-L5＝22°（<25°），矢状面 T10-L2＝-6°（<+20°），故腰弯为非结构性弯；4）双主胸弯，Lenke 2 型；5）CSVL 处于非结构性腰弯顶椎 L4 左右椎弓根之间，故腰弯修正弯 A。该 AIS 分型为 Lenke 2A 型。

【治疗原则及理由】

- 手术治疗。
- 理由：右主胸弯（96°）大于 50°。

【手术方案及理由】

- 后路固定融合 T2 到 L2。
- LIV 到 L2 的理由：Lenke 2A 型弯 LIV 的选择与 Lenke 1A 型弯相同为 LSTV。L2 是 LSTV，故 LIV 选择在 L2。
- UIV 到 T2 的理由：上胸弯为结构性上胸弯（SPT），上胸弯需固定融合，故 UIV 选择在 T2。

【实际结果】

- 后路融合固定 T2 到 L2。
- 术后双肩高度的测量：术后 2 个月锁骨角 +3°（>2°），左肩抬高（图8）；术后 8 个月锁骨角 0°，双肩等高（图9）；术后 1 年 4 个月锁骨角 0°，双肩等高（图10）。
- 术后 1 年 4 个月测量（图10、图11）：T6-L1＝33°，主胸弯矫正率＝67%；T1-T6＝32°，上胸弯矫正率＝22%；C7PL-CSVL＝-5.7mm，冠状位向右倾斜纠正 24.1mm；TTS＝-4.1mm，胸廓向右倾斜纠正 41.2mm。矢状位 T5-T12＝+21°，T2-T5＝+16°。

【讨论】

- 该例上胸弯 UEV 是 T1，LEV 是 T6。Bending 像 T1-T6＝41°，大于 25°，矢状位 T2-T5＝21°，大于 20°，且矢状位上胸弯与主胸弯有交界性后凸。故上胸弯为结构性弯。结构性上胸弯需固定融合，UIV 选择的总原则是 T2。

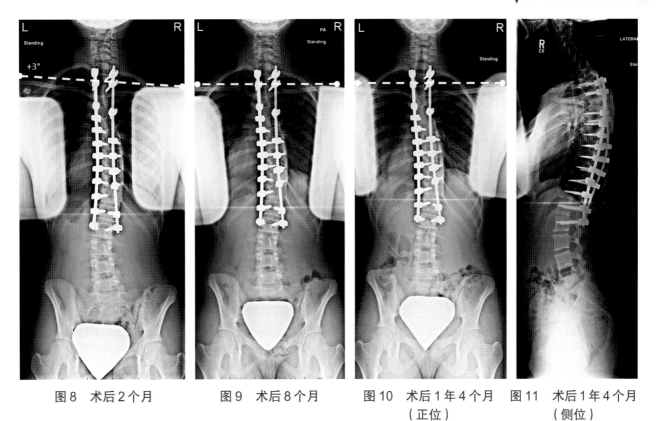

图8　术后2个月　　　图9　术后8个月　　　图10　术后1年4个月　图11　术后1年4个月
　　　　　　　　　　　　　　　　　　　　　　　　　（正位）　　　　　　（侧位）

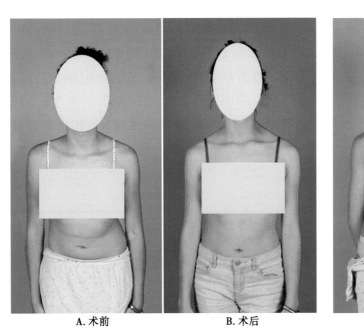

A. 术前　　　　　　B. 术后　　　　　　A. 术前　　　　　　B. 术后

图12　术前及术后1年4个月前面观　　　图13　术前及术后1年4个月后面观

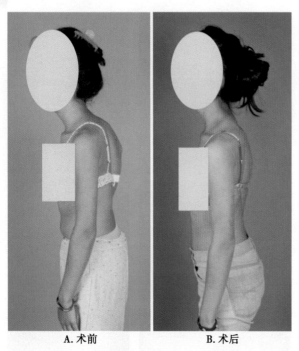
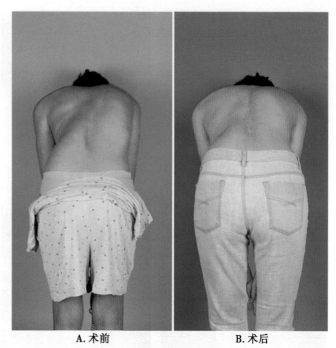

A. 术前   B. 术后   A. 术前   B. 术后

图 14   术前及术后 1 年 4 个月侧面观   图 15   术前及术后 1 年 4 个月 Adam test 后面观

- 该例 Lenke 分型是 Lenke 2A 型，Lenke 2A 型弯 LIV 的选择与 Lenke 1A 相同，LIV 选择在 LSTV。
- 该例上胸弯虽然是结构性弯，但术前患者双肩是等高。在 TSRH 医院的一项有关结构性上胸弯的研究中显示 Lenke 2A 型弯有 48% 患者双肩是等高。对于术前双肩等高的 Lenke 2A 型弯，当对上胸弯进行矫正、固定、融合时，有可能会造成患者术后左肩抬高。这种术后左肩抬高有可能是一过性的，一般在术后 6～8 个月后恢复。该患者术前测量双肩等高，术后 2 个月测量左肩抬高，术后 8 个月以后测量双肩恢复等高。
- 有时候，肩高度影像学的测量与外观肩高度不吻合。该例影像学的测量（锁骨角）双肩等高（图 4），前面外观双肩等高（图 12A），后面观似右肩抬高（图 13A）。外观肩高度的评估，观察者的视觉经常受锁骨的形态、斜方肌发育状态、冠状面失衡（C7PL-CSVL），躯干倾斜、剃刀背以及肩胛骨隆起等因素的影响。作为脊柱畸形的医生，在确定肩平衡时，应综合各方面因素，当出现明显的矛盾时，以患者的外观，尤其是前面观为主要基础。

病例 2

【病史】

- 11 岁女孩，无意中发现脊柱侧凸，无任何不适主诉。
- 神经系统检查无异常，月经初潮前期。MRI 未见异常，其他无异常。

【测量】

- 右侧主胸弯 T5-T12 = 58°，顶椎 T8-9 的椎间盘，Bending 27°。上胸弯 T1-T5 = 45°，

Bending 38°(>25°)。腰弯 T12-L5＝29°，Bending 2°。TRC 闭合，Risser 征 1 级（图 1、图 2）。

- 冠状面平衡：C7PL-CSVL＝+20.6mm，TTS＝+25.5mm，CSVL 位于腰弯顶椎 L4 左右椎弓根之间（图 3）。

- 锁骨角度 +4°，左肩抬高（图 4）。CSVL 最后触及椎（LTV）是 L1，最后实质触及椎（LSTV）是 L2，SV 是 L3（图 5）。

- 矢状位 T2-T5＝+29°(>20°)（图 6）。T5-T12＝+20°，主胸弯顶椎区肋骨小头平直前凸。T10-L2＝-5°，未见胸腰段交界性后凸（图 7）。

【诊断及理由】

- 青少年特发性脊柱侧凸（AIS）。

- 理由：1）患者为青少年期（11 岁）发现脊柱侧凸的"正常"女孩；2）右侧主胸弯，顶椎 T8-9 的椎间盘；3）矢状位主胸弯的顶椎区肋骨小头平直前凸；4）未见先天性发育异常的椎体，MRI 未见异常；5）神经系统检查无异常；6）其他无异常。

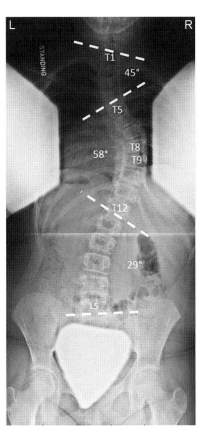
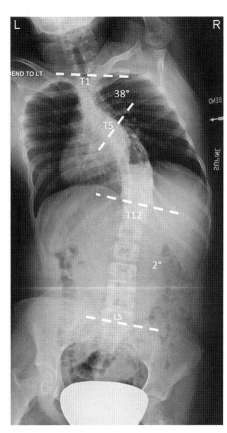
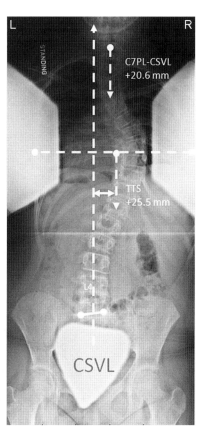

图 1   图 2   图 3

【分型及理由】

- Lenke 2A 型。

- 理由：1）右侧主胸弯；2）左侧上胸弯上端椎（UEV）是 T1，下端椎（LEV）是 T5。Bending 像上胸弯 T1-T5＝38°(>25°)，矢状位 T2-T5 后凸 +29°(>20°)，故上胸弯为结构性上胸弯（SPT）；3）Bending 像腰弯 T12-L5＝2°(<25°)，矢状面 T10-L2＝-5°(<+20°)，故

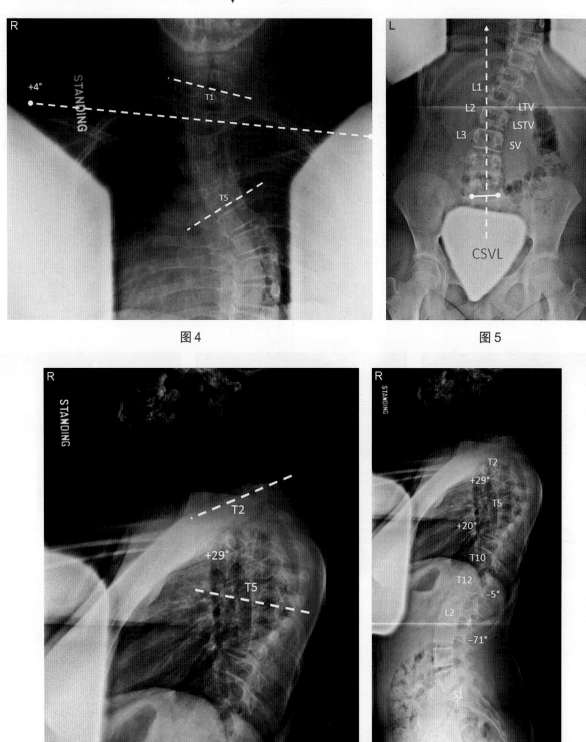

图4

图5

图6

图7

腰弯为非结构性弯；4）双主胸弯，Lenke 2 型；5）CSVL 处于非结构性腰弯顶椎 L4 左右椎弓根之间，故腰弯修正弯 A。该 AIS 分型为 Lenke 2A 型。

【治疗原则及理由】

- 手术治疗。
- 理由：右主胸弯（58°）大于 50°。

【手术方案及理由】

- 后路固定融合 T2 到 L2。
- 最下固定椎（LIV）到 L2 的理由：L2 是 LSTV。
- 最上固定椎（UIV）到 T2 的理由：上胸弯为结构性上胸弯，上胸弯需固定融合，故 UIV 选择在 T2。

【实际结果】

- 后路固定融合 T2 到 L2。
- 术后双肩高度的测量：术后 2 个月锁骨角 +7°（>2°），左肩抬高（图 8）；术后 8 个月锁骨角 +4°（>2°），左肩抬高（图 9）；术后 2 年 2 个月锁骨角 +4°（>2°），左肩抬高（图 10）。
- 术后 2 年 2 个月测量（图 10-11）：T5-T12 = 19°，主胸弯矫正率 = 67%；T1-T5 = 27°，上胸弯矫正率 = 40%；C7PL-CSVL = 0mm，冠状位向右倾斜纠正 20.6mm；TTS = −7.9mm，胸廓向右倾斜纠正 33.4mm。矢状位 T5-T12 = +30°，T2-T5 = +9°。

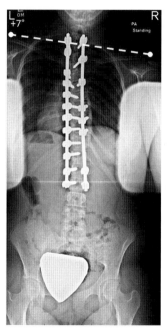 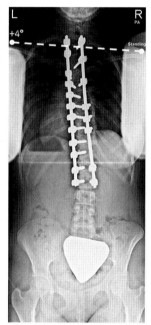 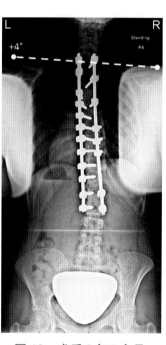 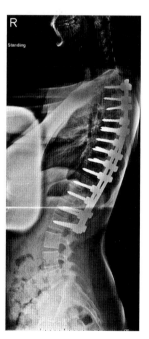

图 8　术后 2 个月　　　图 9　术后 8 个月　　　图 10　术后 2 年 2 个月　　图 11　术后 2 年 2 个月
　　　　　　　　　　　　　　　　　　　　　　　　　　　　　（正位）　　　　　　　　（侧位）

【讨论】

- 该例上胸弯是结构性上胸弯，且术前左肩抬高。通常认为，左肩抬高是结构性上胸弯的主要表现。也有人认为左肩抬高是结构性上胸弯造成的。然而，在 TSRH 医院的一项有关结构性上胸弯的研究中显示 Lenke 2A 型弯中只有 31% 伴有左肩抬高。
- 该结构性上胸弯术前左肩抬高 4°，手术对结构性上胸弯进行矫正固定融合，上胸弯的 Cobb 角矫正率是 40%。术后 2 个月左肩抬高较术前更明显（7°），术后 8 个月左肩抬高 4°，术后 2 年 2 个月随访左肩抬高仍是 4°。如果说左肩抬高有可能是结构性上胸弯

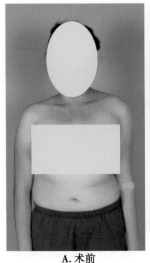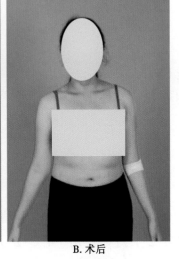

A. 术前　　　　　　　　B. 术后

图 12　术前及术后 1 年 2 个月前面观

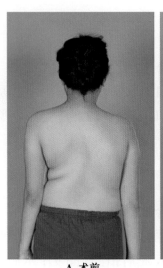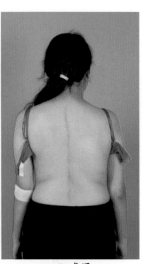

A. 术前　　　　　　　　B. 术后

图 13　术前及术后 1 年 2 个月后面观

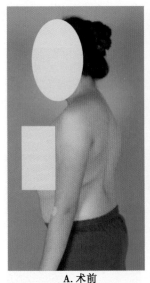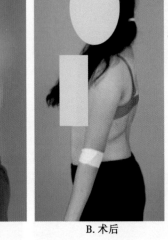

A. 术前　　　　　　　　B. 术后

图 14　术前及术后 1 年 2 个月侧面观

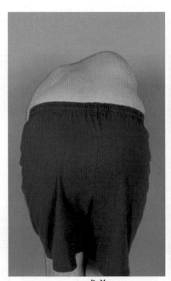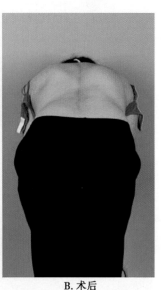

A. 术前　　　　　　　　B. 术后

图 15　术前及术后 1 年 2 个月 Adam test 后面观

造成的，那为什么结构性上胸弯的 Cobb 角得到很好的矫正后抬高的左肩还是降下来？对于一个躯干及胸廓向右倾斜，胸廓向右旋转的双主胸弯，矫正过程一定是将向右倾斜的躯干和胸廓向左拉向中线，这样就会造成不同程度的左肩抬高。右主胸弯 Cobb角越大，躯干和胸廓向右倾斜越重，手术矫正越完全，左肩抬得就越高。从某种意义上讲，术后左肩抬高就像药物的副作用一样，是纠正 Cobb 角及躯干和胸廓倾斜的"副作用"，有可能无法避免。近端固定到 T2 对结构性上胸弯进行矫正有可能降低一些左肩的高度，但还是抵抗不过这种副作用。这也是为什么手术医师喜欢术前右肩抬高的患者的原因，作为术后"副作用"的左肩抬高正好平衡双肩。然而，术前左肩高或双肩等高的双主胸弯，术后都可能会有不同程度地加重左肩的抬高。

● 从阻止畸形进展，防止交界性后凸的角度来看，对结构性上胸弯均建议固定到 T2。但是，对于术前双肩等高或者已有左肩高的患者，如何通过固定上胸弯来恢复双肩的平衡仍是我们需要解决的难题。

- 图 11～图 15 显示患者术前与术后 1 年 2 个月外观像比较，术前左肩高，术后左肩仍高，手术对胸部剃刀背矫正满意。

病例 3

【病史】

- 14 岁 6 个月女孩，发现脊柱侧凸数周，无任何不适主诉。
- 神经系统检查无异常，月经初潮后 1 年 6 个月。MRI 未见异常，其他无异常。

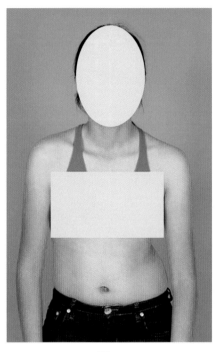 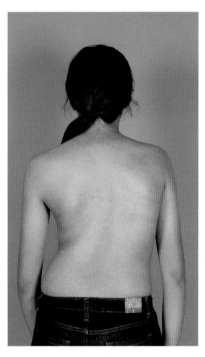 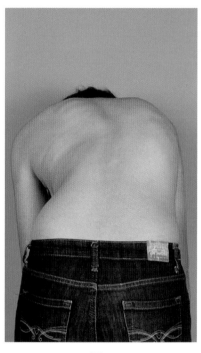

图 1　　　　　　　　　　图 2　　　　　　　　　　图 3

【测量】

- 右侧主胸弯 T6-L1＝69°，顶椎 T9，Bending 54°。上胸弯 T1-T6＝50°，Bending 48°（＞25°）。腰弯 L1-L5＝38°，Bending 1°。Risser 征 4 级（图 4、图 5）。
- 冠状面平衡：C7PL-CSVL＝＋10.4mm，TTS＝＋26.3mm，CSVL 位于腰弯顶椎 L3 左右椎弓根之间（图 6）。
- 锁骨角度 −2°，右肩抬高（图 7）。CSVL 最后触及椎（LTV）是 L1，最后实质触及椎（LSTV）是 L2，SV 是 L3（图 8）。
- 矢状位 T2-T5＝＋11°（＜20°），T5-T12＝＋39°。T10-L2＝＋2°，未见胸腰段交界性后凸（图 9）。

【诊断及理由】

- 青少年特发性脊柱侧凸（AIS）。

- 理由：1）患者为青少年期（14 岁 6 个月）发现脊柱侧凸的"正常"女孩；2）右侧主胸弯，顶椎 T9；3）MRI 未见异常；4）未见先天性发育异常的椎体；5）神经系统检查无异常；6）其他无异常。

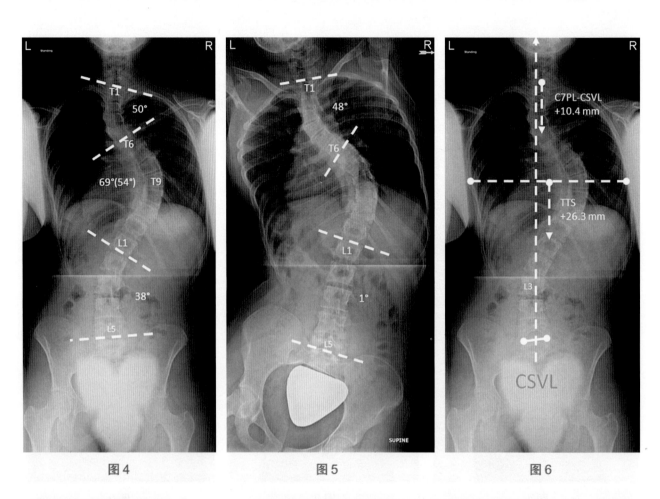

图 4   图 5   图 6

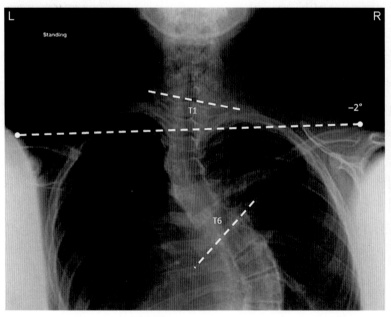

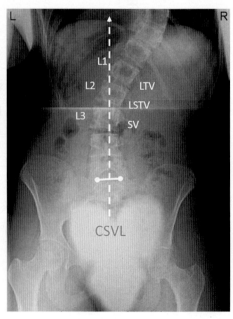

图 7   图 8

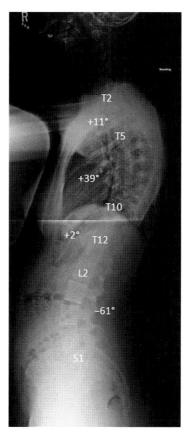

图 9

【分型及理由】

- Lenke 2A 型。
- 理由：1) 右侧主胸弯；2) 左侧上胸弯上端椎（UEV）是 T1，下端椎（LEV）是 T6。Bending 像上胸弯 T1-T6 = 48°（>25°），故上胸弯为结构性上胸弯（SPT）；3) Bending 像腰弯 L1-L5 = 1°（<25°），矢状面 T10-L2 = +2°（<+20°），故腰弯为非结构性弯；4) 双主胸弯，Lenke 2 型；5) CSVL 处于非结构性腰弯顶椎 L3 左右椎弓根之间，故腰弯修正弯 A。该 AIS 分型为 Lenke 2A 型。

【治疗原则及理由】

- 手术治疗。
- 理由：右主胸弯（69°）大于 50°。

【手术方案及理由】

- 后路固定融合 T2 到 L2。
- 最下固定椎（LIV）到 L2 的理由：L2 是 LSTV。
- 最上固定椎（UIV）到 T2 的理由：上胸弯为结构性上胸弯，上胸弯需固定融合，故 UIV 选择在 T2。

【实际结果】

- 后路固定融合 T2 到 L1。
- 术后肩高度的测量：术后 3 个月锁骨角 0°（图 10）；术后 8 个月锁骨角 0°（图 11）；术后 2 年 2 个月锁骨角 0°（图 12）。
- 术后 6 年测量（图 13、14）：T6-L1 = 24°，主胸弯矫正率 = 65%；T1-T6 = 23°，上胸弯矫正率 = 54%；C7PL-CSVL = 0mm，冠状位向右倾斜纠正 10.4mm；TTS = −8.1mm，胸廓向右倾斜纠正 34.4mm。矢状位 T5-T12 = +29°。

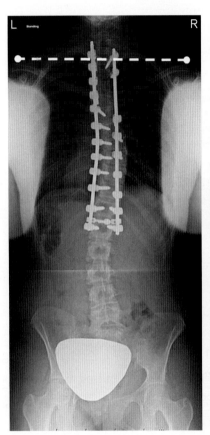

图 10　术后 3 个月

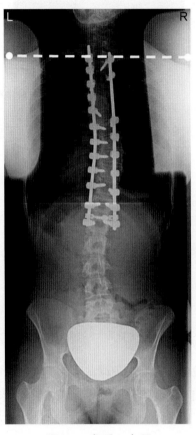

图 11　术后 8 个月

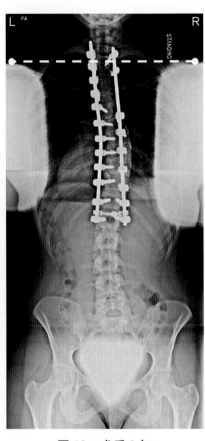

图 12　术后 2 年

【讨论】

- 这是一例结构性上胸弯伴有右肩抬高的 Lenke 2A 型弯。在 TSRH 医院的一项有关结构性上胸弯的研究中显示 Lenke 2A 型弯中有 21% 伴有右肩抬高。右肩抬高的 Lenke 2A 型弯对术后恢复肩平衡可能有利，因为在对一个躯干及胸廓向右倾斜的双主胸弯，矫正过程一定是将向右倾斜的躯干和胸廓向左拉向中线，这样就会有可能造成不同程度的左肩抬高，这种由于矫正所致的左肩抬高正好平衡双肩。
- 该 Lenke 2A 型弯术前右肩抬高 4°，术后右主胸弯的 Cobb 角矫正率是 65%。冠状位向右倾斜（C7PL-CSVL）纠正 10.4mm，胸廓向右倾斜纠正 34.4mm。术后 3 个月双肩平衡（锁骨角 0°），术后 6 年随访双肩平衡。

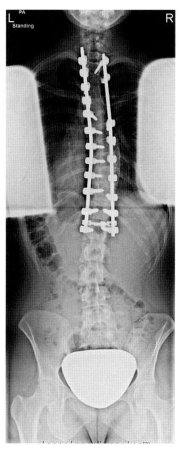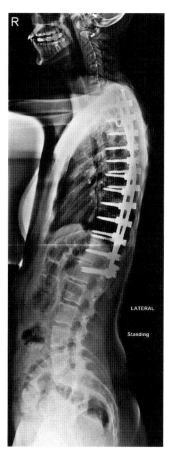

图 13 术后 6 年（正位）　图 14 术后 6 年（侧位）

- 该例 Lenke 2A 型弯，LIV 选择在 LTV 而非 LSTV，术后 6 年随访未出现远端附加现象。获得成功的原因可能是：1）患者接受手术时 Risser 征 4+，月经初潮后 1 年半，已进入生长成熟期；2）LTV（L1）距离主胸弯顶椎（T9）足够远（≥4 个椎体）。

病例 4

【病史】

- 17 岁男孩，1 年前因背部疼痛就诊发现脊柱侧凸，未给予系统治疗，近期畸形加重。
- 神经系统检查无异常，MRI 未见异常，其他无异常。

【测量】

- 右侧主胸弯 T6-L1 = 62°，顶椎 T9-10 的椎间盘，Bending 33°。上胸弯 T1-T6 = 45°，Bending 35°（>25°）。腰弯 T12-L5 = 30°，Bending 10°。Risser 征 3 级（图 1、图 2）。
- 冠状面平衡：C7PL-CSVL = −2mm，TTS = +17.2mm，CSVL 位于腰弯顶椎 L3 左右椎弓根之间，双肩等高（图 3）。
- CSVL 最后触及椎（LTV）是 L1，最后实质触及椎（LSTV）是 L2，SV 是 L3（图 4）。
- 矢状位 T2-T5 = +5°（<20），T5-T12 = +7°（<10°）。T10-L2 = −4°，未见胸腰段交界性后凸（图 5）。

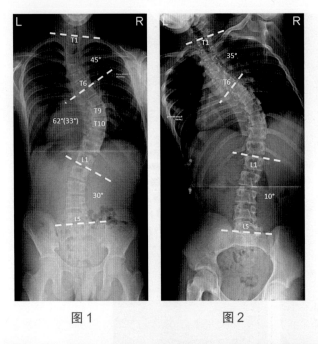

图1　　　　　图2

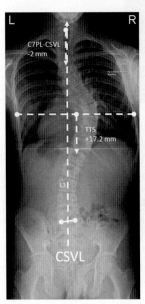
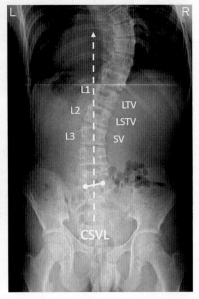
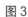

图3　　　　　图4

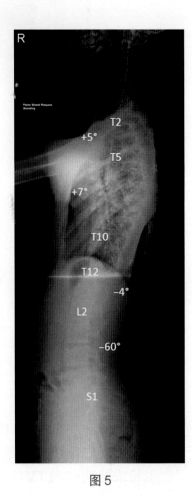

图5

【诊断及理由】

- 青少年特发性脊柱侧凸（AIS）。
- 理由：1）患者青少年期（16 岁）发现脊柱侧凸；2）右侧主胸弯，顶椎 T9-10 的椎间盘；3）胸椎平背畸形；4）未见先天性发育异常的椎体；5）神经系统检查无异常；6）MRI 无异常；7）其他无异常。

【分型及理由】

- Lenke 2A 型。
- 理由：1）右侧主胸弯；2）左侧上胸弯上端椎（UEV）是 T1，下端椎（LEV）是 T6。Bending 像上胸弯 T1-T6＝35°（>25°），故上胸弯为结构性上胸弯（SPT）；3）Bending 像腰弯 L1-

L5 = 10°（＜25°），矢状面 T10-L2 = −4°（＜+20°），故腰弯为非结构性弯；4）双主胸弯，Lenke 2 型；5）CSVL 处于非结构性腰弯顶椎 L3 左右椎弓根之间，故腰弯修正弯 A。该 AIS 分型为 Lenke 2A 型。

【治疗原则及理由】

- 手术治疗。
- 理由：右主胸弯（62°）大于 50°。

【手术方案及理由】

- 后路固定融合 T2 到 L2。
- 最下固定椎（LIV）到 L2 的理由：L2 是 LSTV。
- 最上固定椎（UIV）到 T2 的理由：上胸弯为结构性上胸弯，上胸弯需固定融合，故 UIV 选择在 T2。

【实际结果】

- 后路固定融合 T2 到 L1。
- 术后肩高度的测量：术后 3 个月至 5 年 3 个月随访双肩等高。
- 术后随访 LIV 下椎间盘冠状面角度测量：术后 3 个月 −9°（图 6），术后 1 年 2 个月 −13°（图 7），术后 2 年 2 个月 −12°（图 8），术后 5 年 3 个月 −13°（图 9）。

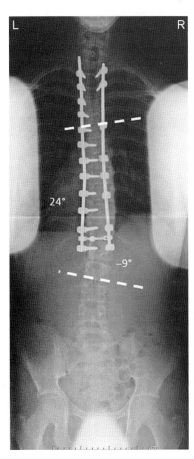
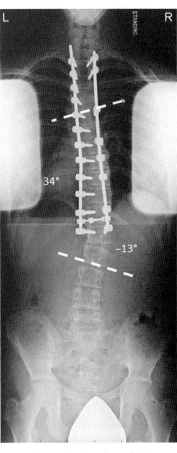
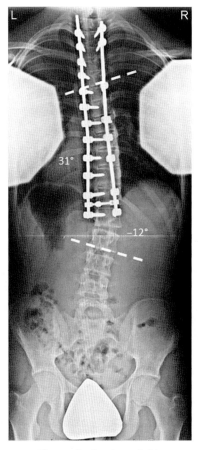

图 6　术后 3 个月　　　　　图 7　术后 1 年 2 个月　　　　　图 8　术后 2 年 2 个月

● 术后随访主胸弯角度测量：术后 3 个月 T6-L2 = 24°（图 6），术后 1 年 2 个月 T6-L2 = 34°（图 7），术后 2 年 2 个月 T6-L2 = 31°（图 8），术后 5 年 3 个月 T6-L3 = 36°（图 9）。

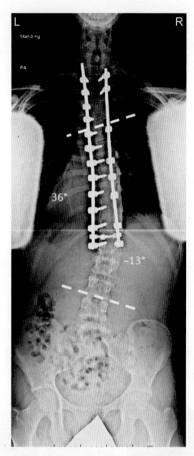

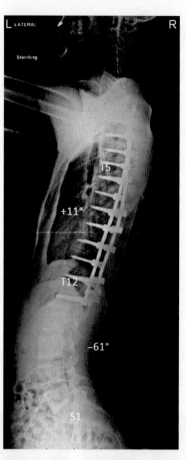

图 9 术后 5 年 3 个月（正位）　　　　图 10 术后 5 年 3 个月（侧位）

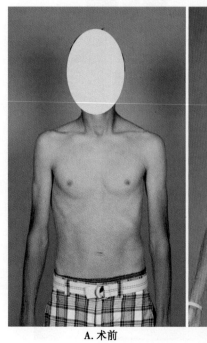

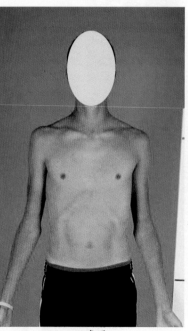

A. 术前　　　　　　　　B. 术后

图 11 术前及术后 2 年前面观

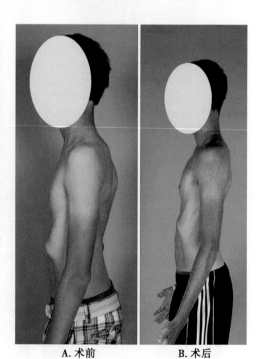

A. 术前　　　　　　　　B. 术后

图 12 术前及术后 2 年侧面观

● 术后5年3个月测量（图9、10）：T6-L3＝36°，出现远端附加现象；C7PL-CSVL＝＋7.1mm，TTS＝＋10.1mm，胸廓向右倾斜纠正7.1mm。矢状位T5-T12＝＋11°。

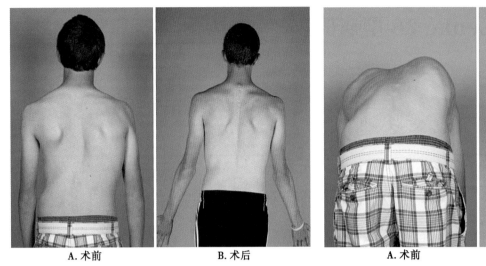
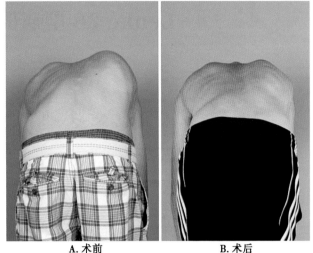

图13　术前及术后2年后面观　　　　图14　术前及术后2年Adam test后面观

【讨论】

● 这是一例术前双肩等高的Lenke 2A型弯，术后3个月至5年3个月内随访，双肩等高。

● 该Lenke 2A型弯，术后随访出现远端附加现象。原因有可能是：1) LIV选择在LTV；2) LIV（L1）距离顶椎（T9-10）太近（小于4个椎体）；3) 患者是17岁男性，Risser征3级，仍有较大的生长潜能。

● 虽然影像学的测量出现远端附加现象，但患者外观无明显异常变化（图11～14），患者也无明显不适主诉。所以，Lenke 1A或2A型弯术后出现远端Adding-on现象，一般可以先观察，不必急于翻修手术。

● 患者术前平背畸形，术后胸椎后凸恢复不理想（T5-T12＝11°）。原因有可能是使用直径5.5mm钛合金棒太软。如果使用直径更大，材质更硬的棒（目前多采用5.5mm或者6.0mm钴铬合金棒），对胸椎后凸的恢复可能会有帮助。

53

Lenke 2B 型病例

————————————————— 病例 1 —————————————————

【病史】

- 13 岁 4 个月女孩，2 年前发现脊柱侧凸，曾给予支具治疗。
- 神经系统检查无异常，月经初潮后 1 年 2 个月。其他无异常。

【测量】

- 右侧主胸弯 T5-T12 = 56°，顶椎 T9，Bending 35°。上胸弯 T1-T5 = 43°，Bending 36° (>25°)。腰弯 T12-L4 = 37°，顶椎 L2-3 的椎间盘，Bending 9°(<25°)。锁骨角 -4°。Risser 征 2 级（图 1、图 2）。
- 冠状面平衡：C7PL-CSVL = -23.6mm，TTS = 0mm，CSVL 位于腰弯顶椎凹侧椎弓根（图 3）。
- CSVL 最后触及椎（LTV）是 T10，最后实质性触及椎（LSTV）T11，SV 是 T12（图 4）。
- 矢状位 T2-T5 = +11°(<20°)。T5-T12 = +13°，主胸弯顶椎区肋骨小头平直。T10-L2 = -1°，未见胸腰段交界性后凸（图 5）。

【诊断及理由】

- 青少年特发性脊柱侧凸（AIS）。
- 理由：1）患者为青少年期（11 岁 4 个月）发现脊柱侧凸的"正常"女孩；2）右侧胸弯，顶椎 T9；3）矢状位主胸弯的顶椎区肋骨小头平直；4）未见先天性发育异常的椎体；5）神经系统检查无异常；6）其他无异常。

【分型及理由】

- Lenke 2B 型。
- 理由：1）右侧主胸弯；2）左侧上胸弯上端椎（UEV）是 T1，下端椎（LEV）是 T5。Bending 像上胸弯 T1-T5 = 36°(>25°)，故上胸弯为结构性上胸弯（SPT）；3）Bending 像腰弯 T12-L4 = 9°(<25°)，矢状面 T10-L2 = -1°(<+20°)，故腰弯为非结构性弯；4）双主胸弯，Lenke 2 型；5）CSVL 位于非结构性腰弯顶椎 L2-3 凹侧椎弓根处，故腰弯修正弯 B。该 AIS 分型为 Lenke 2B 型。

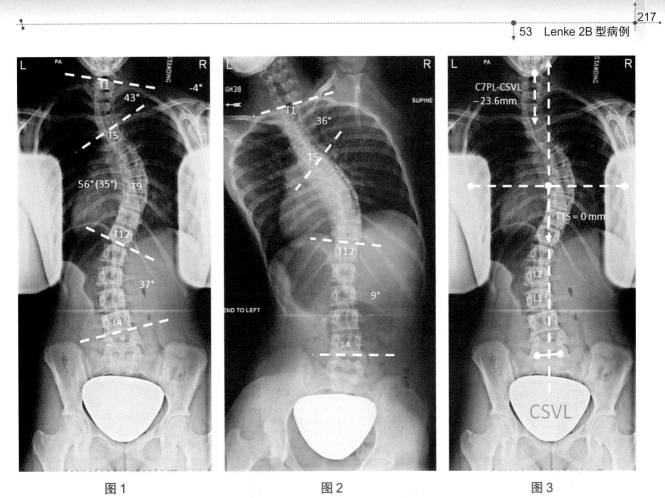

图 1   图 2   图 3

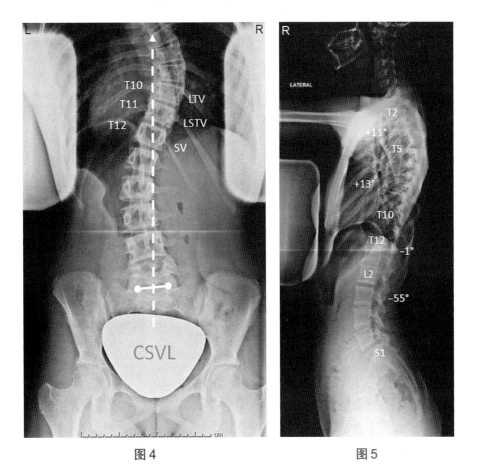

图 4   图 5

【治疗原则及理由】

- 手术治疗。
- 理由：右主胸弯（56°）大于50°。

【手术方案及理由】

- 后路选择性胸椎融合 T2 到 T12。
- 最下固定椎（LIV）到 T12 的理由：Lenke 2B 型弯 LIV 的选择与 Lenke 1B 型弯相同。该 Lenke 2B 型弯主胸弯下 LTV、LSTV 和 SV 为三个不同的椎体，属腰弯修正弯 B 中的 I 型，LIV 应选择 SV。该 Lenke 2B 型弯 SV 是 T12，故 LIV 选择在 T12。
- 最上固定椎（UIV）到 T2 的理由：上胸弯为结构性上胸弯，上胸弯需固定融合，故 UIV 选择在 T2。

【实际结果】

- 后路选择性胸椎融合 T2 到 T12。
- 术后 3 个月（图6）、10 个月（图7）、2 年（图8）随访后前位 X 线片。

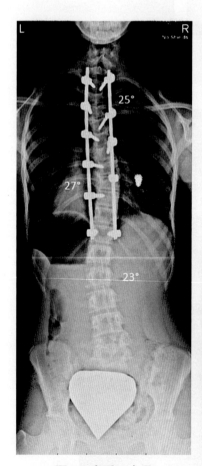 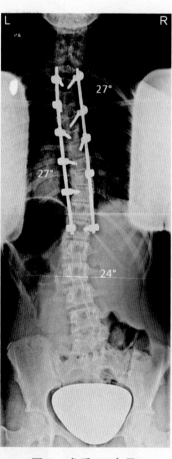 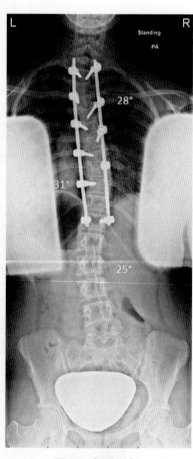

图6　术后3个月　　　　　图7　术后10个月　　　　　图8　术后2年

- 术后 3 年测量（图9、图10）：T5-T12＝24°，主胸弯矫正率＝57%；T1-T5＝21°，上胸弯矫正率＝51%；腰弯 T12-L4＝19°，腰弯自发矫正率 49%。C7PL-CSVL＝−30.1mm，冠

状位向左倾斜增加 6.5mm；TTS＝−17.1mm，胸廓向左倾斜增加 17.1mm。矢状位 T5-T12＝＋17°，T12-S1＝−66°。

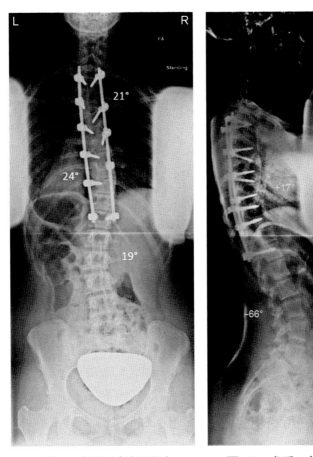

图9　术后 3 年（正位）　　　图 10　术后 3 年（侧位）

【讨论】

- Lenke 2B 型弯是选择性胸椎融合的绝对适应证。选择性胸椎融合时，UIV 选择在 T2。LIV 的选择与 Lenke 1B 型弯相同，应根据主胸弯下 LTV、LSTV 和 SV 的排列情况决定。该 Lenke 2B 型弯主胸弯下 LTV、LSTV、SV 分别位于三个不同的椎体，属Ⅰ型，LIV 选择在 SV（T12）。

病例 2

【病史】

- 11 岁 6 个月女孩，半年前无意发现脊柱侧凸，未治疗。
- 神经系统检查无异常，月经初潮后 10 个月。其他无异常。

【测量】

- 右侧主胸弯 T5-L1＝75°，顶椎 T8-9 的椎间盘，Bending 36°。上胸弯 T1-T5＝49°，Bending 39°（＞25°）。腰弯 L1-L5＝50°，顶椎 L4，Bending 1°（＜25°）。锁骨角 ＋3°。Risser 征 1

级（图1、图2）。

- 冠状面平衡：C7PL-CSVL＝＋18.9mm，TTS＝＋28.5mm，CSVL 位于腰弯顶椎凹侧椎弓根处（图3）。
- CSVL 最后实质触及椎（LSTV）L1，SV 是 L2，最后触及椎（LTV）和 LSTV 为同一椎体（L1）（图4）。
- 矢状位 T2-T5＝＋11°（<20°）。T5-T12＝＋22°，主胸弯顶椎区肋骨小头平直。T10-L2＝－1°，未见胸腰段交界性后凸（图5）。

【诊断及理由】

- 青少年特发性脊柱侧凸（AIS）。
- 理由：1）患者为青少年期（11 岁）发现脊柱侧凸的"正常"女孩；2）右侧胸弯，顶椎 T8-9；3）矢状位主胸弯的顶椎区肋骨小头平直；4）未见先天性发育异常的椎体；5）神经系统检查无异常；6）其他无异常。

【分型及理由】

- Lenke 2B 型。
- 理由：1）右侧主胸弯；2）左侧上胸弯上端椎（UEV）是 T1，下端椎（LEV）是 T5。Bending 像上胸弯 T1-T5＝39°（>25°），故上胸弯为结构性上胸弯（SPT）；3）Bending 像腰弯 L1-L5＝1°（<25°），矢状面 T10-L2＝－1°（<＋20°），故腰弯为非结构性弯；4）双主胸弯，Lenke 2 型；5）CSVL 位于非结构性腰弯顶椎 L3-4 凹侧椎弓根处，故腰弯修正弯 B。该 AIS 分型为 Lenke 2B 型。

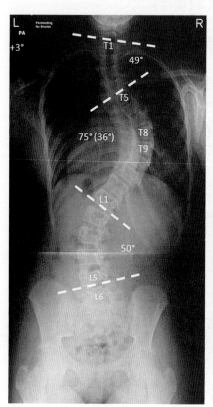
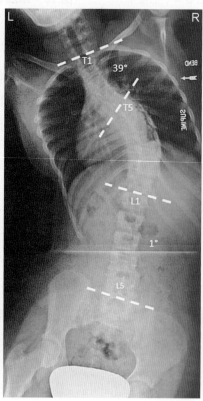
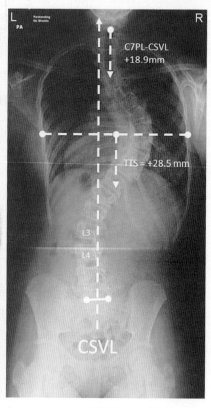

图1　　　　　　　　　　　图2　　　　　　　　　　　图3

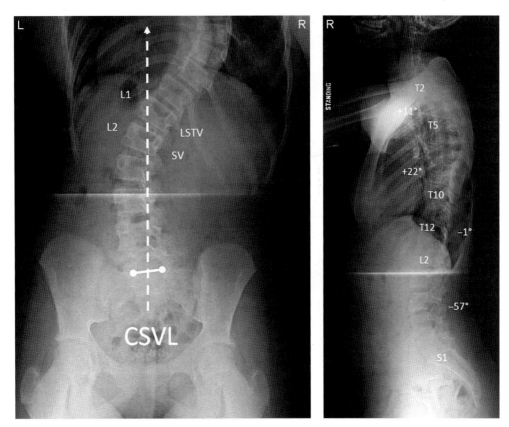

图 4   图 5

【治疗原则及理由】

- 手术治疗。
- 理由：右主胸弯（75°）大于 50°。

【手术方案及理由】

- 后路选择性胸椎融合 T2 到 L1。
- 最下固定椎（LIV）到 L1 的理由：Lenke 2B 型弯 LIV 的选择与 Lenke 1B 型弯相同。该 Lenke 2B 型弯主胸弯下 LTV 和 LSTV 为同一椎体，属腰弯修正弯 B 中的Ⅲ型，LIV 应选择 LSTV。该 Lenke 2B 型弯 LSTV 是 L1，故 LTV 选择在 L1。
- 最上固定椎（UIV）到 T2 的理由：上胸弯为结构性上胸弯（SPT），上胸弯需固定融合，故 UIV 选择在 T2。

【实际结果】

- 后路选择性胸椎融合 T2 到 L1。
- 术后 3 个月（图 6）、1 年半（图 7）、2 年半（图 8）随访后前位 X 线片。
- 术后 5 年 4 个月测量（图 9、10）：T5-L1＝28°，主胸弯矫正率＝63%；T1-T5＝29°，上胸弯矫正率＝41%；腰弯 L1-L5＝6°，腰弯自发矫正率 88%。C7PL-CSVL＝＋13.6mm，冠状面向右倾斜减少 5.3mm；TTS＝0mm，胸廓向右倾斜减少 28.5mm。矢状位 T5-T12＝＋22°，T12-S1＝－57°。

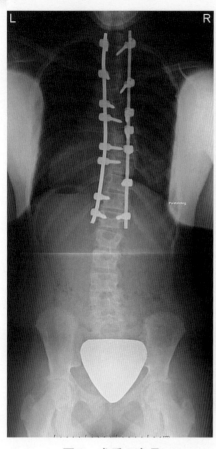

图6　术后3个月

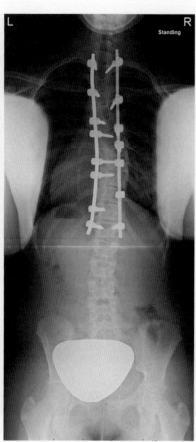

图7　术后1年半

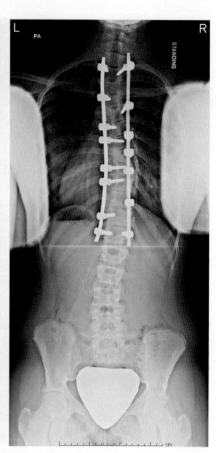

图8　术后2年半

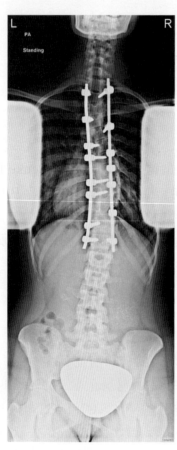

图9　术后5年4个月（正位）

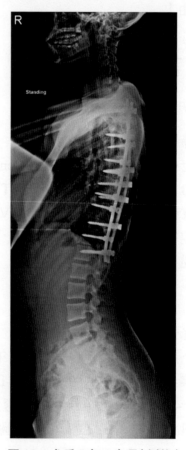

图10　术后5年4个月（侧位）

【讨论】

- Lenke 2B 型弯是选择性胸椎融合的绝对适应证。选择性胸椎融合时，UIV 选择在 T2。LIV 的选择与 Lenke 1B 型弯相同，应根据主胸弯下 LTV、LSTV 和 SV 的排列情况决定。该 Lenke 2B 型弯主胸弯下 LTV 和 LSTV 为同一椎体，属Ⅲ型，LIV 可选择在 LSTV（L1）。
- 患者术前矢状位 T5-T12＝＋22°，术后 5 年 4 个月随访 T5-T12＝＋9°，术后平背畸形加重。原因有可能是使用直径 5.5mm 钛合金棒强度不够。如果使用直径更大，材质更硬的棒（目前多采用 5.5mm 或者 6.0mm 钴铬合金棒），对胸椎后凸的恢复和维持会有帮助。

病例 3

【病史】

- 17 岁 11 个月女孩，6 年前发现脊柱侧凸，曾行支具治疗。
- 神经系统检查无异常，其他无异常。

【测量】

- 右侧主胸弯 T5-T12＝61°，顶椎 T9，Bending 37°。上胸弯 T1-T5＝42°，Bending 36°（＞25°）。腰弯 T12-L5＝30°，顶椎 L3，Bending 1°（＜25°）。锁骨角 0°。Risser 征 5 级（图 1、图 2）。
- 冠状面平衡：C7PL-CSVL＝－20.9mm，TTS＝0mm，CSVL 位于腰弯顶椎 L3 凹侧椎弓根处（图 3）。
- CSVL 最后触及椎（LTV）T12，SV 是 L1，无最后实质性触及椎（LSTV）（图 4）。
- 矢状位 T2-T5＝＋18°（＜20°）。T5-T12＝＋17°，主胸弯顶椎区肋骨小头平直前凸。T10-L2＝＋9°（图 5）。

【诊断及理由】

- 青少年特发性脊柱侧凸（AIS）。
- 理由：1）患者为青少年期（12 岁）发现脊柱侧凸的"正常"女孩；2）右侧胸弯，顶椎 T9；3）矢状位主胸弯的顶椎区肋骨小头平直前凸；4）未见先天性发育异常的椎体；5）神经系统检查无异常；6）其他无异常。

【分型及理由】

- Lenke 2B 型。
- 理由：1）右侧主胸弯；2）左侧上胸弯上端椎（UEV）是 T1，下端椎（LEV）是 T5。Bending 像上胸弯 T1-T5＝36°（＞25°），故上胸弯为结构性上胸弯（SPT）；3）Bending 像腰弯 T12-L5＝1°（＜25°），矢状面 T10-L2＝＋9°（＜＋20°），故腰弯为非结构性弯；4）双主胸弯，Lenke 2 型；5）CSVL 位于非结构性腰弯顶椎 L3 凹侧椎弓根处，故腰弯修正弯 B。该 AIS 分型为 Lenke 2B 型。

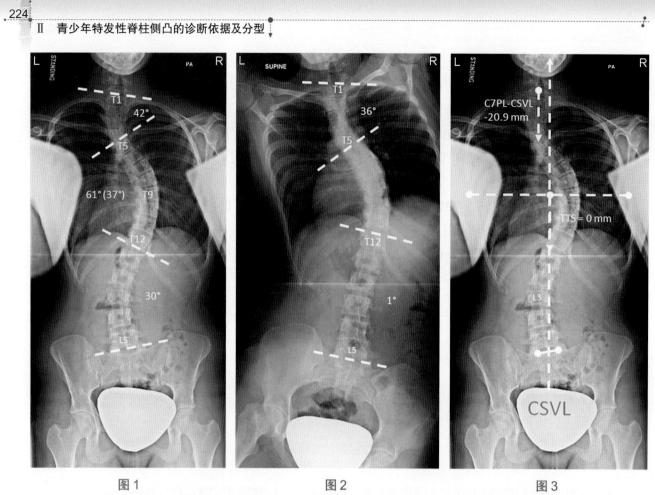

图 1   图 2   图 3

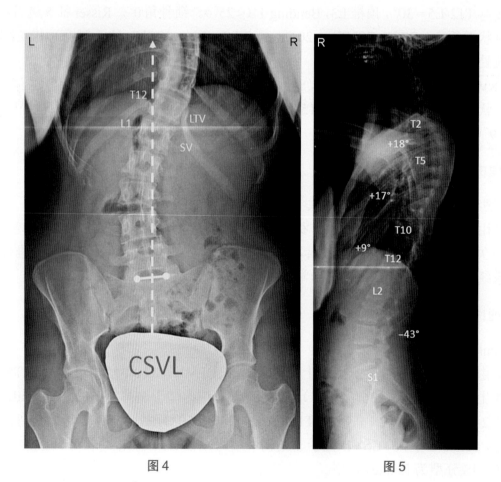

图 4   图 5

【治疗原则及理由】

- 手术治疗。
- 理由：右主胸弯（61°）大于 50°。

【手术方案及理由】

- 后路选择性胸椎融合 T2 到 L1。
- 最下固定椎（LIV）到 L1 的理由：Lenke 2B 型弯 LIV 的选择与 Lenke 1B 型弯相同。该 Lenke 2B 型弯主胸弯下没有 LSTV，只有 LTV 和 SV，属腰弯修正弯 B 中的 Ⅱ 型，LIV 应选择 SV。该 Lenke 2B 型弯 SV 是 L1，故 LIV 选择在 L1。
- 最上固定椎（UIV）到 T2 的理由：上胸弯为结构性上胸弯，上胸弯需固定融合，故 UIV 选择在 T2。

【实际结果】

- 后路选择性胸椎融合 T2 到 L1。
- 图 6 显示术后 2 个月随访后前位 X 线片。
- 术后 1 年 6 个月测量（图 7、图 8）：T5-L1 = 13°，主胸弯矫正率 = 79%；T1-T5 = 15°，上胸弯矫正率 = 64%；腰弯 L1-L5 = 15°，腰弯自发矫正率 50%。C7PL-CSVL = −14.3mm，

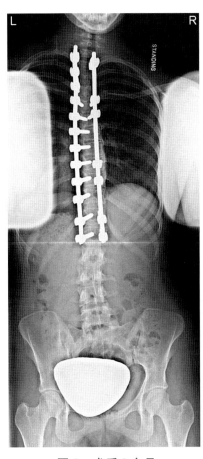

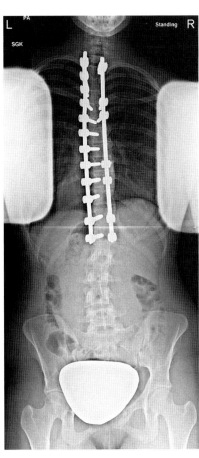

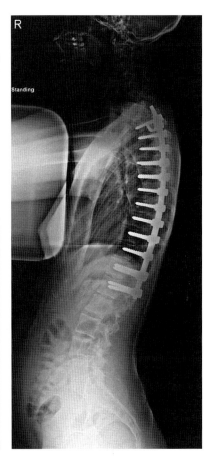

图 6　术后 2 个月　　　图 7　术后 1 年 6 个月（正位）　　　图 8　术后 1 年 6 个月（侧位）

冠状位向左倾斜减少 6.6mm；TTS＝－19.1mm，胸廓向左倾斜增加 19.1mm。矢状位 T5-T12＝＋26°，T12-S1＝－46°，T10-L2＝＋12°。

【讨论】

- Lenke 2B 型弯是选择性胸椎融合的绝对适应证。选择性胸椎融合时，UIV 选择在 T2。LIV 的选择与 Lenke 1B 型弯相同，应根据主胸弯下 LTV、LSTV 和 SV 的排列情况决定。该 Lenke 2B 型弯主胸弯下没有 LSTV，只有 LTV 和 SV，属Ⅱ型，LIV 选择在 SV（L1）。

- 脊柱畸形中，胸腰交界处（T10-L2）是敏感区域，如有交界性后凸（矢状面 T10-L2＞20°），腰弯应视为结构性弯，LIV 要跨过胸腰交界区，对结构性腰弯进行固定融合。该患者术前矢状位 T10-L2＝＋9°，在正常范围。行选择性胸椎融合，保留腰弯活动度，术后 1 年 6 个月随访 T5-T12＝＋12°，增加 3°，出现胸腰交界性后凸趋势。该患者应长期随访观察胸腰交界区后凸的变化情况。

病例 1

【病史】

- 10 岁 9 个月女孩，3 周前发现脊柱侧凸，无不适主诉。
- 神经系统检查无异常，MRI 未见异常，其他无异常。

【测量】

- 右侧主胸弯 T6-T12 ＝ 56°，顶椎为 T8，Bending 31°。上胸弯 T1-T6 ＝ 43°，Bending 37°。腰弯 T12-L4 ＝ 38°，Bending 4°，顶椎 L1-2 椎间盘。锁骨角 −2°。T-Cobb / L-Cobb ＝ 1.5。Risser 征 0 级，TRC 已闭合（图 1）。
- 冠状面平衡：C7PL-CSVL ＝ −23.1mm，TTS ＝ −7.6mm，CSVL 位于腰弯顶椎 L1-2 凹侧缘外侧，LG ＝ 11.8mm（图 2）。
- T-AVT ＝ ＋41.8mm，L-AVT ＝ −24.4mm，T-AVT / L-AVT ＝ 1.7；T-Rotatio（Moe）＝ 2 级，L-Rotatio（Moe）＝ 1 级，T-Rotation / L-Rotation ＝ 2（图 3）。
- T11 是主胸弯下第一个被 CSVL 平分的椎体，CSVL 位于 T11 左右椎弓根之间，T11 为稳定椎（SV）。T12 是主胸弯下端椎（LEV）（图 4）。
- 矢状位 T5-T12 ＝ ＋41°，T2-T5 ＝ ＋5°，T10-L2 ＝ ＋8°（图 5）。

【诊断及理由】

- 青少年特发性脊柱侧凸（AIS）。
- 理由：1）患者为青少年期（10 岁 9 个月）发现脊柱畸形的"正常"女孩；2）右侧胸弯，顶椎为 T8；3）未见先天性发育异常的椎体；4）神经系统检查无异常，MRI 未见异常；5）其他系统无异常。

【分型及理由】

- Lenke 2C 型。
- 理由：1）右侧主胸弯；2）Bending 像上胸弯 T1-T6 ＝ 37°（＞25°），上胸弯为结构性上胸弯；3）Bending 像腰弯 T12-L4 ＝ 4°（＜25°），故腰弯为非结构性弯；4）双主胸弯，Lenke 2 型；5）CSVL 处于非结构性腰弯顶椎 L1-2 凹侧缘外侧，故腰弯修正弯 C。该 AIS 分型为 Lenke 2C 型。

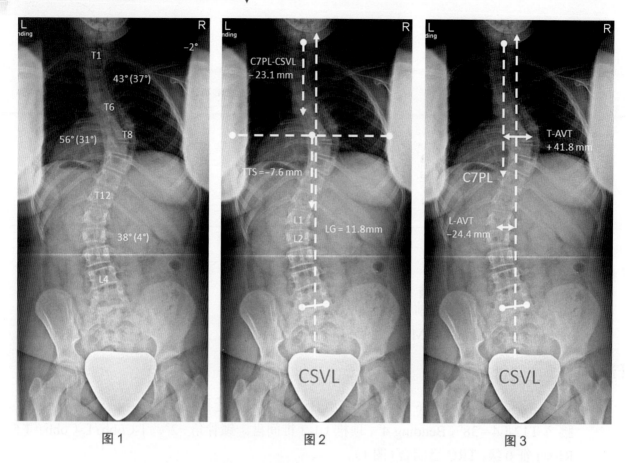

图1　　　　　　　　图2　　　　　　　　图3

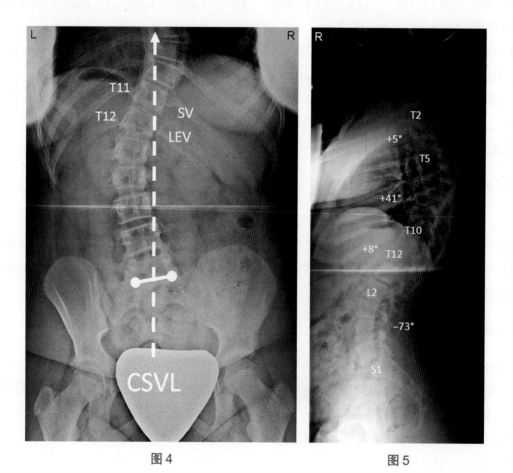

图4　　　　　　　　图5

【治疗原则及理由】

- 手术治疗。
- 理由：胸弯 56°（>50°）。

【手术方案及理由】

- 后路选择性胸椎融合 T2 到 T12。
- 选择性胸椎融合的理由：1）T-Cobb / L-Cobb = 1.5（>1.2），T-AVT / L-AVT = 1.7（>1.2），T-Rotation / L-Rotation = 2；2）Adam Test 腰弯未见骨性隆起（图 16A），LG = 11.8mm（<20mm）。
- 最下固定椎（LIV）到 T12 的理由：Lenke 2C LIV 的选择与 Lenke 1C 相同，原则上 LIV 选在稳定椎（SV），但需满足一个条件，即 SV 是主胸弯的下端椎（LEV）或 LEV 尾侧端的椎体。该 Lenke 2C 型弯的 SV 是 T11 位于 LEV（T12）的头侧端，故 LIV 自 SV（T11）向尾侧端延长至 LEV（T12）。
- 最上固定椎（UIV）到 T2 的理由：上胸弯为结构性弯，UIV 选在 T2。

【实际结果】

- 后路选择性胸椎融合 T2 到 T12。
- 术后 3 个月测量（图 6、图 7）：T6-T12 = 20°，主胸弯矫正率 = 64%；T1-T6 = 23°，上胸弯矫正率 = 47%；腰弯 T12-L4 = 27°，腰弯自发矫正率 29%。矢状位 T5-T12 = +34°，T10-T12 = +7°。术后 6 个月（图 8）、1 年（图 9）、2 年 2 个月（图 10）随访后前位 X 线片。
- 术后 3 年 2 个月测量（图 11、12）：T6-T12 = 19°，主胸弯矫正率 = 66%；T1-T6 = 14°，上胸弯矫正率 = 67%；腰弯 T12-L4 = 15°，腰弯自发矫正率 58%。C7PL-CSVL = −12.9mm，

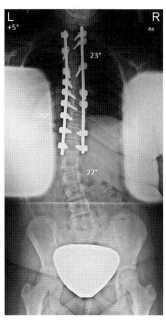 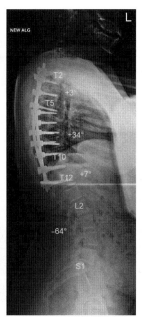 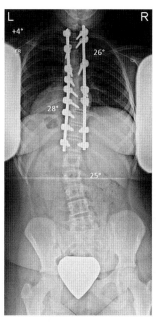 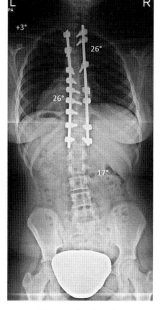

图 6　术后 3 个月（正位）　图 7　术后 3 个月（侧位）　图 8　术后 6 个月　　　图 9　术后 1 年

冠状位向左倾斜减少 10.2mm；TTS＝−8.3mm，胸廓向左倾斜增加 0.7mm。矢状位 T5-T12＝＋26°，T12-S1＝−59°，T10-T12＝＋15°（胸腰段交界性后凸较术前增加 7°，较术后 3 个月随访增加 8°）。

● 图 13～17 显示患者术前与术后 3 年外观像比较。

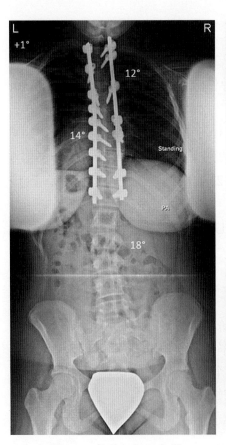 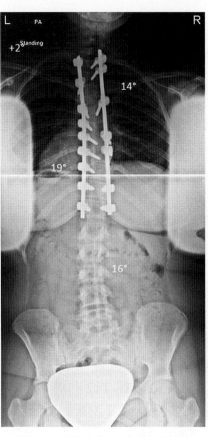 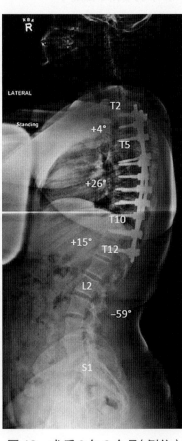

图 10　术后 2 年 2 个月　　　图 11　术后 3 年 2 个月（正位）　　图 12　术后 3 年 2 个月（侧位）

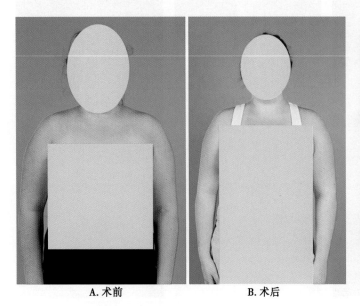 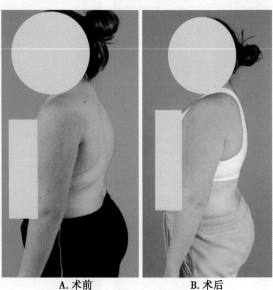

　　　A. 术前　　　　　B. 术后　　　　　　A. 术前　　　　　B. 术后
　　　图 13　术前及术后 3 年前面观　　　　　图 14　术前及术后 3 年左侧面观

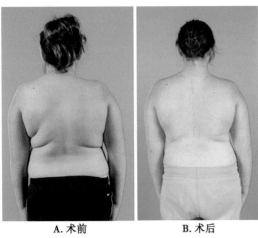

A. 术前　　　　　B. 术后

图 15　术前及术后 3 年后面观

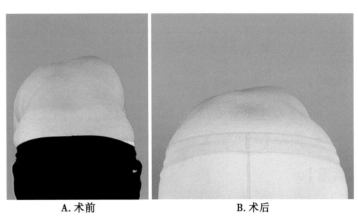

A. 术前　　　　　B. 术后

图 16　术前及术后 3 年 Adam test 后面观

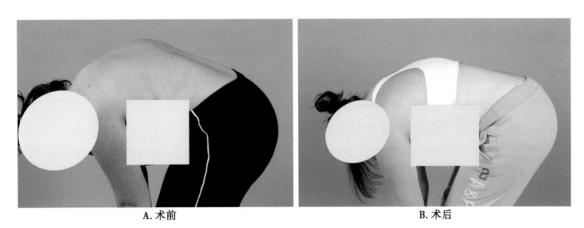

A. 术前　　　　　　　　　B. 术后

图 17　术前及术后 1 年 Adam test 左侧面观

【讨论】

- Lenke 2C LIV 的选择与 Lenke 1C 相同，原则上 LIV 选在 SV，但需满足一个条件，即 SV 是主胸弯的 LEV 或 LEV 尾侧端的椎体。该 Lenke 2C 型弯的 SV 是 T11 位于 LEV（T12）的头侧端，故 LIV 自 SV（T11）向尾侧端延长至 LEV（T12）。

- 脊柱畸形中，胸腰交界处（T10-L2）是敏感区域，如有交界性后凸（矢状面 T10-L2＞20°），腰弯应视为结构性弯，LIV 要跨过胸腰交界区，对结构性腰弯进行固定融合。该患者术前矢状位 T10-L2＝＋8°，在正常范围。行选择性胸椎融合，保留腰弯活动度，术后 3 年 2 个月随访 T10-L2＝＋15°，增加 7°。虽然小于 20°，在正常范围内，但已有胸腰交界性后凸趋势。该患者应长期随访观察胸腰交界区后凸的变化情况。

- 该患者为女性，接受手术治疗时年龄为 10 岁 9 个月，Risse 征 0 级，月经初潮前期，骨骼尚未发育成熟，脊柱正处于生长高峰期，行选择性胸椎融合术应警惕腰代偿弯的进展。该例术后胸腰交界性后凸进展可能与此有关。

- 主胸弯顶椎区旋转性平背畸形是诊断 AIS 主要指标之一。但是，临床中有一些 AIS 患者胸弯顶椎区无平背畸形，有的甚至出现胸椎过度后凸（hyperkyphosis，T5-12＞40°）。遇到这种情况应行 MRI 检查排除其他可能。该患者有胸椎过度后凸（hyperkyphosis，T5-12＝41°），MRI 检查未见异常，诊断 AIS。

病例 2

【病史】

- 12 岁 3 个月女孩，2 年前发现脊柱侧凸，未治疗，无不适主诉，近期发现侧弯加重就诊。
- 神经系统检查无异常，MRI 位见异常，月经初潮期后 1 年 2 个月，其他无异常。

【测量】

- 右侧主胸弯 T5-T12＝75°，顶椎为 T8，Bending 62°。上胸弯 T1-T5＝51°，Bending 40°。腰弯 T12-L4＝56°，Bending 16°，顶椎 L2-3 椎间盘。锁骨角 −1°。T-Cobb／L-Cobb＝1.3。Risser 征 4 级（图 1）。
- 冠状面平衡：C7PL-CSVL＝−12.8mm，TTS＝＋4.2mm，CSVL 位于腰弯顶椎 L1-2 凹侧缘外侧，LG＝7.4mm（图 2）。
- T-AVT＝＋68.2mm，L-AVT＝−28.8mm，T-AVT／L-AVT＝2.4；T-Rotatio（Moe）＝2 级，L-Rotatio（Moe）＝1 级，T-Rotation／L-Rotation＝2（图 3）。
- 稳定椎（SV）和主胸弯下端椎（LEV）同为 T12（图 4）。
- 矢状位 T2-T5＝＋21°（＞20°），T5-T12＝＋26°，上胸弯和主胸弯交界处见交界性后凸。T10-L2＝0°（图 5）。

【诊断及理由】

- 青少年特发性脊柱侧凸（AIS）。
- 理由：1）患者为青少年期（10 岁 3 个月）发现脊柱畸形的"正常"女孩；2）右侧胸弯，顶椎为 T8；3）矢状面主胸弯顶椎区肋骨小头平直；4）未见先天性发育异常的椎体；5）神经系统检查无异常，MRI 未见异常；6）其他系统无异常。

【分型及理由】

- Lenke 2C 型。
- 理由：1）右侧主胸弯；2）Bending 像上胸弯 T1-T5＝40°（＞25°），矢状位 T2-T5＝＋21°（＞20°），上胸弯和主胸弯交界处见交界性后凸，上胸弯为结构性上胸弯；3）Bending 像腰弯 T12-L4＝16°（＜25°），故腰弯为非结构性弯；4）双主胸弯，Lenke 2 型；5）CSVL 处于非结构性腰弯顶椎 L2-3 凹侧缘外侧，故腰弯修正弯 C。该 AIS 分型为 Lenke 2C 型。

【治疗原则及理由】

- 手术治疗。
- 理由：胸弯 75°（＞50°）。

【手术方案及理由】

- 后路选择性胸椎融合 T2 到 T12。

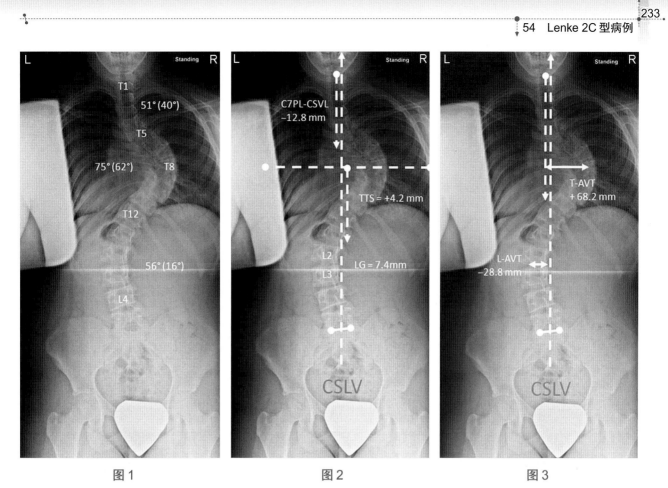

图 1　　　　　　　　图 2　　　　　　　　图 3

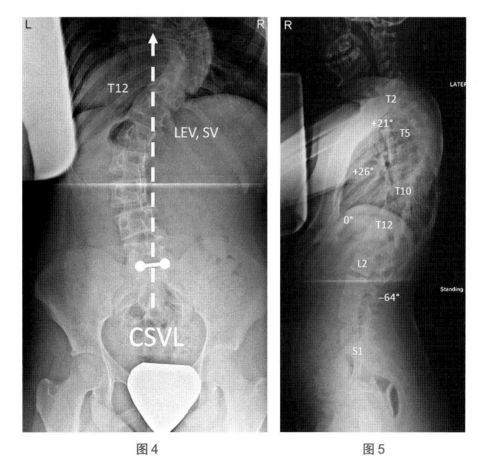

图 4　　　　　　　　图 5

- 选择性胸椎融合的理由：1）T-Cobb / L-Cobb＝1.3（＞1.2），T-AVT / L-AVT＝2.4（＞1.2），T-Rotation / L-Rotation＝2；2）LG＝7.4mm（＜10mm）。
- LIV 到 T12 的理由：Lenke 2C 最下固定椎（LIV）的选择与 Lenke 1C 相同，原则上 LIV 选在 SV，但需满足一个条件，即 SV 是主胸弯的 LEV 或 LEV 尾侧端的椎体。该 Lenke 2C 型弯的 SV 和 LEV 是同一椎体 T12。故 LIV 为 T12。
- UIV 到 T2 的理由：上胸弯为结构性弯，UIV 选在 T2。

【实际结果】

- 后路选择性胸椎融合 T2 到 T12。
- 术后 6 周（图 6）、1 年（图 7）随访后前位 X 线片。
- 图 10～14 显示患者术前与术后 1 年外观像比较。
- 术后 3 年测量（图 8、图 9）：T5-T12＝38°，主胸弯矫正率＝49%；T1-T5＝30°，上胸弯矫正率＝41%；腰弯 T12-L4＝32°，腰弯自发矫正率 43%。C7PL-CSVL＝−19.6mm，冠状位向左倾斜增加 7.3mm；TTS＝−6.9mm，胸廓向左倾斜 6.9mm。矢状位 T2-5＝＋8°，T5-T12＝＋24°，T12-S1＝−54°。

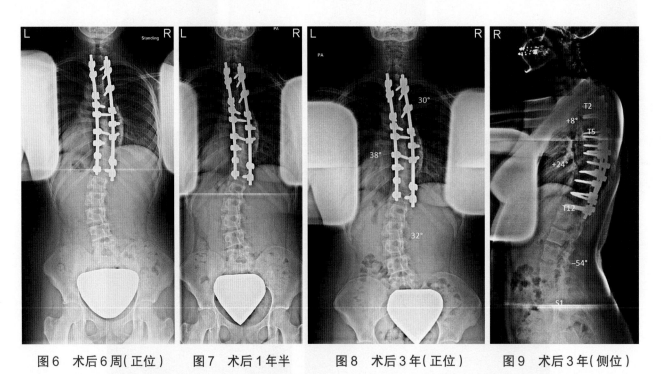

图 6　术后 6 周（正位）　　图 7　术后 1 年半　　图 8　术后 3 年（正位）　　图 9　术后 3 年（侧位）

【讨论】

- Lenke 2C LIV 的选择与 Lenke 1C 相同，原则上 LIV 选在 SV，但需满足一个条件，即 SV 是主胸弯的 LEV 或 LEV 尾侧端的椎体。该 Lenke 2C 型弯的 SV 和主胸弯 LEV 为同一椎体（T12），故 LIV 选择 T12。
- 对于 Lenke 2C 型弯，对主胸弯的矫正率应与 Lenke 1C 型弯一样，掌握在 50% 左右。与 Lenke1C 不同的是 Lenke 2C 需要对上胸弯进行矫正，上胸弯适合的矫正率对术后的整体躯干平衡非常重要。该 Lenke 2C 型弯主胸弯矫正率＝49%，上胸弯矫正率＝41%，

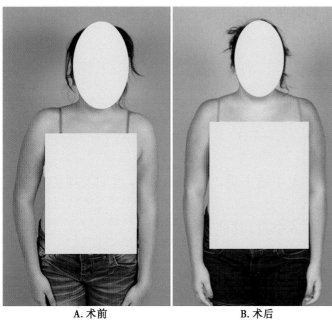

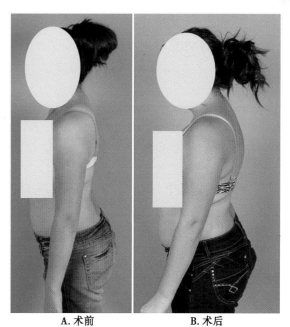

A. 术前　　　　　　B. 术后

图 10　术前及术后 3 年前面观

A. 术前　　　　　　B. 术后

图 11　术前及术后 3 年左侧面观

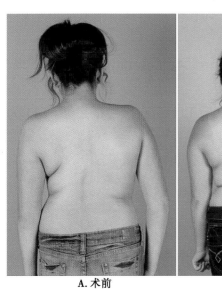

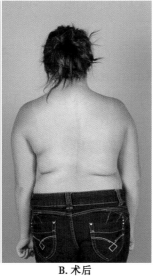

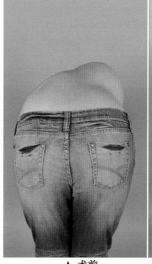

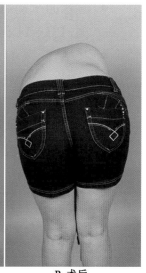

A. 术前　　　　　　B. 术后

图 12　术前及术后 3 年后面观

A. 术前　　　　　　B. 术后

图 13　术前及术后 3 年 Adam test 后面观

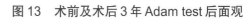

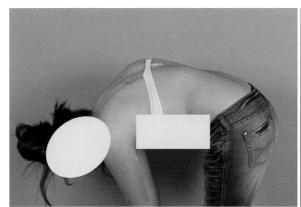

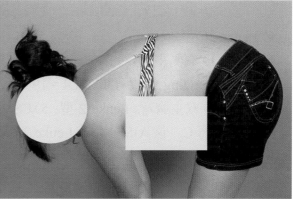

A. 术前　　　　　　　　　　　　　　B. 术后

图 14　术前及术后 1 年 Adam test 左侧面观

腰弯自发矫正率 43%。术后 3 年随访整体平衡好，主弯得到矫正和控制，保留了腰部的活动度。

病例 3

【病史】

- 13 岁 5 个月女孩，1 年前发现脊柱侧凸，无不适主诉，无系统治疗，近期发现侧弯加重就诊。
- 神经系统检查无异常，月经初潮期后 1 年 6 个月，其他无异常。

【测量】

- 右侧主胸弯 T5-T12＝62°，顶椎为 T8，Bending 28°。上胸弯 T1-T5＝43°，Bending 37°。腰弯 T12-L4＝47°，Bending 19°，顶椎 L2。T-Cobb／L-Cobb＝1.3。锁骨角 −5°，Risser 征 3 级（图 1）。
- 冠状面平衡：C7PL-CSVL＝−22.7mm，TTS＝−2mm，CSVL 位于腰弯顶椎 L2 凹侧缘外侧，LG＝11.8mm（图 2）。
- T-AVT＝+41.8mm，L-AVT＝−30mm，T-AVT／L-AVT＝1.4；T-Rotatio（Moe）＝2 级，L-Rotatio（Moe）＝2 级，T-Rotation／L-Rotation＝1（图 3）。
- T11 是主胸弯下第一个被 CSVL 平分的椎体，CSVL 位于 T11 左右椎弓根之间，T11 为稳定椎（SV）。T12 是主胸弯下端椎（LEV）（图 4）。
- 矢状位 T5-T12＝+23°，T2-T5＝+10°，未见胸腰段交界性后凸（图 5）。

【诊断及理由】

- 青少年特发性脊柱侧凸（AIS）。
- 理由：1）患者为青少年期（12 岁 5 个月）发现脊柱畸形的"正常"女孩；2）右侧胸弯，顶椎为 T8；3）顶椎区肋骨小头平直前凸；4）未见先天性发育异常的椎体；5）神经系统检查无异常；6）其他系统无异常。

【分型及理由】

- Lenke 2C 型。
- 理由：1）右侧主胸弯；2）Bending 像上胸弯 T1-T5＝37°（＞25°），上胸弯为结构性上胸弯；3）Bending 像腰弯 T12-L4＝19°（＜25°），未见胸腰段交界性后凸，故腰弯为非结构性弯；4）双主胸弯，Lenke 2 型；5）CSVL 处于非结构性腰弯顶椎 L2 凹侧缘外侧，故腰弯修正弯 C。该 AIS 分型为 Lenke 2C 型。

【治疗原则及理由】

- 手术治疗。
- 理由：胸弯 62°（＞50°）。

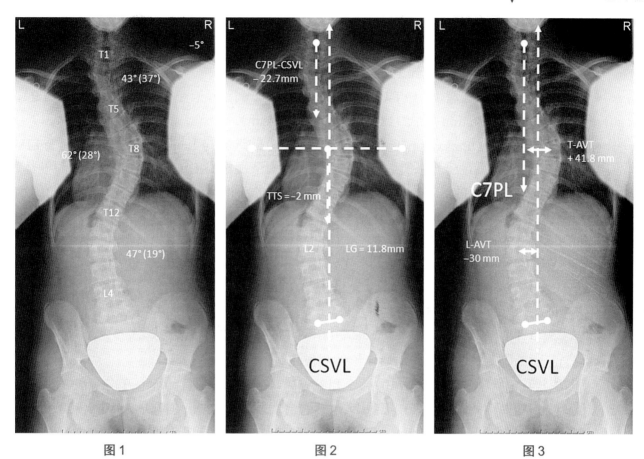

图 1　　　　　　　　　图 2　　　　　　　　　图 3

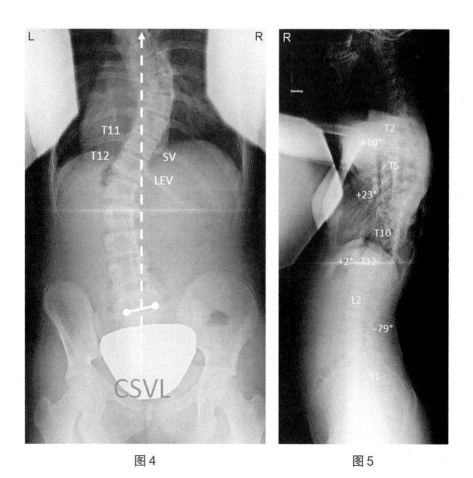

图 4　　　　　　　　　图 5

【手术方案及理由】

- 后路选择性胸椎融合 T2 到 T12。
- 选择性胸椎融合的理由：1）T-Cobb／L-Cobb＝1.3（＞1.2），T-AVT／L-AVT＝1.4（＞1.2），T-Rotation／L-Rotation＝1；2）LG＝11.8mm（＜20mm）。
- LIV 到 T12 的理由：Lenke 2C 最下固定椎（LIV）的选择与 Lenke 1C 相同，原则上 LIV 选在 SV，但需满足一个条件，即 SV 是主胸弯的下端椎（LEV）或 LEV 尾侧端的椎体。该 Lenke 2C 型弯的 SV 是 T11 位于 LEV（T12）的头侧端，故 LIV 自 SV（T11）向尾侧端延长至 LEV（T12）。
- UIV 到 T2 的理由：上胸弯为结构性弯，UIV 选在 T2。

【实际结果】

- 后路选择性胸椎融合 T5 到 T12。
- 术后 4 个月（图 6）、1 年（图 7）、2 年半（图 8）随访后前位 X 线片。
- 图 11～13 显示患者术前与术后 4 年外观像比较。
- 术后 4 年 6 个月测量（图 8～10）：T5-T12＝34°，主胸弯矫正率＝45%；T1-T5＝33°，上胸弯自发矫正率 41%；腰弯 T12-L4＝26°，腰弯自发矫正率 45%。C7PL-CSVL＝−20.9mm，冠状位向左倾斜减少 1.8mm；TTS＝−18.7mm，胸廓向左倾斜增加 16.7mm，锁骨角 −2°，右肩抬高。矢状位 T2-5＝＋7°，T5-T12＝＋29°，T12-S1＝−62°，T10-L2＝＋7°。

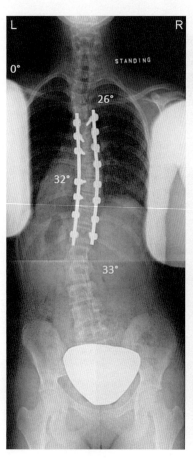 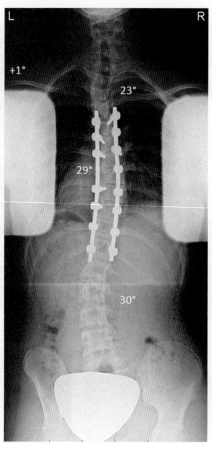 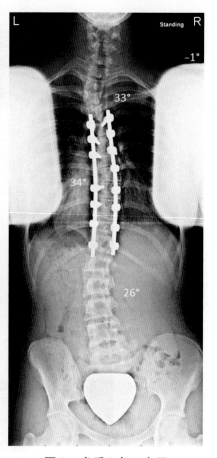

图 6　术后 4 个月　　　　　图 7　术后 1 年　　　　　图 8　术后 2 年 6 个月

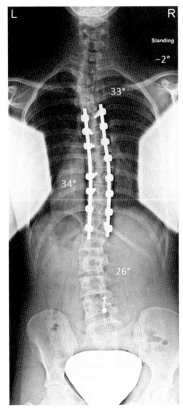 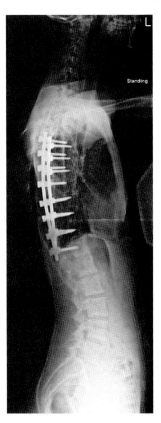

图 9　术后 4 年 6 个月（正位）　　图 10　术后 4 年 6 个月（侧位）

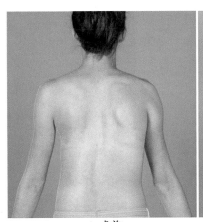 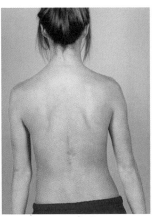 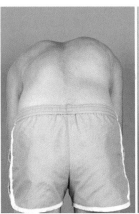 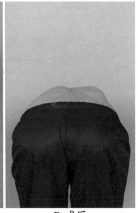

A. 术前　　　　　　　　B. 术后　　　　　　A. 术前　　　　　　　　B. 术后

图 11　术前及术后 4 年后面观　　　　图 12　术前及术后 4 年 Adam test 后面观

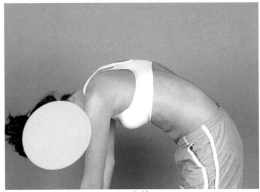 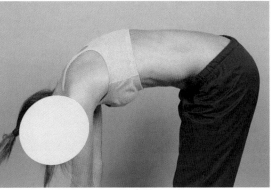

A. 术前　　　　　　　　　　　　　　　　　B. 术后

图 13　术前及术后 4 年 Adam test 左侧面观

【讨论】

- Lenke 2C LIV 的选择与 Lenke 1C 相同，原则上 LIV 选在 SV，但需满足一个条件，即 SV 是主胸弯的 LEV 或 LEV 尾侧端的椎体。该 Lenke 2C 型弯的 SV 是 T11 位于 LEV（T12）的头侧端，故 LIV 自 SV（T11）向尾侧端延长至 LEV（T12）。
- 该 Lenke 2C 型弯上胸弯未固定融合，术后 4 年 6 个月随访上胸弯残留 33°，右肩抬高。

结构性胸腰弯／腰弯的确定和腰弯的固定融合

依据 Lenke 分型的定义，腰弯（或胸腰弯）角度仰卧位 Bending≥25°即定义为结构性腰弯（或胸腰弯）。然而，Lenke 分型里并未对结构性腰弯是否一定需要固定融合作出明确指导，这样就给结构性腰弯固定融合的选择带来了混乱。另外，对于一些 Bending＜25°的所谓非结构性腰弯，由于某种原因如腰弯椎体旋转过重或腰部有明显的骨性隆起，临床上也常需固定融合。因此，从某种意义上讲，腰弯是否是结构性弯是一回事，而它是否需要固定融合是另一回事。那么，什么时候腰弯一定需要固定融合呢？1）胸腰段交界处有交界性后凸（矢状位 T10-L2≥20°）的腰弯一定需要固定融合；2）Adam test 腰部有明显隆起的，X 线片测量腰弯椎体有明显的旋转（Nash-Moe≥Ⅲ度），腰弯顶椎区的椎体明显偏离 CSVL（LG＞20mm）的腰弯一定需要固定融合。毫无疑问，腰弯仰卧位 Bending≥25°也是决定腰弯是否需要固定融合的重要参考指标。

举例说明一，13 岁 11 个月女性 AIS 患者，站立位后面观可见明显的腰线不对称皱褶（waistline crease）（图 1），Adam test 腰椎有明显的骨性隆起（lumbar hump）（图 2、图 3）。站立位 X 线片测量：腰弯 T12-L4＝75°，腰弯顶椎有明显的旋转（Nash-Moe＝Ⅲ度）（图 4）。仰卧位 Bending 腰弯 T12-L4＝38°（＞25°）（图 5）。腰弯顶椎 L2 明显偏离 CSVL，LG＝32mm（LG＞20mm）（图 6）。矢状面 T10-L2＝+9°（正常为 0°）（图 7）。该腰弯定义为结构性弯，该腰弯需固定融合（图 8、9，术后 1 年正侧位像）。

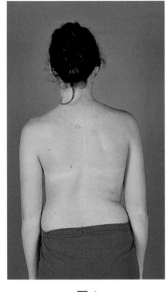

图 1

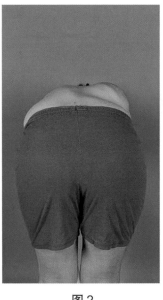

图 2

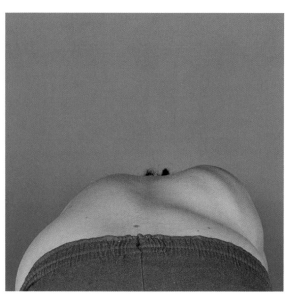

图 3

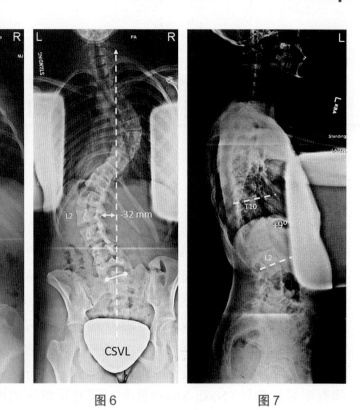

图 4　　　　　图 5　　　　　图 6　　　　　图 7

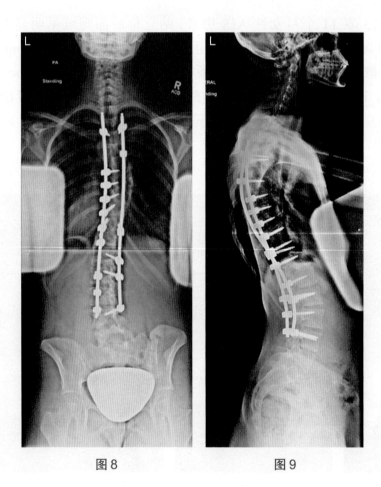

图 8　　　　　图 9

举例说明二，12岁2个月女性AIS患者，站立位后面观未见明显的腰线不对称皱褶（图10）。Adam test腰椎未见明显骨性隆起（图11）。站立位X线片测量：腰弯T12-L4＝50°，腰弯椎体未见明显的旋转（Nash-Moe＝Ⅰ度）（图12）。仰卧位Bending腰弯T12-L4＝32°（>25°）（图13）。CSVL触及腰弯顶椎L3的椎弓根（图14）。矢状面T10-L2＝+3°（正常为0°）（图15）。该腰弯定义为结构性弯，因为腰弯Bending大于25°。但该腰弯无需固定融合，因为患者外观未见明显的腰线不对称皱褶，Adam test腰弯无明显隆起，腰弯顶椎无明显旋转且未偏离CSVL。该例AIS只固定融合右主胸弯（图16、图17，术后1年正侧位像）。

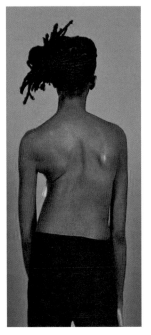
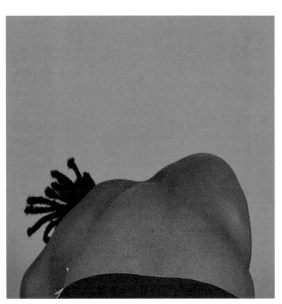

图10　　　　　　　　　　　　　图11

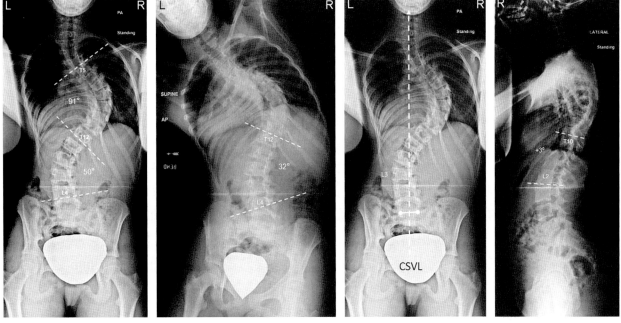

图12　　　　　　图13　　　　　　图14　　　　　　图15

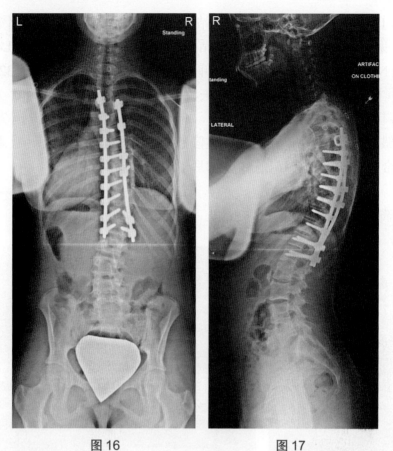

图 16　　　　　　　　　　　　图 17

　　举例说明三，15 岁 7 个月女性 AIS 患者，站立位后面观可见腰线不对称皱褶（图 18）。Adam test 腰椎可见较明显骨性隆起（图 19）。站立位 X 线片测量：腰弯 T11-L3＝54°，腰弯顶椎椎体可见明显的旋转（Nash-Moe＝Ⅲ度）（图 20）。仰卧位 Bending 腰弯 T11-L3＝12°（＜25°）（图 21）。腰弯顶椎（L1-L2 椎间盘）明显偏离 CSVL，LG＝31mm（LG＞20mm）（图 22）。矢状面 T10-L2＝＋5°（正常为 0°）（图 23）。该腰弯定义为非结构性弯，因为腰弯 Bending 小于 25°。但该腰弯需固定融合（图 24、25，术后 2 年正侧位像），因为患者外观可见较明显的腰线不对称皱褶，Adam test 腰弯有较明显骨性隆起，腰弯顶椎有明显旋转且明显偏离 CSVL。

　　对于 AIS，决定腰弯是否需要固定融合除了参考 Bending 像（是否≥25°）外，更重要的是要观察和测量腰弯顶椎与 CSVL 的位置关系，即腰弯间距（lumbar gap，LG）。通常情况下，如果 CSVL 触及腰弯顶椎区，腰弯间距为零（腰弯修正弯 A 或 B），即使腰弯是结构性弯（Bending≥25°），腰弯也无需固定融合，此时 LIV 的选择应参考腰弯修正弯 A 或 B 的原则来制定。如果 CSVL 偏离腰弯顶椎区较远，如腰弯间距大于 20mm，即使腰弯是非结构性弯（Bending＜25°），腰弯也需考虑固定融合。因为此时腰弯的椎体会有明显的旋转，腰部外观会有明显的隆起。如今，对腰弯是否需要固定融合有争议的是腰弯间距在 10～20mm 之内的腰弯，此时 Bending 像是否≥25° 就显得格外重要了。

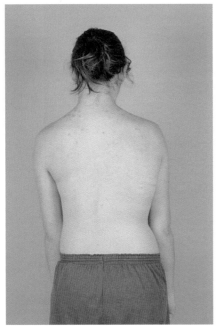

图 18

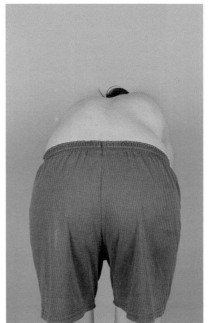

图 19

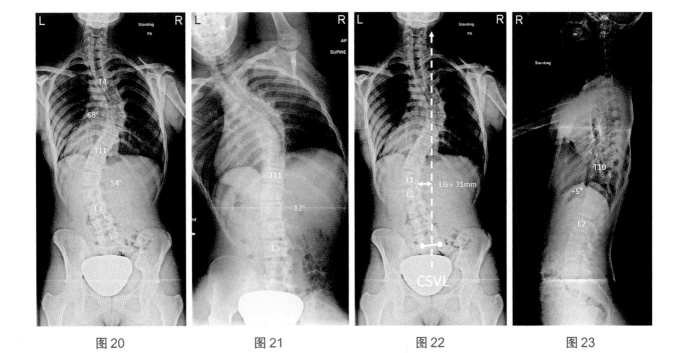

图 20　　　　　　　　图 21　　　　　　　　图 22　　　　　　　　图 23

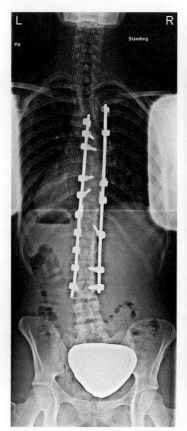 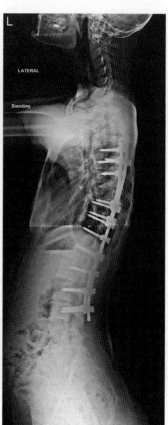

图 24 图 25

胸腰双主弯（Lenke 3 和 Lenke 6 型弯）最上固定椎和最下固定椎的确定

　　胸腰双主弯（double major curve）是指胸弯和腰弯（或胸腰弯）都是结构性主弯，当胸弯的 Cobb 角大于腰弯 Cobb 角时，为 Lenke3 型，反之则为 Lenke6 型。两者的手术融合节段选择的原则基本相同，双主弯都要固定融合。Lenke 3 型和 6 型弯确定最上固定椎（UIV）和最下固定椎（LIV）的基本原则：UIV 为主胸弯的上端椎（UEV），LIV 为结构性腰弯的下端椎（LEV）。

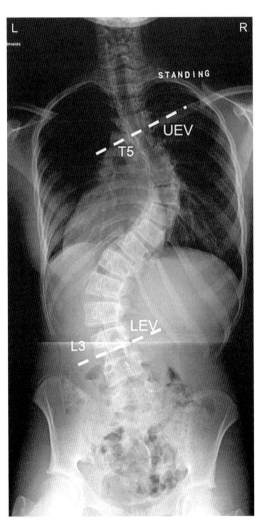

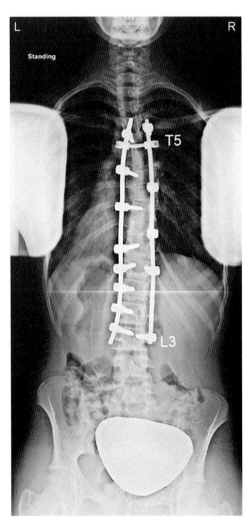

图 1　　　　　　　　　　　　　　图 2

　　图 1：Lenke 6 型弯，T5 为主胸弯的上端椎，L3 为结构性腰弯的下端椎。图 2：行后路椎弓根螺钉固定矫形 2 年后，最上固定椎为主胸弯的上端椎 T5，最下固定椎为结构性腰弯的下端椎 L3。

　　胸腰双主弯中,如果结构性腰弯的下端椎与其头侧端相邻椎体的椎间盘是平行的,最下固定椎可酌情考虑选择平行椎间盘头侧端的椎体。

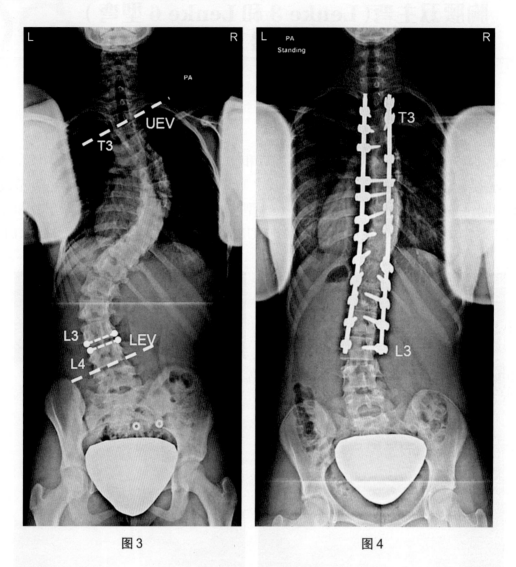

图 3　　　　　　　　　　　　　　　图 4

　　图 3:Lenke 3 型弯,T3 为主胸弯的上端椎,L4 为结构性腰弯的下端椎。L4 与其头侧端相邻椎体(L3)的椎间盘是平行的。图 4:行后路椎弓根螺钉固定矫形 2 年后,最上固定椎为主胸弯的上端椎 T3,最下固定椎可选择在平行椎间盘头侧端的椎体 L3。

57

Lenke 3 型病例

病例 1

【病史】

- 15 岁女孩,2 年前学校普查发现脊柱侧凸,时有腰背部疼痛。
- 神经系统检查无异常,MRI 未见异常,月经初潮期后 2 年 1 个月,其他无异常。

【测量】

- 右侧主胸弯 T4-T12＝67°,顶椎为 T8,Bending 35°。上胸弯 T1-T4＝26°,Bending 11°。腰弯 T12-L4＝67°,Bending 37°,顶椎 L2。锁骨角 −2°。T-Cobb／L-Cobb＝1。Risser 征 4+ 级(图 1、图 2)。
- 冠状面平衡:C7PL-CSVL＝＋2.1mm,TTS＝＋23.5mm,CSVL 位于腰弯顶椎 L2 凹侧缘外侧,LG＝17.4mm(图 3)。
- T-AVT＝＋39.7mm,L-AVT＝−32.6mm,T-AVT／L-AVT＝1.2;T-Rotatio(Moe)＝2 级,L-Rotatio(Moe)＝2 级,T-Rotation／L-Rotation＝1(图 4)。
- 主胸弯上端椎(UEV)是 T4,结构性主腰弯下端椎(LEV)是 L4(图 5)。
- 矢状位 T2-T5＝＋13°(<20°),T5-T12＝＋24°,T10-L2＝0°,T12-S1＝−77°(图 6)。

【诊断及理由】

- 青少年特发性脊柱侧凸(AIS)。
- 理由:1)患者为青少年期(13 岁)发现脊柱畸形的女孩;2)右侧胸弯,顶椎为 T8;3)矢状面主胸弯顶椎区肋骨小头平直;4)未见先天性发育异常的椎体;5)神经系统检查无异常,MRI 未见异常;6)其他系统无异常。

【分型及理由】

- Lenke 3 型。
- 理由:1)右侧主胸弯;2)Bending 像上胸弯 T1-T4＝11°(<25°),矢状位 T2-T5＝＋13°(<20°),上胸弯为非结构性上胸弯;3)Bending 像腰弯 T12-L4＝37°(>25°),腰弯为结构性弯;4)胸腰双主弯,胸弯 Cobb 角度与腰弯 Cobb 角度相等,Lenke 3 型。该 AIS 分型为 Lenke 3 型。

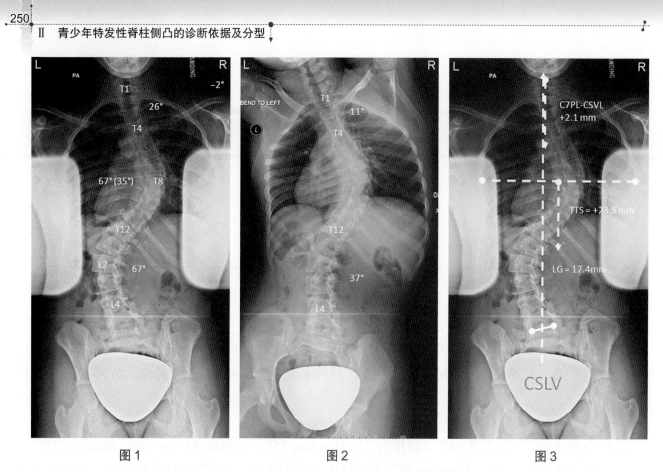

图 1   图 2   图 3

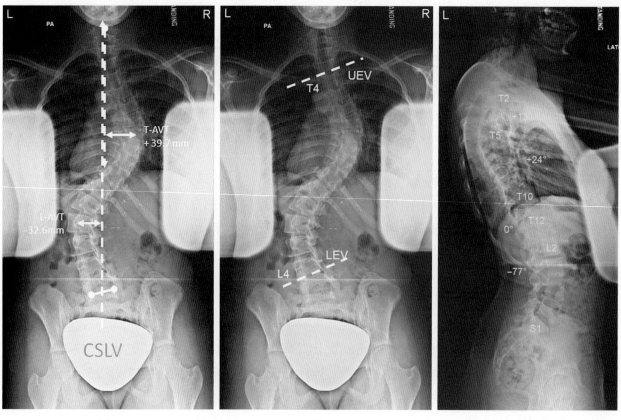

图 4   图 5   图 6

【治疗原则及理由】

- 手术治疗。
- 理由：胸腰弯均为 67°（> 50°）。

【手术方案及理由】

- 后路固定融合 T4 到 L4。
- 最下固定椎（LIV）到 L4 的理由：L4 是结构性腰弯的下端椎（LEV）。
- 最上固定椎（UIV）到 T4 的理由：T4 是主胸弯的上端椎（UEV）。

【实际结果】

- 后路选择性胸椎融合 T4 到 L4。
- 术后 2 周（图 7）、6 个月（图 8）随访后前位 X 线片。术后 3 年测量（图 9、图 10）：T4-T12 = 21°，主胸弯矫正率 = 68%；T1-T4 = 9°，上胸弯自发矫正率 65%；腰弯 T12-L4 = 17°，腰弯矫正率 = 75%。C7PL-CSVL = 0mm，冠状位向右倾斜减少 2.1mm；TTS = 0mm，胸廓向右倾斜减少 23.5mm。矢状位 T5-T12 = + 26°，T12-S1 = − 71°。
- 图 11~15 显示患者术前与术后 3 年外观像比较。

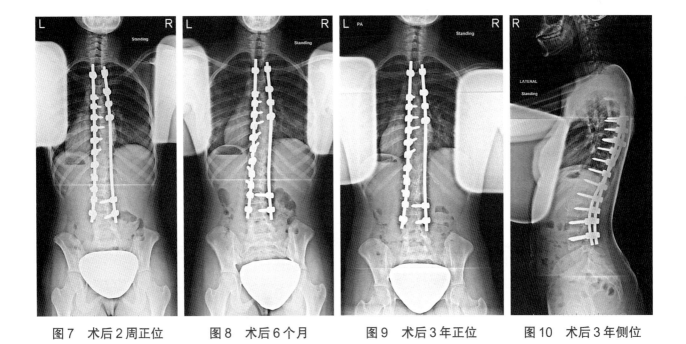

图 7　术后 2 周正位　　图 8　术后 6 个月　　图 9　术后 3 年正位　　图 10　术后 3 年侧位

【讨论】

- 对于胸腰双主弯，如果胸弯 Cobb 角与腰弯 Cobb 角相等，定义为 Lenke 3 型弯。
- Lenke 3 型弯 UIV 和 LIV 选择的总原则：UIV 为主胸弯的 UEV，LIV 为结构性腰弯的 LEV。

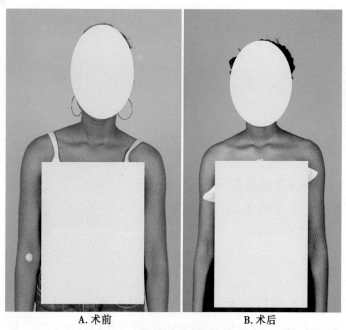

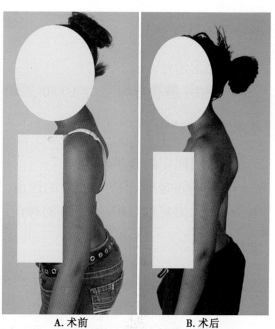

A. 术前　　　　　　　B. 术后

图 11　术前及术后 3 年前面观

A. 术前　　　　　　　B. 术后

图 12　术前及术后 3 年左侧面观

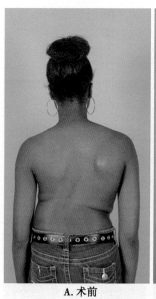
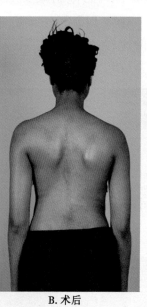

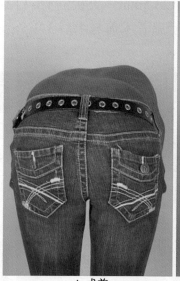
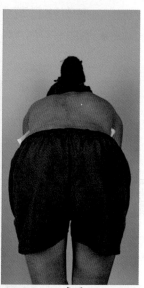

A. 术前　　　　　　　B. 术后

图 13　术前及术后 3 年后面观图

A. 术前　　　　　　　B. 术后

图 14　术前及术后 3 年 Adam test 后面观

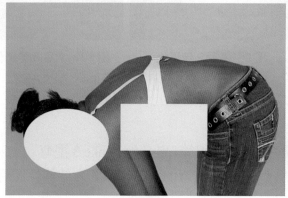

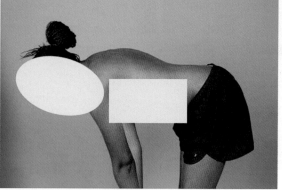

A. 术前　　　　　　　　　　　　　　B. 术后

图 15　术前及术后 3 年 Adam test 左侧面观

病例 2

【病史】

- 10 岁 6 个月女孩,被家庭医生发现有脊柱侧凸,无不适主诉。站立位脊柱后前位 X 线片胸弯 T5-T11 = 16°,胸腰弯 T11-L2 = 17°。侧位 X 线片 T5-T12 = +3°(胸椎平背畸形 hypokyphosis)。骨盆三角软骨(TRC)开放,Risser 征 0 级。未见先天性发育异常的椎体,神经系统无异常,月经初潮前期。诊断:青少年特发性脊柱畸形(AIS)。给予观察治疗(图 1、图 2)。

- 11 岁 7 个月,胸弯 T5-T11 = 25°,胸腰弯 T11-L3 = 25°。TRC 正在闭合,Risser 征 0 级,月经初潮前期,给予 Boston 支具治疗(图 3)。

- 12 岁 8 个月,行支具治疗 1 年 1 个月后。胸弯 T5-T11 = 35°,胸腰弯 T11-L3 = 32°,TRC 闭合,Risser 征 1 级,月经初潮后 1 年,继续支具治疗(图 4)。

- 13 岁 8 个月,上胸弯 T1-T5 = 25°,胸弯 T5-T11 = 41°,胸腰弯 T11-L3 = 43°,Risser 征 3 级,月经初潮后 2 年,继续支具治疗(图 5)。

- 14 岁 3 个月,上胸弯 T1-T5 = 23°,胸弯 T5-T11 = 40°,胸腰弯 T11-L3 = 47°,Risser 征 4 级,月经初潮后 2 年 7 个月,终止继续支具治疗(图 6)。

- 15 岁 3 个月,上胸弯 T1-T5 = 30°,胸弯 T5-T11 = 57°,腰弯 T11-L4 = 54°,Risser 征 4+ 级(图 7)。

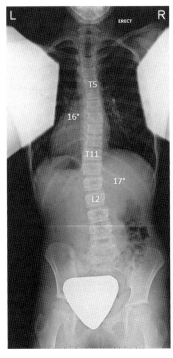
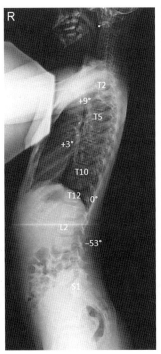
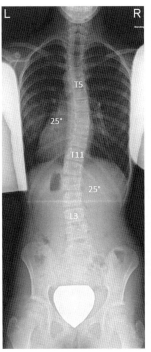
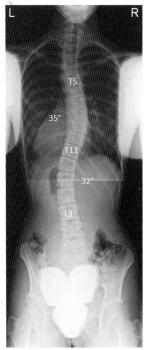

图 1   图 2   图 3   图 4

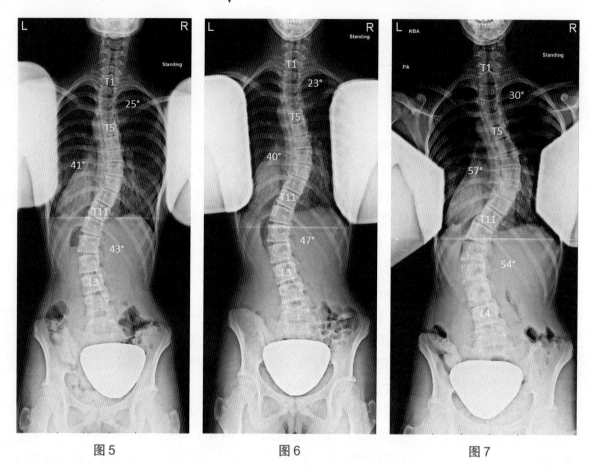

图5   图6   图7

【测量】(患者 16 岁 5 个月)

- 右侧主胸弯 T4-T11＝58°，主胸弯的上端椎（UEV）T4，下端椎（LEV）T11，顶椎 T8，Bending 48°。上胸弯 T1-T4＝20°，Bending 19°（＜25°）。腰弯 T11-L4＝57°，腰弯的顶椎为 L1-2 椎间盘，Bending 37°（＞25°），月经初潮后 4 年 9 个月，Risser 征 5 级（图8、图9）。
- 冠状面平衡：C7PL-CSVL＝0mm，TTS＝＋17.5mm，CSVL 位于腰弯顶椎 L2 凹侧缘外侧，LG＝17.5mm（图10）。
- T-AVT＝＋41.2mm，L-AVT＝−42.4mm，T-AVT / L-AVT＝0.9；T-Rotatio（Moe）＝1 级，L-Rotatio（Moe）＝2 级，T-Rotation / L-Rotation＝0.5（图11）。
- 主胸弯上端椎是 T4，结构性主腰弯下端椎是 L4，L3-4 之间的椎间盘平行（图12）。
- 矢状位 T2-T5＝＋13°（＜20°），T5-T12＝＋26°，T10-L2＝0°，T12-S1＝−49°（图13）。

【诊断及理由】

- 青少年特发性脊柱侧凸（AIS）。
- 理由：1）患者为青少年期（10 岁 6 个月）发现脊柱畸形的女孩；2）右侧胸弯，顶椎为 T8；3）矢状面主胸弯平背畸形；4）未见先天性发育异常的椎体；5）神经系统检查无异常；6）其他系统无异常。

【分型及理由】

- Lenke 3 型。

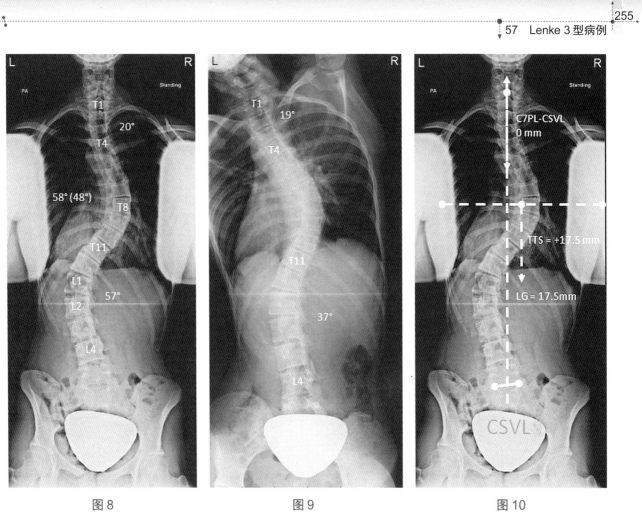

图 8　　　　　　　　图 9　　　　　　　　图 10

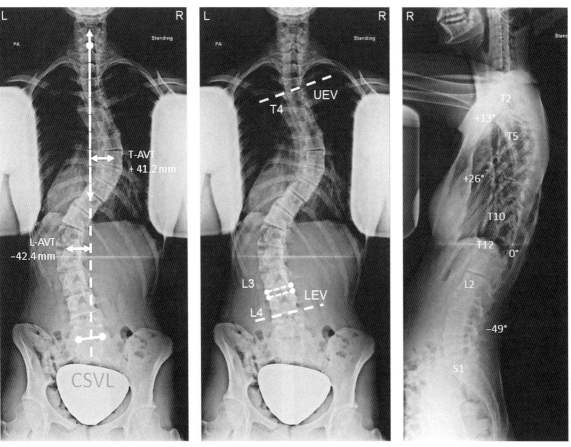

图 11　　　　　　　　图 12　　　　　　　　图 13

- 理由：1）右侧主胸弯；2）Bending 像上胸弯 T1-T4＝19°（<25°），矢状位 T2-T5＝＋13°（<20°），上胸弯为非结构性上胸弯；3）Bending 像腰弯 T12-L4＝37°（>25°），腰弯为结构性弯；4）胸腰双主弯，胸弯 Cobb 角度大于腰弯 Cobb 角度，Lenke 3 型。该 AIS 分型为 Lenke 3 型。

【治疗原则及理由】

- 手术治疗。
- 理由：胸弯为 58°，腰弯 57°（>50°）。

【手术方案及理由】

- 后路固定融合 T4 到 L3。
- LIV 到 L3 的理由：L4 是结构性腰弯的下端椎，L3-4 椎间盘平行。Lenke 3 型弯中，如果结构性腰弯的下端椎与其头侧端相邻椎体的椎间盘是平行的，最下固定椎（LIV）可酌情考虑选择平行椎间盘头侧端的椎体。故 LIV 可选择在 L3。
- UIV 到 T4 的理由：T4 是主胸弯的上端椎。

【实际结果】

- 后路选择性胸椎融合 T4 到 L3。
- 术后 6 个月测量（图 14、图 15）：T4-T12＝20°，主胸弯矫正率＝66%；T1-T4＝18°，上胸

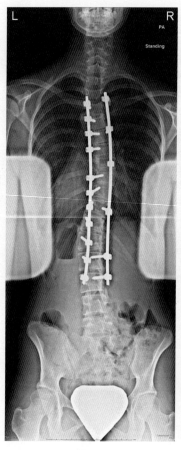 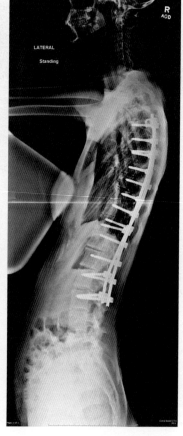

图 14   图 15

弯自发矫正率 10%；腰弯 T12-L4＝20°，腰弯矫正率＝65%。C7PL-CSVL＝−13.7mm，冠状位向左倾斜增加 13.7mm；TTS＝−15.7mm，胸廓向左倾斜 15.7mm。矢状位 T5-T12＝+22°，T12-S1＝−48°。

【讨论】

- 该例展现患者自 10 岁 6 个月（TRC 开放，Risser 征 0 级，月经初潮前期，生长快速期）到 16 岁 5 个月（TRC 闭合，Risser 征 5 级，月经初潮后 4 年 9 个月，生长成熟期）之间共 5 年 11 个月脊柱侧凸进展的历史。

- Lenke 3 型弯 LIV 选择在结构性腰弯的下端椎。但是，如果结构性腰弯的下端椎与其头侧端相邻椎体的椎间盘是平行的，LIV 可酌情考虑选择平行椎间盘头侧端的椎体。该例 LIV 选择在平行椎间盘的头侧端椎体（L3），矫正效果满意，继续随访中。

病例 3

【病史】

- 14 岁 6 个月女孩，2 年前学校普查发现脊柱侧凸，无不适主诉，曾给予支具治疗（图 1、图 2）。

- 神经系统检查无异常，月经初潮期后 3 年，其他无异常。

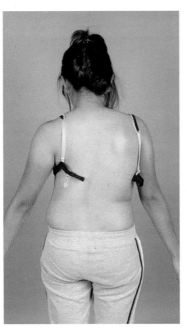
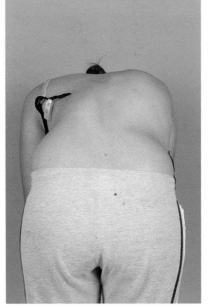

图1   图2

【测量】

- 右侧主胸弯 T5-T12＝60°，顶椎为 T8，Bending 44°。上胸弯 T1-T5＝28°，Bending 19°。腰弯 T12-L4＝56°，Bending 26°，顶椎 L2-3 椎间盘。T-Cobb／L-Cobb＝1.1。Risser 征 4+ 级（图 3、图 4）。

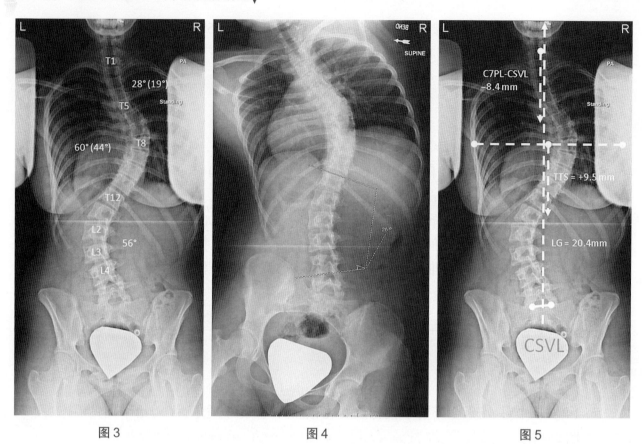

图 3　　　　　　　　　　　图 4　　　　　　　　　　　图 5

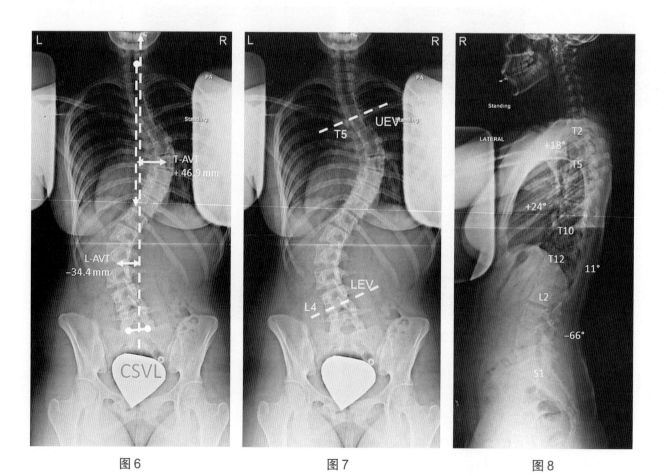

图 6　　　　　　　　　　　图 7　　　　　　　　　　　图 8

- 冠状面平衡：C7PL-CSVL＝−8.4mm，TTS＝+9.5mm，骶骨中垂线（CSVL）位于腰弯顶椎 L2-3 凹侧缘外侧，Lumbar Gap（LG）＝20.4mm（图 5）。
- T-AVT＝+46.9 mm，L-AVT＝−34.4 mm，T-AVT/L-AVT＝1.4；T-Rotation（Moe）＝2 级，L-Rotation（Moe）＝2 级，T-Rotation/L-Rotation＝1（图 6）。
- 主胸弯上端椎（UEV）是 T5，结构性腰弯下端椎（LEV）是 L4（图 7）。
- 矢状位 T2-T5＝+18°（<20°），T5-T12＝+24°，T10-L2＝+11°，T12-S1＝−66°（图 8）。

【诊断及理由】

- 青少年特发性脊柱侧凸（AIS）。
- 理由：1）患者为青少年期（12 岁 6 个月）发现脊柱畸形的女孩；2）右侧胸弯，顶椎为 T8；3）矢状面主胸弯顶椎区肋骨小头平直；4）未见先天性发育异常的椎体；5）神经系统检查无异常；6）其他系统无异常。

【分型及理由】

- Lenke 3 型。
- 理由：1）右侧主胸弯；2）Bending 像上胸弯 T1-T5＝19°（<25°），矢状位 T2-T5＝+18°（<20°），上胸弯为非结构性上胸弯；3）Bending 像腰弯 T12-L4＝26°（>25°），站立位后面外观腰线不对称皱褶明显（图 1），Adam test 后面观腰部有明显骨性隆起（图 2），故腰弯为结构性弯；4）胸腰双主弯，胸弯 Cobb 角度大于腰弯 Cobb 角度，Lenke 3 型。该 AIS 分型为 Lenke 3 型。

【治疗原则及理由】

- 手术治疗。
- 理由：右侧主胸弯为 60°（>50°），结构性腰弯为 56°（>50°）。

【手术方案及理由】

- 后路固定融合 T5 到 L4。
- 最下固定椎（LIV）到 L4 的理由：L4 是结构性腰弯的下端椎（LEV）。
- 最上固定椎（UIV）到 T5 的理由：T5 是主胸弯的上端椎（UEV）。

【实际结果】

- 后路选择性胸椎融合 T5 到 L3。
- 术后 LIV 下椎间盘冠状面角度测量：术后 3 周 +10°（图 9）；术后 2 个月 +14°（图 10）；术后 9 个月 +15°（图 11）；术后 1 年 8 个月 +14°（图 12）；术后 2 年 9 个月 +11°（图 13）。
- 术后 2 年 9 个月测量（图 13、图 14）：T5-T12＝30°，主胸弯矫正率＝50%；腰弯 T12-L4＝25°，腰弯矫正率＝55%。C7PL-CSVL＝−5.8mm，冠状位向左倾斜减少 2.6mm；TTS＝0mm，胸廓向右倾斜纠正 9.5mm。矢状位 T5-T12＝+24°，T12-S1＝−56°。

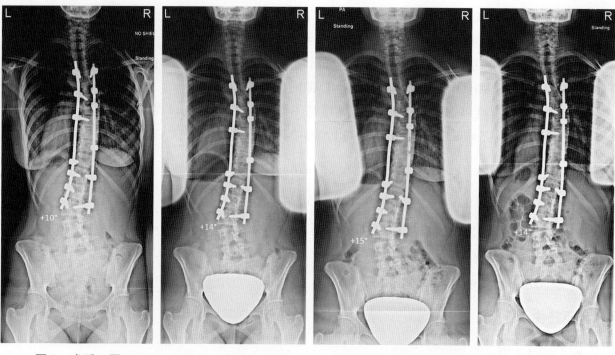

图 9　术后 3 周　　　　图 10　术后 2 个月　　　　图 11　术后 9 个月　　　　图 12　术后 1 年 8 个月

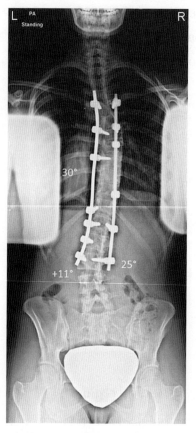

图 13　术后 2 年 9 个月（正位）

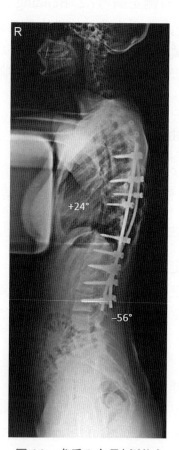

图 14　术后 2 个月（侧位）

【讨论】

● 该腰弯在 Bending 下是 26°，非常接近临界的 25°。之所以确定该腰弯为结构性弯并给予固定融合主要是因为：1）站立位后面外观腰线不对称皱褶明显（图 1）；2）Adam test

后面观腰部有明显骨性隆起（图 2），LG＝20.4mm（＞20mm）；3）矢状面胸腰交界处 T10-L2＝＋11°（正常是 0°），有交界性后凸趋势。

- Lenke 3 型弯 LIV 选择的总原则是结构性腰弯的下端椎（LEV）。该 Lenke 3 型弯 LIV 选择在 LEV 头侧端上一个椎体（L3），术后近 3 年随访最下固定椎（LIV）下椎间盘冠状面角度向左开口 11°（楔形变，wedging change），冠状面和矢状面平衡好，无矫正丢失，患者无不适。LIV 下椎间盘冠状面楔形变是否会导致或加速椎间盘的退变，尚需长期随访观察。

Lenke 6 型病例

──────────── 病例 1 ────────────

【病史】

- 8 岁 3 个月女孩，1 年前被家庭医生发现有脊柱侧凸，无不适主诉。站立位脊柱后前位 X 线片胸弯 T5-T12＝27°，胸腰弯 T12-L4＝27°。侧位 X 线片 T5-T12＝＋32°。骨盆三角软骨（TRC）开放，Risser 征 0 级。未见先天性发育异常的椎体，神经系统无异常，MRI 无异常，月经初潮前期。诊断：幼儿型特发性脊柱侧凸（JIS）。给予支具治疗（图 1、图 2）。

- 9 岁 5 个月，胸弯 T4-T11＝30°，胸腰弯 T11-L4＝33°。TRC 开放，Risser 征 0 级，月经初潮前期，给予支具治疗（图 3）。

- 10 岁 10 个月，胸弯 T4-T11＝33°，胸腰弯 T11-L4＝53°，TRC 正在闭合，Risser 征 1 级，月经初潮前期，继续支具治疗（图 4）。

- 11 岁 11 个月，胸弯 T4-T11＝37°，胸腰弯 T11-L4＝39°，Risser 征 2～3 级，月经初潮后 6 个月，继续支具治疗（图 5）。

- 12 岁 4 个月，胸弯 T4-T11＝44°，胸腰弯 T11-L4＝55°，Risser 征 4 级，继续支具治疗（图 6）。

- 13 岁 2 个月，胸弯 T4-T11＝45°，腰弯 T11-L3＝60°，Risser 征 4 级，终止支具治疗（图 7）。

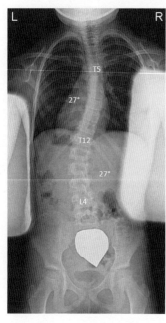
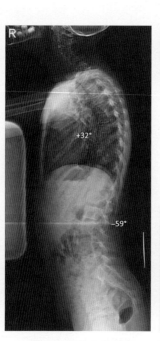
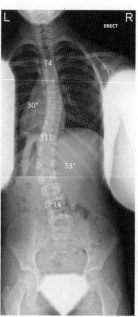
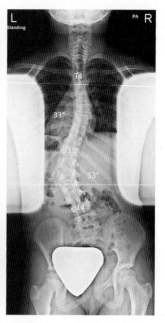

图 1　8 岁 3 个月　　　　图 2　8 岁 3 个月　　　　图 3　9 岁 5 个月　　　　图 4　10 岁 10 个月

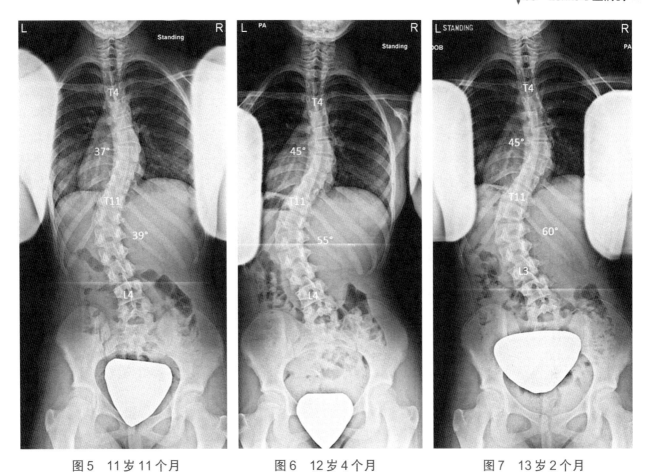

图5 11岁11个月　　　　　　图6 12岁4个月　　　　　　图7 13岁2个月

【测量】（患者 14 岁）

- 右侧主胸弯 T4-T11 = 49°，主胸弯的上端椎（UEV）T4，下端椎（LEV）T11，顶椎 T7-8 椎间盘，Bending 21°。上胸弯 T1-T4 = 26°，Bending 7°（<25°）。胸腰弯 T11-L3 = 65°，胸腰弯的顶椎为 L1，Bending 32°（>25°）。胸腰弯大于胸弯，Risser 征 4 级（图8）。
- 冠状面平衡：C7PL-CSVL = −32.3mm，TTS = −26.3mm，CSVL 位于胸腰弯顶椎 L1 凹侧缘外侧，LG = 44.3mm（图10）。
- T-AVT = +20.4mm，L-AVT = −56.3mm，T-AVT / L-AVT = 0.4；T-Rotatio（Moe）= 1 级，L-Rotatio（Moe）= 2 级，T-Rotation / L-Rotation = 0.5（图11）。
- 主胸弯上端椎是 T4，结构性胸腰弯下端椎是 L3（图12）。
- 矢状位 T2-T5 = +8°（<20°），T5-T12 = +46°，T10-L2 = +8°，T12-S1 = −72°（图9）。

【诊断及理由】

- 青少年特发性脊柱侧凸（AIS），幼儿期发病（juvenile onset）。
- 理由：1）患者为幼儿期（8 岁 3 个月）发现脊柱侧凸的女孩，14 岁行手术治疗；2）右侧胸弯，顶椎为 T7-8 椎间盘；3）矢状面主胸弯顶椎区肋骨小头平直；4）未见先天性发育异常的椎体；5）神经系统检查无异常，MRI 无异常；6）其他系统无异常。

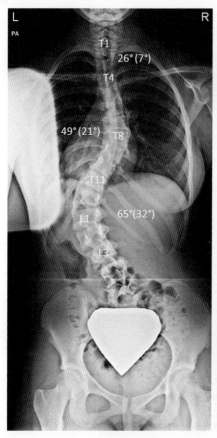

图 8　14 岁（正位）

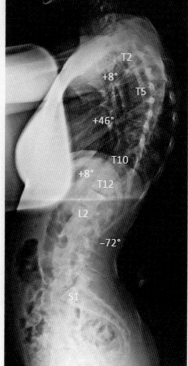

图 9　14 岁（侧位）

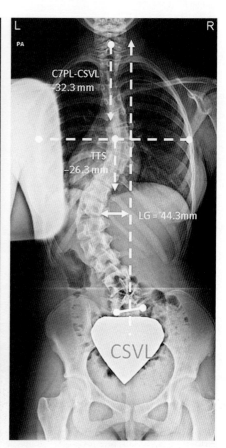

图 10

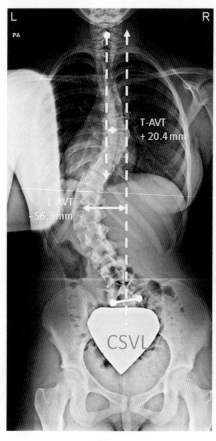

图 11

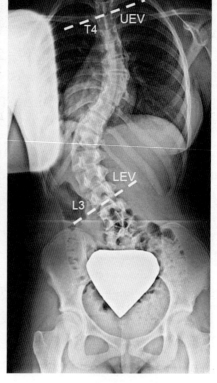

图 12

【分型及理由】

- Lenke 6 型。
- 理由：1）右侧主胸弯；2）Bending 像上胸弯 T1-T4 = 7°（< 25°），矢状位 T2-T5 = + 8°（< 20°），上胸弯为非结构性上胸弯；3）Bending 像胸腰弯 T11-L3 = 32°（> 25°），胸腰弯为结构性弯；4）胸腰双主弯，胸腰弯 Cobb 角度大于胸弯 Cobb 角度，Lenke 6 型。该 AIS 分型为 Lenke 6 型。

【治疗原则及理由】

- 手术治疗。
- 理由：胸腰弯 65°（> 50°）。

【手术方案及理由】

- 后路固定融合 T4 到 L3。
- 最下固定椎（LIV）选择 L3 的理由：原则上 Lenke 6 型弯 LIV 的选择与 Lenke 3 型弯相同，即 LIV 选择胸腰弯或腰弯的下端椎。L3 是结构性胸腰弯的下端椎，故 LIV 选择在 L3。
- 最上固定椎（UIV）到 T4 的理由：原则上 Lenke 6 型弯 UIV 的选择与 Lenke 3 型弯相同，即 UIV 选择胸弯的上端椎，T4 是主胸弯的上端椎，故 LIV 选择在 T4。

【实际结果】

- 后路选择性胸椎融合 T4 到 L3。
- 术后 6 周（图 13）、6 个月（图 14）随访前后位 X 线片。

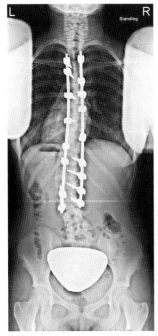 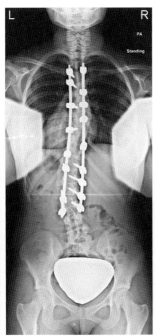 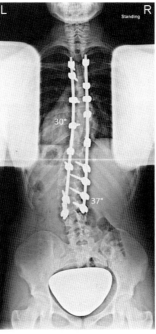 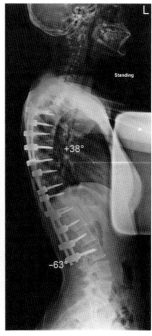

图 13　术后 6 周　　图 14　术后 6 个月　　图 15　术后 1 年（正位）　　图 16　术后 1 年（侧位）

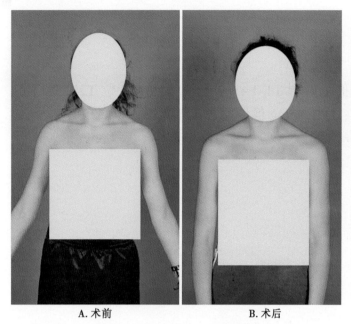

A.术前　　　　　　　　B.术后

图 17　术前及术后 1 年前面观

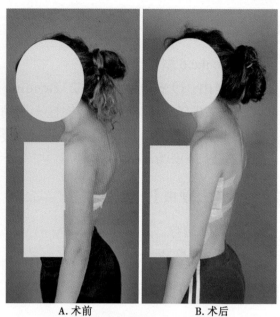

A.术前　　　　　B.术后

图 18　术前及术后 1 年侧面观

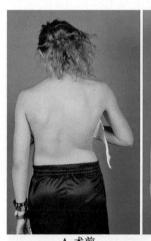

A.术前　　　　　　　　B.术后

图 19　术前及术后 1 年后面观

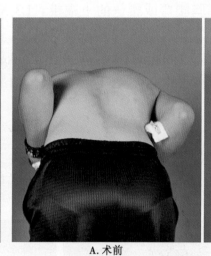

A.术前　　　　　　　B.术后

图 20　术前及术后 1 年 Adam test 后面观

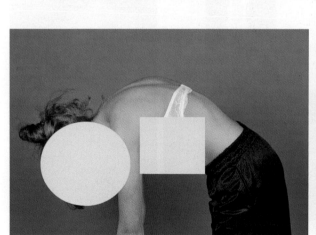

A.术前

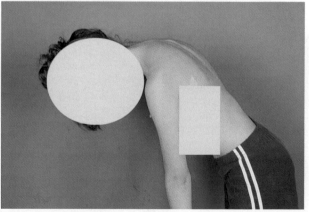

B.术后

图 21　术前及术后 1 年 Adam test 侧面观

- 术后 1 年测量（图 15，图 16）：T4-T11＝30°，主胸弯矫正率＝39%；胸腰弯 T11-L4＝37°，胸腰弯矫正率＝43%。C7PL-CSVL＝−7.9mm，冠状位向左倾斜减少 24.4mm；TTS＝−5.6mm，胸廓向左倾斜减少 20.7mm。矢状位 T5-T12＝＋38°，T12-S1＝−63°。
- 图 17～图 21 显示患者术前和术后 1 年外观像比较。

【讨论】

- 该例展示患者自 8 岁 3 个月（幼儿期）到 14 岁（青少年期）之间共 5 年 9 个月脊柱侧凸的进展史。该特发性脊柱侧凸在幼儿期发病，青少年期手术治疗。
- Lenke 6 型弯 UIV 和 LIV 选择的选择原则上与 Lenke 3 型弯相同，即 UIV 为主胸弯的上端椎，LIV 为结构性主胸腰弯／腰弯的下端椎。

病例 2

【病史】

- 5 岁 11 个月女孩，常规体检发现脊柱侧凸，无症状。站立位脊柱后前位 X 线片胸弯 T6-T11＝19°，腰弯 T11-L4＝15°。侧位 X 线片 T5-T12＝＋10°。骨盆三角软骨（TRC）开放，未见先天性发育异常的椎体，神经系统无异常。诊断：幼儿型特发性脊柱侧凸（JIS）。观察治疗（图 1、图 2）。
- 6 岁 11 个月，胸弯 T5-T11＝25°，腰弯 T11-L4＝21°。观察治疗（图 3）。
- 7 岁 10 个月，胸弯 T4-T11＝22°，腰弯 T11-L4＝13°，继续观察治疗（图 4）。
- 8 岁 11 个月，胸弯 T5-T11＝22°，腰弯 T11-L4＝22°，继续观察治疗（图 5）。
- 9 岁 11 个月，胸弯 T5-T11＝21°，腰弯 T11-L4＝22°，继续观察治疗（图 6）。

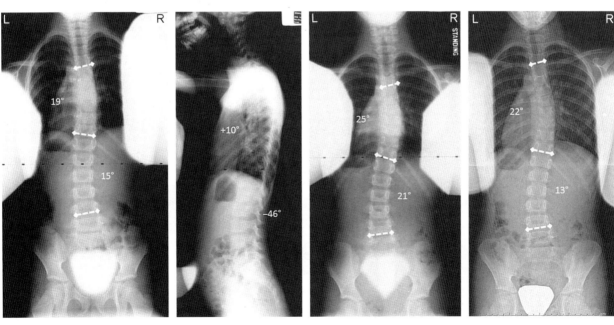

图 1　5 岁 11 个月正位片　　图 2　5 岁 11 个月侧位片　　图 3　6 岁 11 个月　　图 4　7 岁 10 个月

- 10 岁 7 个月，上胸弯 T2-T6 = 21°，胸弯 T6-T12 = 29°，腰弯 T12-L4 = 18°，TRC 开放，Risser 征 0 级，支具治疗（图 7）。

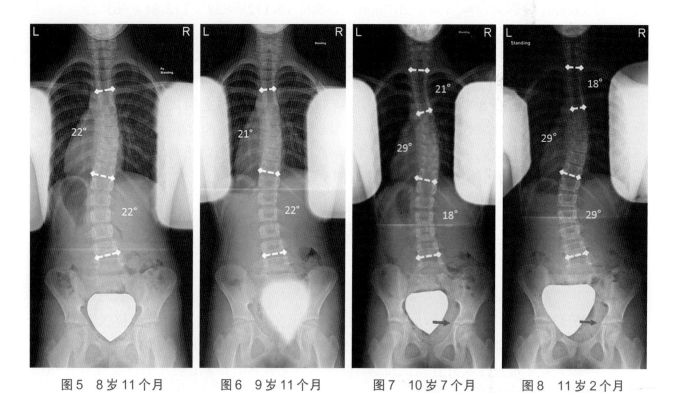

图 5　8 岁 11 个月　　　图 6　9 岁 11 个月　　　图 7　10 岁 7 个月　　　图 8　11 岁 2 个月

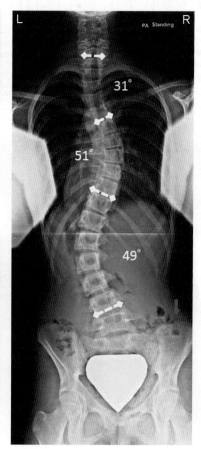

图 9　12 岁 9 个月　　　图 10　13 岁 4 个月　　　图 11　13 岁 10 个月

- 11 岁 2 个月，上胸弯 T2-T6 = 18°，胸弯 T6-T11 = 29°，腰弯 T11-L4 = 29°，TRC 正在闭合，Risser 征 0 级，月经初潮前期，支具治疗（图 8）。

- 12 岁 9 个月，上胸弯 T1-T6 = 24°，胸弯 T6-T11 = 37°，腰弯 T11-L4 = 36°，TRC 闭合，Risser 征 1 级，月经初潮前期，支具治疗（图 9）。

- 13 岁 4 个月，上胸弯 T1-T5 = 21°，胸弯 T5-T11 = 42°，腰弯 T11-L4 = 44°，TRC 闭合，Risser 征 2 级，月经初潮后 1 个月，支具治疗（图 10）。

- 13 岁 10 个月，上胸弯 T1-T6 = 31°，胸弯 T6-T11 = 51°，腰弯 T11-L4 = 49°，Risser 征 3 级，月经初潮后 7 个月，终止支具治疗（图 11）。

【测量】（患者 14 岁 9 个月）

- 右侧主胸弯 T5-T11 = 55°，主胸弯的上端椎（UEV）T5，下端椎（LEV）T11，顶椎 T8，Bending 33°。上胸弯 T1-T5 = 34°，Bending 22°（<25°）。胸腰弯 T11-L4 = 62°，胸腰弯的顶椎为 L1，Bending 32°（>25°）。胸腰弯大于胸弯，T-Cobb/L-Cobb = 0.9。月经初潮后 18 个月，Risser 征 4 级（图 12～图 14）。

- 冠状面平衡：C7PL-CSVL = −22.5mm，TTS = −20.3mm，CSVL 位于胸腰弯顶椎 L1 凹侧缘外侧，LG = 43.9mm（图 15）。

- T-AVT = +22.3mm，L-AVT = −61.9mm，T-AVT/L-AVT = 0.4；T-Rotatio（Moe）= 1 级，L-Rotatio（Moe）= 2 级，T-Rotation/L-Rotation = 0.5（图 16）。

- 主胸弯上端椎是 T5，结构性胸腰弯下端椎是 L4，L3-4 的椎间盘是平行的（图 17）。

- 矢状位 T5-T12 = +6°，T12-S1 = −44°（图 18）。

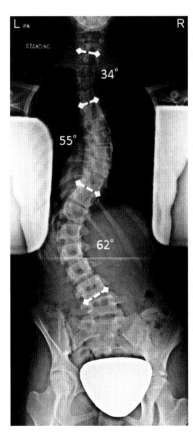
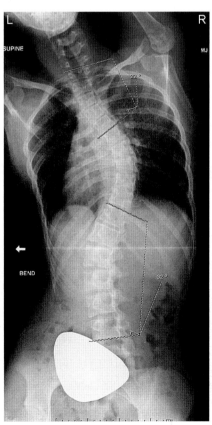
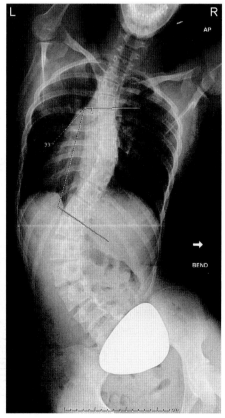

图 12　14 岁 9 个月 　　　　　　　　图 13 　　　　　　　　　　　图 14

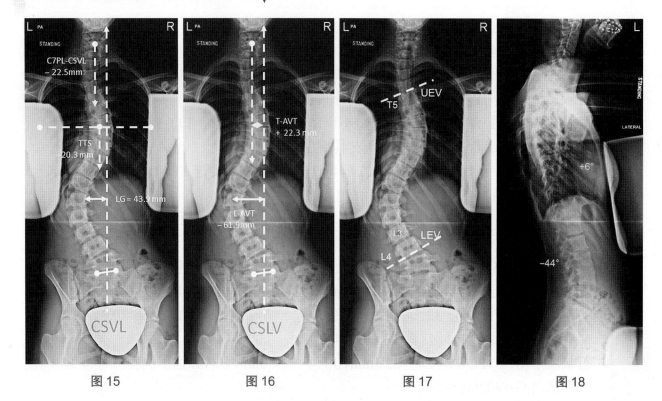

| 图 15 | 图 16 | 图 17 | 图 18 |

【诊断及理由】

- 青少年特发性脊柱侧凸（AIS），幼儿期发病（juvenile onset）。
- 理由：1）患者为幼儿期（5 岁 11 个月）发现脊柱侧凸的女孩，14 岁 9 个月行手术治疗；2）右侧胸弯，顶椎为 T8，左侧胸腰弯，顶椎 L1；3）矢状面主胸弯平背畸形；4）未见先天性发育异常的椎体；5）神经系统检查无异常，MRI 无异常；6）其他系统无异常。

【分型及理由】

- Lenke 6 型。
- 理由：1）右侧主胸弯；2）Bending 像上胸弯 T1-T4 = 22°（<25°），上胸弯为非结构性上胸弯；3）Bending 像胸腰弯 T11-L4 = 32°（>25°），胸腰弯为结构性弯；4）胸腰双主弯，胸腰弯 Cobb 角度大于胸弯 Cobb 角度，Lenke 6 型。该 AIS 分型为 Lenke 6 型。

【治疗原则及理由】

- 手术治疗。
- 理由：胸腰弯 62°（>50°），胸弯 55°（>50°）。

【手术方案及理由】

- 后路固定融合 T5 到 L4。
- LIV 选择 L4 的理由：原则上 Lenke 6 型弯 LIV 的选择与 Lenke 3 型弯相同，即 LIV 选择胸腰弯或腰弯的 LEV。L4 是结构性胸腰弯的下端椎，故 LIV 选择在 L4。
- UIV 到 T5 的理由：原则上 Lenke 6 型弯 UIV 的选择与 Lenke 3 型弯相同，即 UIV 选择胸弯的上端椎，T5 是主胸弯的上端椎，故 LIV 选择在 T5。

【实际结果】

- 后路选择性胸椎融合 T5 到 L4。
- 术后 6 周（图 19）、6 个月（图 20）随访前后位 X 线片。
- 术后 1 年 1 个月测量（图 21、图 22）：T5-T11 = 16°，主胸弯矫正率 = 70%；胸腰弯 T11-L4 = 19°，腰弯矫正率 = 69%。C7PL-CSVL = −12.2mm，冠状位向左倾斜减少 10.3mm；TTS = −21.3mm，胸廓向左倾斜增加 1.3mm。矢状位 T5-T12 = +22°，T12-S1 = −51°。

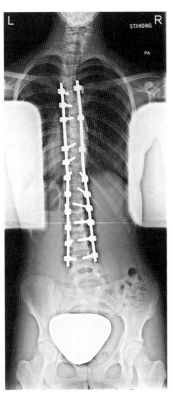
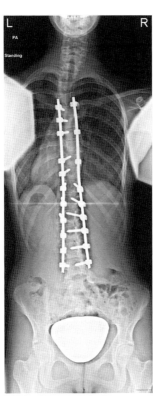
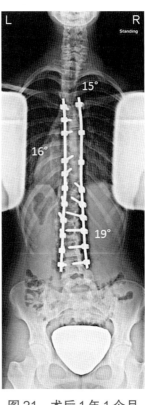
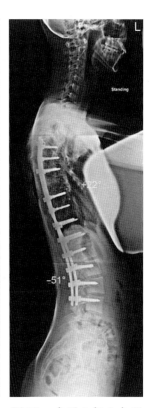

| 图 19 术后 6 周 | 图 20 术后 6 个月 | 图 21 术后 1 年 1 个月（正位） | 图 22 术后 1 年 1 个月（侧位） |

【讨论】

- 该例展示患者自 5 岁 11 个月（幼儿期）到 14 岁 9 个月（青少年期）之间总共 8 年 10 个月的时间里脊柱侧凸的进展史。通过观察该女性患者的 TRC，Risser 征，月经初潮前后期，以及年龄的变化，来比较 Cobb 角的进展。你会发现生长潜能的评估对预测弯度的进展及手术时机把握非常重要。
- 该特发性脊柱侧凸在幼儿期发病，青少年期手术治疗。10 岁前的诊断是幼儿特发性脊柱侧凸（JIS），10 岁后的诊断是青少年特发性脊柱侧凸（AIS），幼儿期（juvenile）发病。
- Lenke 6 型弯 UIV 和 LIV 选择原则上与 Lenke 3 型弯相同，即 UIV 为主胸弯的上端椎，LIV 为结构性主胸腰弯 / 腰弯的下端椎。如果结构性腰弯的下端椎与其头侧端相邻椎体的椎间盘是平行的，LIV 可酌情考虑选择平行椎间盘头侧端的椎体。该例结构性主胸腰弯的下端椎（L4）与其头侧端椎体（L3）的椎间盘是平行的，LIV 可选在 L3。但最终 LIV 还是选择在下端椎(L4)。理由可能是因为 Lenek 6 型弯,胸腰弯明显大于胸弯,胸腰弯顶椎明显偏离 CSVL(LG=43.9mm),LIV 选择在下端椎更安全。

病例 3

【病史】

- 17 岁 3 个月女孩,5 年前被家庭医生发现脊柱侧凸,曾给予观察治疗。3 年前发现侧凸进展,理疗及功能锻炼。近期侧凸进展,伴有背部疼痛。
- 神经系统检查无异常,MRI 未见异常,11 岁月经初潮,其他系统未见异常。

【测量】

- 右侧胸弯 T4-T11=47°,胸弯的上端椎(UEV)T4,下端椎(LEV)T11,顶椎 T7,Bending 21°。上胸弯 T1-T4=20°,Bending 3°(<25°)。胸腰弯 T11-L4=59°,胸腰弯的顶椎为 L1,Bending 16°。胸腰弯大于胸弯,Risser 征 4+级(图1～图3)。
- 冠状面平衡:C7PL-CSVL=-37.5mm,TTS=-20.3mm,CSVL 位于胸腰弯顶椎 L1 凹侧缘外侧,Lumbar Gap(LG)=40.6mm(图4)。
- T-AVT=+31.2mm,L-AVT=-65.6mm,T-AVT/L-AVT=0.5;T-Rotatio(Moe)=1 级,L-Rotatio(Moe)=2 级,T-Rotation/L-Rotation=0.5(图5)。
- 主胸弯上端椎是 T4,结构性胸腰弯下端椎是 L4,L3-4 椎间盘平行(图6)。
- 矢状位 T5-T12=+23°,T10-L2=+11°,T12-S1=-55°(图7)。

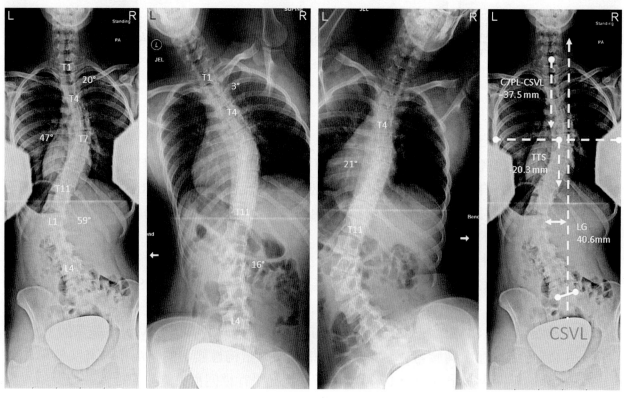

图 1   图 2   图 3   图 4

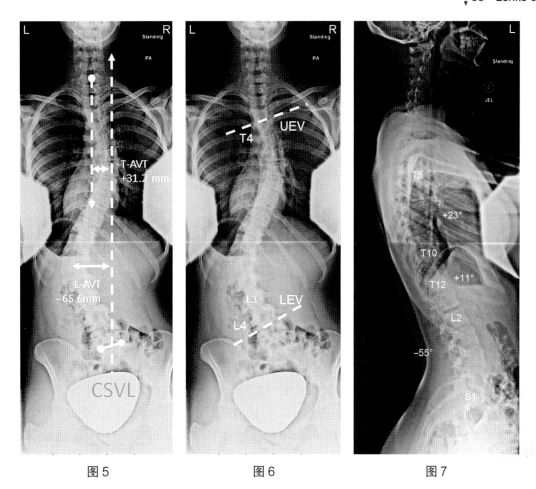

图 5　　　　　　　　　图 6　　　　　　　　　图 7

【诊断及理由】

- 青少年特发性脊柱侧凸（AIS）。
- 理由：1）患者为青少年期（12 岁）发现脊柱侧凸的女孩；2）右侧主胸弯，左侧主胸腰弯；3）未见先天性发育异常的椎体；4）神经系统检查无异常，MRI 未见异常；5）其他系统无异常。

【分型及理由】

- Lenke 6 型。
- 理由：1）右侧主胸弯 T4-T11＝47°；2）Bending 像上胸弯 T1-T4＝3°（＜25°），上胸弯为非结构性上胸弯；3）Bending 像胸腰弯 T11-L4＝16°（＜25°），虽然胸腰弯小于 25°，但胸腰弯为三个弯中角度最大的弯，角度最大弯无论 Bending 是否大于 25°，均认为是结构胸弯，故该胸腰弯为结构性弯；4）胸腰双主弯，胸腰弯 Cobb 角度大于胸弯 Cobb 角度，Lenke 6 型。该 AIS 分型为 Lenke 6 型。

【治疗原则及理由】

- 手术治疗。
- 理由：胸腰弯 59°（＞50°）。

【手术方案及理由】

- 后路固定融合 T4 到 L3。

- 最下固定椎(LIV)选择 L3 的理由: Lenke 6 型弯 LIV 选择原则上与 Lenke 3 型弯相同, LIV 应为结构性主胸腰弯/腰弯的下端椎(LEV)。如果结构性腰弯的下端椎与其头侧端相邻椎体的椎间盘是平行的,LIV 可酌情考虑选择平行椎间盘头侧端的椎体。该例结构性主胸腰弯的下端椎(L4)与其头侧端椎体(L3)的椎间盘是平行的,LIV 可选择在 L3。

- UIV 到 T4 的理由:原则上 Lenke 6 型弯 UIV 的选择与 Lenke 3 型弯相同,即最上固定椎(UIV)选择胸弯的上端椎(UEV),T4 是主胸弯的上端椎,故 LIV 选择在 T4。

【实际结果】

- 后路选择性胸椎融合 T2 到 L3。

- 术后 3 天(图 8)、1 个月(图 9)后前位 X 线片。

- 术后 9 个月测量(图 10,图 11): T4-T11 = 21°, 主胸弯矫正率 = 55%; 胸腰弯 T11-L4 = 33°, 胸腰弯矫正率 = 44%。 C7PL-CSVL = −18.7mm, 冠状位向左倾斜减少 18.8mm; TTS = −9.4mm, 胸廓向左倾斜减少 10.9mm。 矢状位 T5-T12 = +19°, T12-S1 = −59°。

- 图 12～16 显示患者术前及术后 1 年外观像比较。

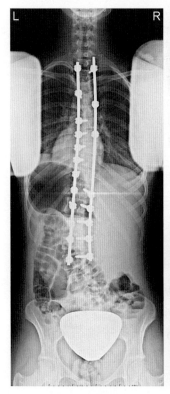 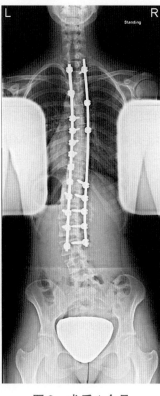 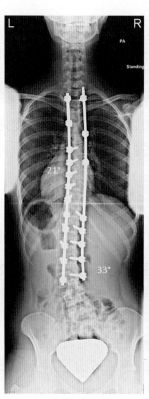 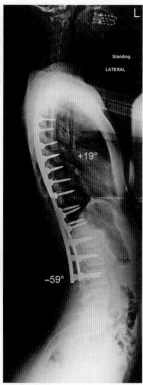

图 8　术后 3 天　　　　图 9　术后 1 个月　　　　图 10　术后 9 个月　　　　图 11　术后 9 个月

（正位）　　　　　　　　（侧位）

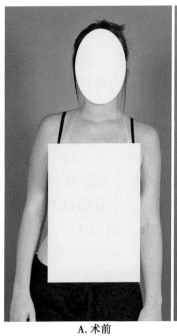
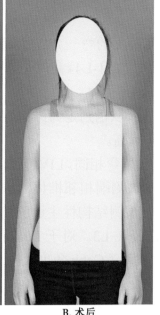
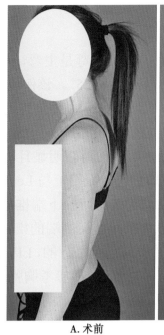
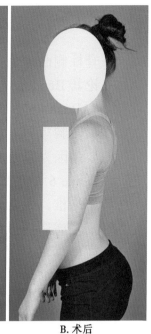

A. 术前　　　　　　　　　B. 术后　　　　　　　　A. 术前　　　　　　　　B. 术后

图 12　术前及术后 1 年前面观　　　　　　　图 13　术前及术后 1 年侧面观

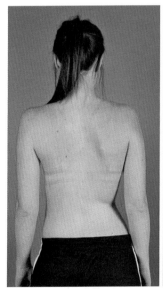
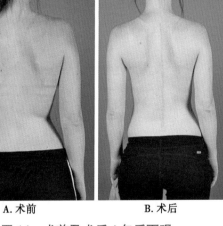
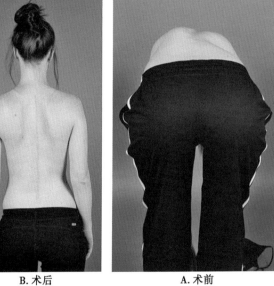
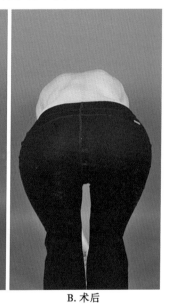

A. 术前　　　　　　　　　B. 术后　　　　　　　　A. 术前　　　　　　　　B. 术后

图 14　术前及术后 1 年后面观　　　　　　图 15　术前及术后 1 年 Adam test 后面观

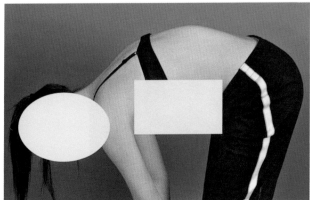
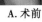
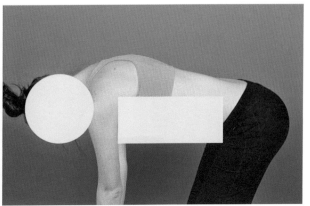

A. 术前　　　　　　　　　　　　　　　　　　B. 术后

图 16　术前及术后 1 年 Adam test 侧面观

【讨论】

- 脊柱侧凸中至少有一个弯是主弯,角度最大的弯一定是主弯,主弯就是结构性弯,无论其 Bending 是否大于 25°。该例胸腰弯(T11-L4)是三个弯中最大的弯是主弯,虽然它 Bending 小于 25°,它仍是结构性弯。

- 该例胸弯(T4-T11)Bending 小于 25°,之所以也判定为结构性主弯并进行固定融合,主要是因为患者术前剃刀背较明显且右肩抬高。

- Lenke 6 型弯 LIV 选择原则上与 Lenke 3 型弯相同,LIV 应为结构性主胸腰弯 / 腰弯的下端椎。如果结构性腰弯的下端椎与其头侧端相邻椎体的椎间盘是平行的,LIV 可酌情考虑选择平行椎间盘头侧端的椎体。该例结构性主胸腰弯的下端椎(L4)与其头侧端椎体(L3)的椎间盘是平行的,LIV 选择在 L3。对于 Lenke 6 型,选择平行椎间盘头侧端的椎体有时需慎重,要参考胸腰弯 / 腰弯 Cobb 角度大小及柔软度酌情而定。该例 LIV 选择在平行椎间盘头侧端的椎体主要是因为该胸腰弯柔软度较好(柔软指数 =73%)。该例术后 LIV 远端残留一定的角度,仍在继续随访中。

- 该例 UIV 没选择在主胸弯的上端椎(T4)而选在 T2,原因有可能是为了更好地恢复肩平衡。如果 UIV 选择在主胸弯的上端椎(T4)也有可能达到同样的疗效,因为术前右肩抬高。

病例 4

【病史】

- 17 岁 4 个月女孩,4 年前发现脊柱侧凸,给予支具治疗。近期侧凸进展,无不适主诉(图1,图2)。

- 神经系统检查无异常,11 岁月经初潮,其他系统未见异常。

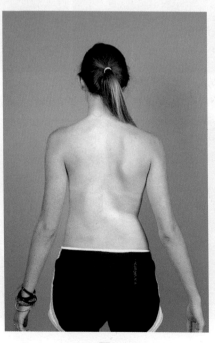

图1

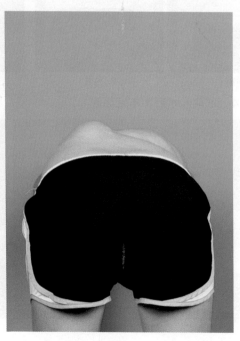

图2

【测量】

- 右侧胸弯 T4-T11＝67°，胸弯的上端椎（UEV）T4，下端椎（LEV）T11，顶椎 T7，Bending 24°。上胸弯 T1-T4＝28°，Bending 12°（＜25°）。胸腰弯 T11-L3＝76°，胸腰弯的顶椎为 L1，Bending 35°。胸腰弯大于胸弯，Risser 征 4＋级（图 3～图 5）。
- 冠状面平衡：C7PL-CSVL＝−24.9mm，TTS＝0mm，CSVL 位于胸腰弯顶椎 L1 凹侧缘外侧，LG＝37.3mm（图 6）。
- T-AVT＝＋42.3mm，L-AVT＝−58.4mm，T-AVT／L-AVT＝0.7；T-Rotatio（Moe）＝1 级，L-Rotatio（Moe）＝3 级，T-Rotation／L-Rotation＝0.3（图 7）。
- 主胸弯上端椎（UEV）是 T4，结构性胸腰弯下端椎（LEV）是 L3（图 8）。
- 矢状位 T5-T12＝＋6°，T10-L2＝＋23°，T12-S1＝−38°（图 9）。

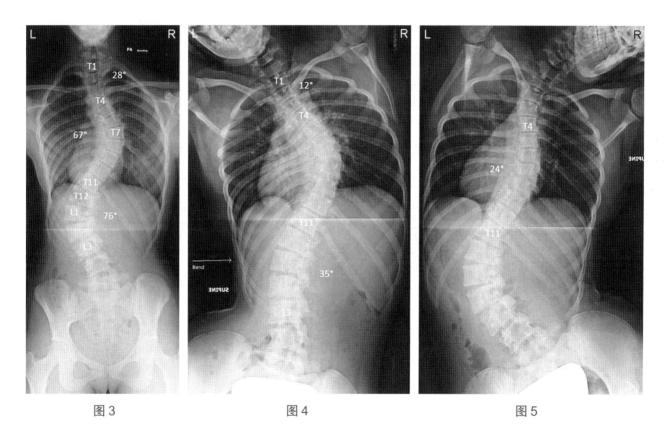

图 3　　　　　　　　　图 4　　　　　　　　　图 5

【诊断及理由】

- 青少年特发性脊柱侧凸（AIS）。
- 理由：1）患者为青少年期（13 岁）发现脊柱侧凸的女孩；2）右侧主胸弯，顶椎 T7，左侧主胸腰弯；3）矢状面胸椎平背畸形；4）未见先天性发育异常的椎体；5）神经系统检查无异常，6）其他系统无异常。

【分型及理由】

- Lenke 6 型。
- 理由：1）右侧胸弯 T4-T11＝67°；2）Bending 像上胸弯 T1-T4＝12°（＜25°），上胸弯为非

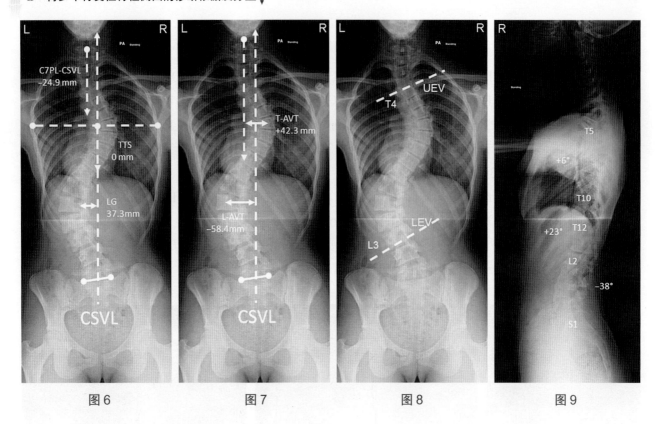

图6　　　　　　　图7　　　　　　　图8　　　　　　　图9

结构性上胸弯；3）Bending 像胸腰弯 T11-L3＝35°（＞25°），胸腰弯为结构性弯；4）矢状面 T10-L2＝＋23°（＞＋20°），胸腰交界性后凸，右胸弯和左胸腰弯为结构性双主弯，胸腰弯 Cobb 角度大于胸弯 Cobb 角度，Lenke 6 型。该 AIS 分型为 Lenke 6 型。

【治疗原则及理由】

- 手术治疗。
- 理由：胸弯和胸腰弯 Cobb 角均大于 50°。

【手术方案及理由】

- 后路固定融合 T4 到 L3。
- LIV 选择 L3 的理由：Lenke 6 型弯 LIV 选择原则上与 Lenke 3 型弯相同，LIV 应为结构性主胸腰弯/腰弯的 LEV。L3 是结构性胸腰弯的下端椎，LIV 选择在 L3。
- UIV 到 T4 的理由：原则上 Lenke 6 型弯 UIV 的选择与 Lenke 3 型弯相同，即 UIV 选择胸弯的上端椎，T4 是主胸弯的上端椎，故 LIV 选择在 T4。

【实际结果】

- 后路固定融合 T4 到 L3。
- 术后 2 个月（图 10）、8 个月（图 11）随访后前位 X 线片。
- 术后 2 年测量（图 12、图 13）：T4-T11＝39°，主胸弯矫正率＝42%；胸腰弯 T11-L3＝33°，腰弯矫正率＝57%。C7PL-CSVL＝−17.9mm，冠状位向左倾斜减少 7mm；TTS＝−8.1mm，胸廓向左倾斜增加 8.1mm。矢状位 T5-T12＝＋25°，T10-L2＝−5°，T12-S1＝−55°。

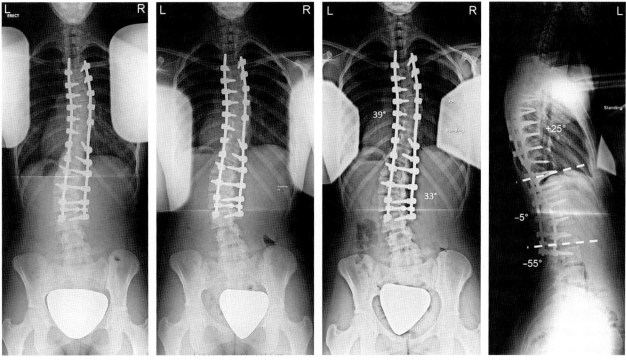

图 10　术后 2 个月　　　图 11　术后 8 个月　　　图 12　术后 2 年（正位）　图 13　术后 2 年（侧位）

【讨论】

- 该例为较典型的 Lenke 6 型弯，患者外观腰部不对称皱褶明显。Adam Test 腰部隆起明显，剃刀背（Rib Hump）明显。胸腰弯 Cobb 角大于胸弯 Cobb 角，胸腰弯顶椎椎体旋转明显，L-AVT＞T-AVT。矢状面胸腰交界性后凸表明胸弯和胸腰弯皆为结构性弯。
- Lenke 6 型弯融合节段的选择原则与 Lenke 3 型弯相同，LIV 应为结构性主胸腰弯 / 腰弯的下端椎，UIV 选择在主胸弯的上端椎（UEV）。

病例 5

【病史】

- 15 岁 5 个月女孩，4 年前学校体检发现脊柱侧凸，曾给予支具治疗两年。近期侧凸进展，时伴有背部疼痛。
- 神经系统检查无异常，MRI 未见异常，月经初潮前期，患者母亲有脊柱侧凸未接受过治疗，其他系统未见异常。

【测量】

- 右侧胸弯 T4-T10＝43°，顶椎 T7，Bending 34°。胸腰弯 T10-L3＝71°，胸腰弯的顶椎为 T12，Bending 49°。胸腰弯大于胸弯，Risser 征 4＋级（图 1～图 3）。
- 冠状面平衡：C7PL-CSVL＝－24.6mm，TTS＝－18.4mm，CSVL 位于胸腰弯顶椎 T12 凹侧缘外侧，LG＝51.6mm（图 4）。

- T-AVT＝＋8.6mm，L-AVT＝−63.7mm，T-AVT／L-AVT＝0.1；T-Rotatio（Moe）＝1级，L-Rotatio（Moe）＝2级，T-Rotation／L-Rotation＝0.5（图5）。
- 主胸弯上端椎（UEV）是T4，结构性胸腰弯下端椎（LEV）是L3（图6）。
- 矢状位 T5-T12＝＋11°，T10-L2＝＋21°（＞20°）（图7）。

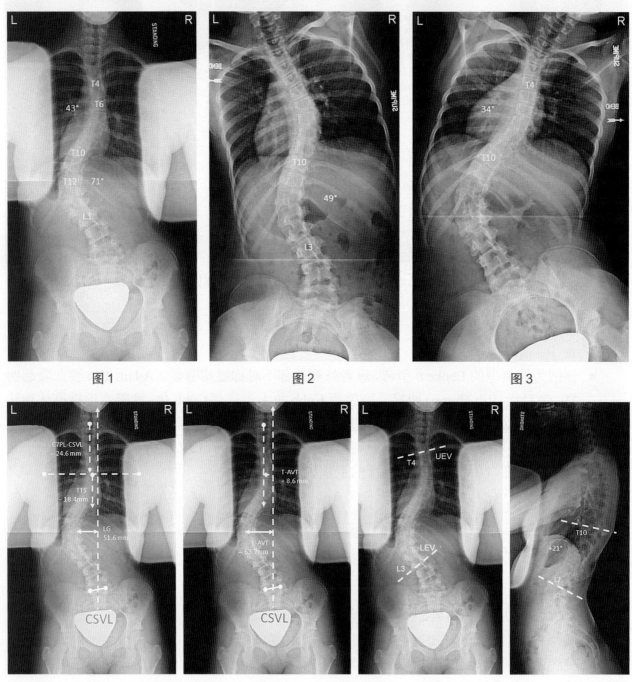

图1　　　　　　图2　　　　　　图3

图4　　　　图5　　　　图6　　　　图7

【诊断及理由】

- 青少年特发性脊柱侧凸（AIS）。
- 理由：1）患者为青少年期（11岁）发现脊柱侧凸的女孩；2）右侧主胸弯，左侧主胸腰弯；3）未见先天性发育异常的椎体；4）神经系统检查无异常，MRI未见异常；5）其他系统无异常。

【分型及理由】

- Lenke 6 型。
- 理由：1）右侧主胸弯 T4-T10 = 43°，Bending = 34°（> 25°）；2）左侧胸腰弯 T10-L3 = 71°，Bending = 49°（> 25°），故该胸腰弯为结构性主弯；3）矢状面 T10-L2 = 21°（> 20°），矢状面胸腰交界性后凸，胸腰双主弯，胸腰弯 Cobb 角度大于胸弯 Cobb 角度，Lenke 6 型。该 AIS 分型为 Lenke 6 型。

【治疗原则及理由】

- 手术治疗。
- 理由：胸腰弯 71°（> 50°）。

【手术方案及理由】

- 后路固定融合 T4 到 L3。
- LIV 选择 L3 的理由：Lenke 6 型弯 LIV 选择原则上与 Lenke 3 型弯相同，LIV 应为结构性主胸腰弯 / 腰弯的下端椎。该例结构性主胸腰弯的下端椎为 L3，LIV 选择在 L3。
- UIV 到 T4 的理由：原则上 Lenke 6 型弯 UIV 的选择与 Lenke 3 型弯相同，即 UIV 选择胸弯的上端椎，T4 是主胸弯的上端椎（UEV），故 LIV 选择在 T4。

【实际结果】

- 后路选择性胸椎融合 T4 到 L3。
- 术后 3 个月（图 8）、6 个月（图 9）随访后前位 X 线片。

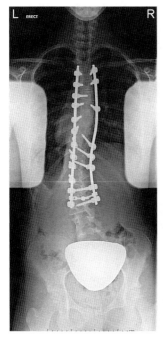
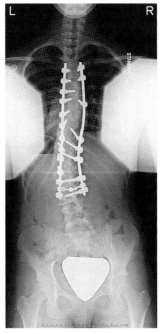
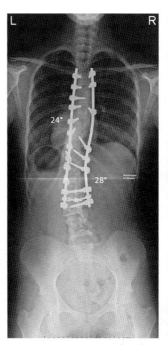
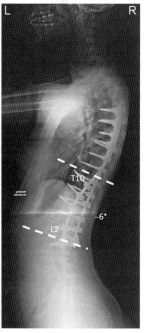

| 图 8 术后 3 个月 | 图 9 术后 6 个月 | 图 10 术后 1 年 6 个月（正位） | 图 11 术后 1 年 6 个月（侧位） |

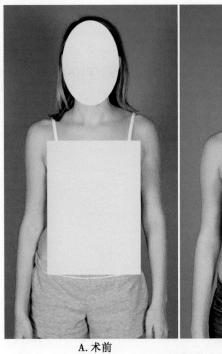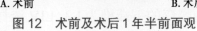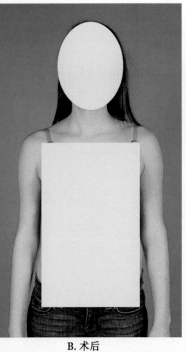

A. 术前　　　　　　　　B. 术后

图 12　术前及术后 1 年半前面观

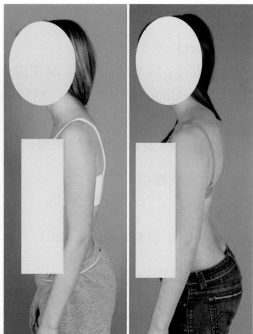

A. 术前　　　　　　　　B. 术后

图 13　术前及术后 1 年半侧面观

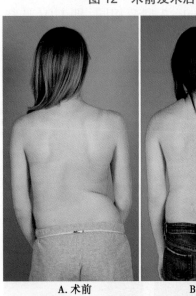

A. 术前　　　　　　　　B. 术后

图 14　术前及术后 1 年半后面观

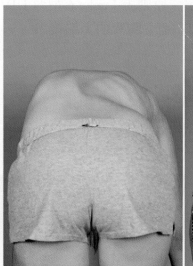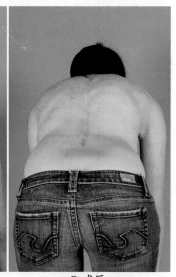

A. 术前　　　　　　　　B. 术后

图 15　术前及术后 1 年半 Adam test 后面观

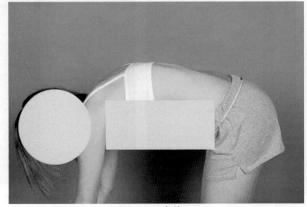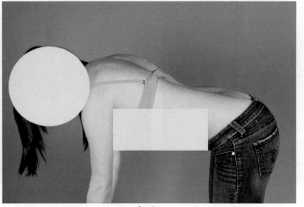

A. 术前　　　　　　　　　　　　　　　B. 术后

图 16　术前及术后 1 年半 Adam test 侧面观

- 术后 1 年 6 个月测量(图 10、图 11):T4-T11＝24°,主胸弯矫正率＝51%;胸腰弯 T11-L4＝28°,腰弯矫正率＝61%。C7PL-CSVL＝0mm,冠状位向左倾斜减少 24.6mm;TTS＝0mm,胸廓向左倾斜减少 18.4mm。矢状位 T10-L2＝-6°。
- 图 12～图 16 显示患者术前及术后 1 年外观像比较。

【讨论】

- 该例正位 X 线片侧凸的形态很像单纯胸腰弯(Lenke 5 型),这样就给手术方案的制订带来困难,是只融合胸腰弯,还是胸弯也需要固定。在测量分析后发现胸弯 Bending 大于 25°,最重要的是该患者矢状面有胸腰交界性后凸。原则上,矢状面胸腰交界处(T10-L2)有交界性后凸(T10-L2＞＋20°),胸弯和腰弯就都认为是结构性弯(胸腰双主弯),胸弯和腰弯都需要固定融合。

单一胸腰弯和腰弯的确定

胸腰弯（thoracolumbar curve）是指顶椎在 T12，T12 与 L1 之间的椎间盘或 L1 的弯（图 1），腰弯（lumbar curve）是指顶椎在 L1 与 L2 之间的椎间盘或以下的弯（图 2）。Lenke 分型将单纯的胸腰弯 / 腰弯列为 Lenke 5 型。Lenke 5 型弯手术指征是弯度大于 40°～45°，融合节段的选择原则是最上固定椎（UIV）= 上端椎（UEV），最下固定椎（LIV）= 下端椎（LEV）（图 3、4）。

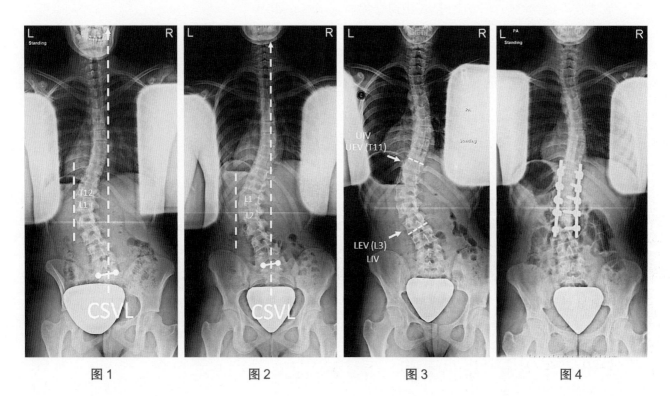

图 1　　　　图 2　　　　图 3　　　　图 4

Lenke 5 型病例

―――――――――――― 病例 1 ――――――――――――

【病史】

- 13 岁 11 个月女孩，半年前发现脊柱侧凸，偶有肩背部疼痛。
- 神经系统检查无异常，月经初潮后 10 个月，其他系统未见异常。

【测量】

- 左侧胸腰弯 T11-L3 = 59°，胸腰弯的上端椎（UEV）T11，下端椎（LEV）L3，顶椎 L1，Bending 1°。右侧胸弯 T5-T11 = 40°，Bending 4°。Risser 征 4 级（图 1）。
- 冠状面平衡：C7PL-CSVL = −15.5mm，TTS = −7.7mm，CSVL 位于胸腰弯顶椎 L1 凹侧缘外侧，LG = 39.8mm（图 2）。
- 左侧胸腰弯上端椎是 T11，下端椎是 L3（图 3）。
- 矢状位 T5-T12 = +20°，T10-L2 = −2°，T12-S1 = −63°（图 4）。

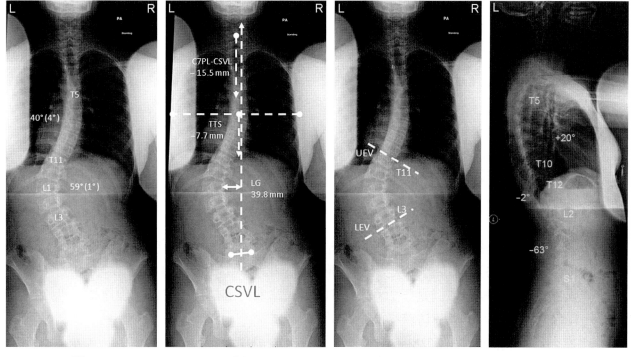

| 图 1 | 图 2 | 图 3 | 图 4 |

【诊断及理由】

- 青少年特发性脊柱侧凸（AIS）。
- 理由：1）患者为青少年期（13 岁）发现脊柱侧凸的女孩；2）单纯左侧胸腰弯；3）未见先天性发育异常的椎体；4）神经系统检查无异常；5）其他系统无异常。

【分型及理由】

- Lenke 5 型。
- 理由：1）左侧主胸腰弯 59°，上端椎 T11，下端椎 L3，顶椎位于 L1；2）右侧胸弯 T5-T11＝40°，Bending 4°（＜25°），未见明显的剃刀背（外观像图 11～13），未见明显肩失衡（外观像图 10、12），胸弯为非结构性胸弯；3）单纯胸腰弯，顶椎在 L1，Lenke 5 型。该 AIS 分型为 Lenke 5 型。

【治疗原则及理由】

- 手术治疗。
- 理由：胸腰弯 59°（＞45°）。

【手术方案及理由】

- 后路固定融合 T11 到 L3。
- 最下固定椎（LIV）选择 L3 的理由：Lenke 5 型 LIV 选择原则是胸腰弯／腰弯的下端椎，L3 是下端椎。
- 最上固定椎（UIV）到 T11 的理由：Lenke 5 型 UIV 选择原则是胸腰弯／腰弯的上端椎，T11 是上端椎。

【实际结果】

- 前路固定融合 T11 到 L3。
- 术后 2 个月（图 5）、1 年 3 个月（图 6）、2 年 6 个月（图 7）随访后前位 X 线片。
- 术后 4 年 6 个月测量（图 8、图 9）：T5-T11＝30°，胸弯自发矫正率 25%；胸腰弯 T11-L3＝15°，胸腰弯矫正率＝75%。C7PL-CSVL＝-18.5mm，冠状位向左倾斜增加 3mm；TTS＝-5.2mm，胸廓向左倾斜减少 2.5mm。矢状位 T5-T12＝＋10°，T12-S1＝-69°。
- 图 10～图 14 显示患者术前及术后 4 年外观像比较。

【讨论】

- 在椎弓根螺钉被广泛应用在脊柱侧凸矫正之前，单纯胸腰弯／腰弯（Lenke 5 型）经常通过前侧入路进行矫正。认为这样便于纠正椎体的旋转，而且可以节省（相对于后侧入路）融合节段。该例是于 2008 年行前侧入路 6.35mm 不锈钢单棒加尾侧端两个椎间隙钛网，术后 4 年半随访获得满意疗效。
- 如今，椎弓根螺钉被广泛应用在脊柱侧凸的矫正，对于 Lenke 5 型弯更多人采取后路椎弓根螺钉技术，融合节段选择原则和前侧入路相同，也是上端椎到下端椎。

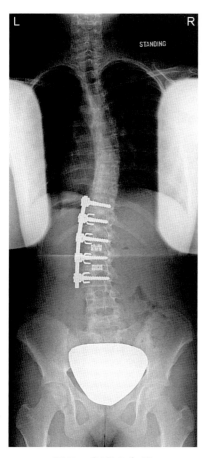

图 5 术后 2 个月

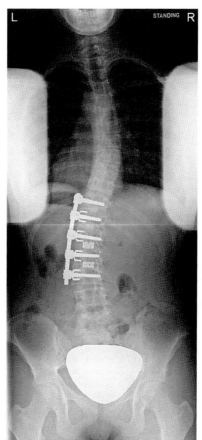

图 6 术后 1 年 3 个月

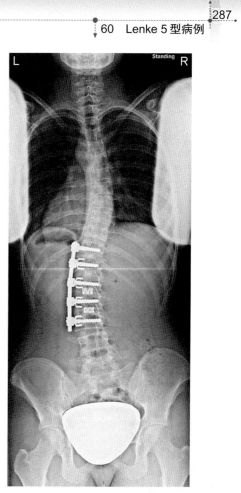

图 7 术后 2 年 6 个月

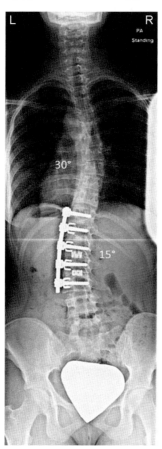

图 8 术后 4 年 6 个月（正位）

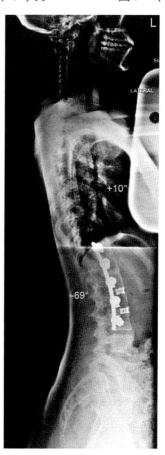

图 9 术后 4 年 6 个月（侧位）

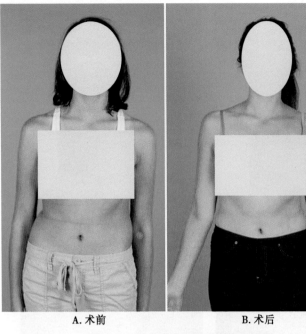

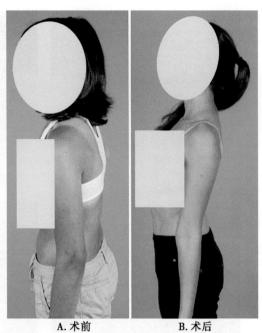

A. 术前　　　　　　　　B. 术后

图 10　术前及术后 4 年半前面观

A. 术前　　　　　　　　B. 术后

图 11　术前及术后 4 年半侧面观

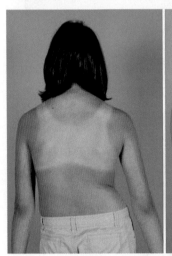

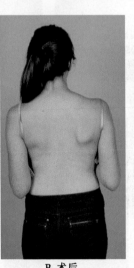

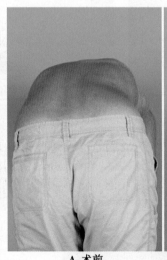

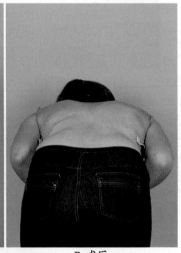

A. 术前　　　　　　　　B. 术后

图 12　术前及术后 4 年半后面观

A. 术前　　　　　　　　B. 术后

图 13　术前及术后 4 年半 Adam test 后面观

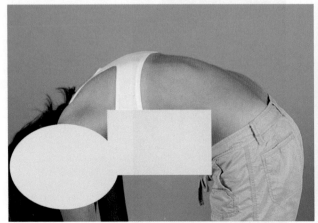

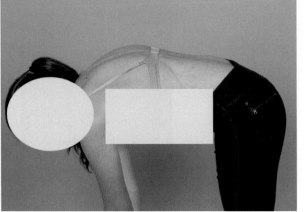

A. 术前　　　　　　　　　　　　　　　　　B. 术后

图 14　术前及术后 4 年半 Adam test 侧面观

病例 2

【病史】

- 16 岁 2 个月女孩，2 年前因背部痛就诊发现脊柱侧凸，曾支具治疗，近期侧凸进展。
- 神经系统检查无异常，MRI 未见异常，月经初潮后 5 年，姐姐有脊柱侧凸未治疗，其他系统未见异常。

【测量】

- 右侧胸腰弯 T11-L3＝60°，胸腰弯的上端椎（UEV）T11，下端椎（LEV）L3，顶椎 L1，Bending 16°。左侧胸弯 T6-T11＝40°，Bending 3°。Risser 征 4＋级（图 1）。
- 冠状面平衡：C7PL-CSVL＝＋2.1mm，TTS＝＋4.7mm，CSVL 位于胸腰弯顶椎 L1 凹侧缘外侧，LG＝19mm（图 2）。
- 右侧胸腰弯上端椎是 T11，下端椎是 L3（图 3）。
- 矢状位 T5-T12＝＋36°，T10-L2＝＋3°，T12-S1＝－72°（图 4）。

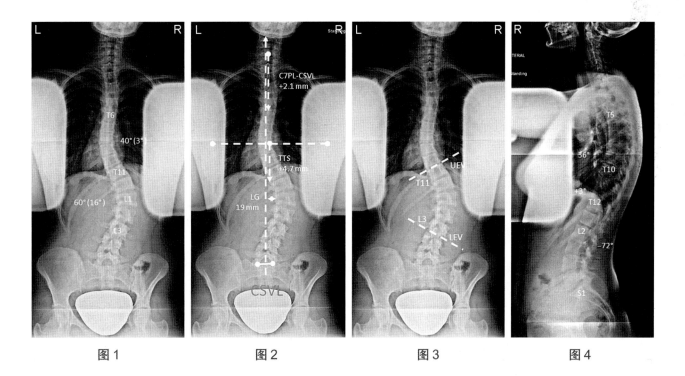

图 1　　　　　　　图 2　　　　　　　图 3　　　　　　　图 4

【诊断及理由】

- 青少年特发性脊柱侧凸（AIS）。
- 理由：1）患者为青少年期（14 岁）发现脊柱侧凸的女孩；2）右侧胸腰弯；3）未见先天性发育异常的椎体；4）神经系统检查无异常，MRI 未见异常；5）有脊柱侧凸家族史；6）其他系统无异常。

【分型及理由】

- Lenke 5 型。
- 理由：1）右侧主胸腰弯 60°，上端椎 T11，下端椎 L3，顶椎位于 L1；2）左侧胸弯 T6-T11＝40°，Bending 3°（<25°），未见明显肩失衡（外观像图 9～图 11），胸弯为非结构性上胸弯；3）单纯胸腰弯，顶椎在 L1，Lenke 5 型。该 AIS 分型为 Lenke 5 型。

【治疗原则及理由】

- 手术治疗。
- 理由：胸腰弯 60°（>45°）。

【手术方案及理由】

- 后路固定融合 T11 到 L3。
- 最下固定椎（LIV）选择 L3 的理由：Lenke 5 型 LIV 选择原则是胸腰弯/腰弯的下端椎，L3 是下端椎。
- 最上固定椎（UIV）到 T11 的理由：Lenke 5 型 UIV 选择原则是胸腰弯/腰弯的上端椎，T11 是上端椎。

【实际结果】

- 后路固定融合 T11 到 L3。
- 术后 2 个月（图 5）、9 个月（图 6）随访后前位 X 线片。
- 术后 2 年（图 7、图 8）：T6-T11＝19°，胸弯自发矫正率 53%；胸腰弯 T11-L3＝15°，胸腰弯

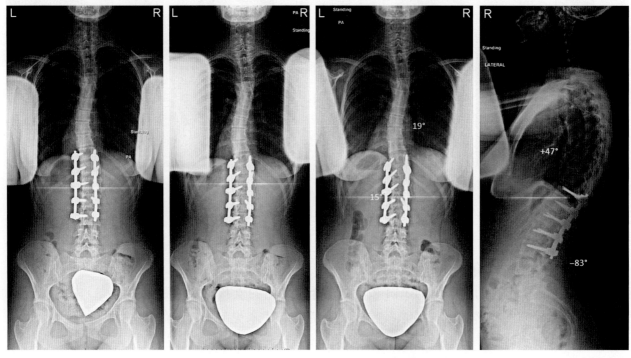

图 5　术后 2 个月　　　图 6　术后 9 个月　　　图 7　术后 2 年（正位）　　图 8　术后 2 年（侧位）

矫正率 =75%。C7PL-CSVL =＋7.7mm，冠状位向右倾斜增加 5.6mm；TTS =＋11.5mm，胸廓向右倾斜增加 6.8mm。矢状位 T5-T12 =＋47°，T12-S1 =−83°。

- 图 9～图 13 显示患者术前及术后 1 年外观像比较。

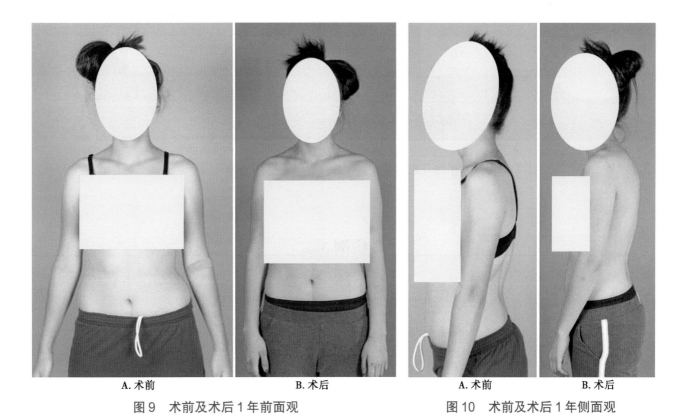

| A. 术前 | B. 术后 | A. 术前 | B. 术后 |

图 9　术前及术后 1 年前面观　　　　　图 10　术前及术后 1 年侧面观

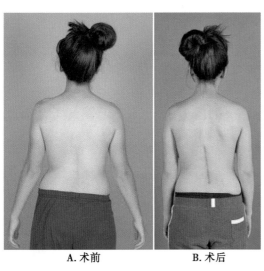

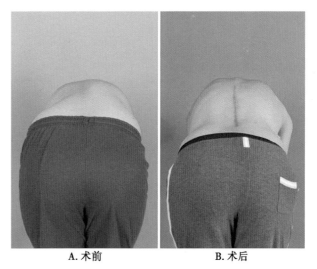

A. 术前　　　　　B. 术后　　　　　A. 术前　　　　　B. 术后

图 11　术前及术后 1 年后面观　　　图 12　术前及术后 1 年 Adam test 后面观

【讨论】

- 单纯右侧胸腰弯 / 腰弯不是典型的 Lenke 5 型弯，典型的 Lenke 5 型弯是左侧弯。对于单纯右侧胸腰弯 / 腰弯，一旦确诊为 Lenke 5 型，治疗原则与融合节段选择的原则与典型的 Lenke 5 型相同。

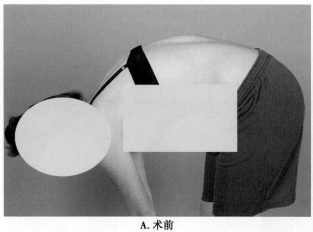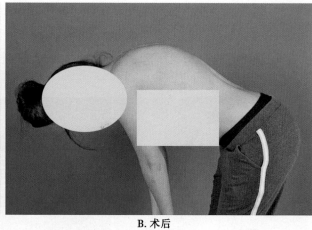

A. 术前   B. 术后

图 13　术前及术后 1 年 Adam test 侧面观

病例 3

【病史】

- 13 岁 11 个月女孩，半年前学校体检发现脊柱侧凸，无其他不适主诉（图 1～图 3）。
- 神经系统检查无异常，月经初潮后 10 个月，其他系统未见异常。

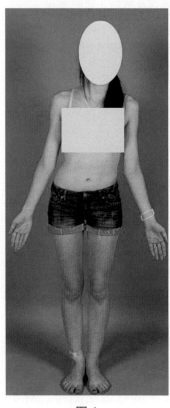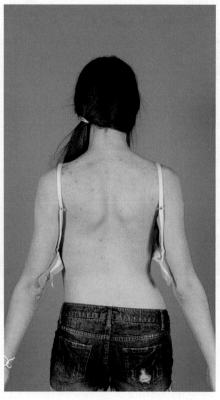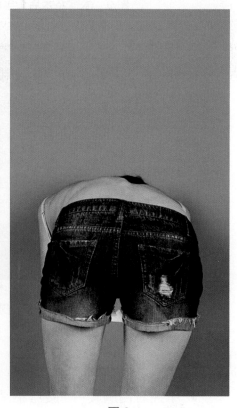

图 1   图 2   图 3

【测量】

- 左侧胸腰弯 T10-L3＝49°，胸腰弯的上端椎（UEV）T10，下端椎（LEV）L3，顶椎 T12-L1 之间的椎间盘，Bending 13°。右侧胸弯 T5-T10＝26°，Bending 5°。Risser 征 3 级（图 4）。
- 冠状面平衡：C7PL-CSVL＝−51.5mm，TTS＝−38.4mm，CSVL 位于胸腰弯顶椎 T12-L1 之间椎间盘凹侧缘外侧，LG＝52.3mm（图 5）。
- 左侧胸腰弯上端椎是 T10，下端椎是 L3（图 6）。
- 矢状位 T5-T12＝＋8°，T10-L2＝−7°，T12-S1＝−61°（图 7）。

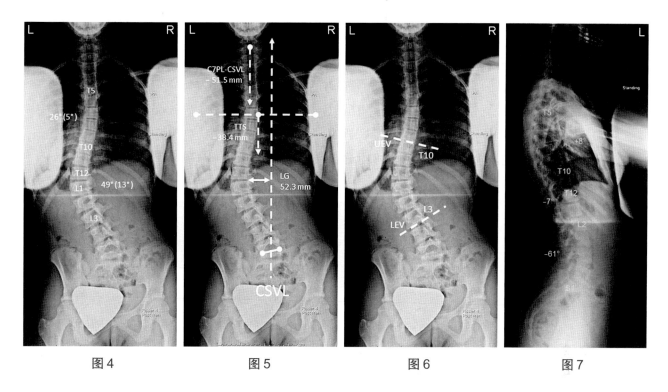

图 4　　　　　　　图 5　　　　　　　图 6　　　　　　　图 7

【诊断及理由】

- 青少年特发性脊柱侧凸（AIS）。
- 理由：1）患者为青少年期（13 岁）发现脊柱侧凸的女孩；2）单纯左侧胸腰弯；3）未见先天性发育异常的椎体；4）神经系统检查无异常；5）其他系统无异常。

【分型及理由】

- Lenke 5 型。
- 理由：1）左侧主胸腰弯 49°，上端椎 T10，下端椎 L3，顶椎位于 T12-L1 之间的椎间盘；2）右侧胸弯 T5-T10＝26°，Bending 5°（＜25°），未见明显的剃刀背（外观像图 2、3），未见明显肩失衡（外观像图 1、2），胸弯为非结构性弯；3）单纯胸腰弯，顶椎在 T12-L1 的椎间盘，Lenke 5 型。该 AIS 分型为 Lenke 5 型。

【治疗原则及理由】

- 手术治疗。

- 理由：胸腰弯 49°（＞45°）。

【手术方案及理由】

- 后路固定融合 T10 到 L3。
- 最下固定椎（LIV）选择 L3 的理由：Lenke 5 型 LIV 选择原则是胸腰弯／腰弯的下端椎，L3 是下端椎。
- 最上固定椎（UIV）到 T10 的理由：Lenke 5 型 UIV 选择原则是胸腰弯／腰弯的上端椎，T10 是上端椎。

【实际结果】

- 后路固定融合 T10 到 L3。
- 术后 3 个月（图 8）、1 年 3 个月（图 9）随访后前位 X 线片。
- 术后 3 年 6 个月测量（图 10、图 11）：T5-T10＝14°，胸弯自发矫正率 46%；胸腰弯 T10-L3＝1°，胸腰弯矫正率＝98%。C7PL-CSVL＝−14.4mm，冠状位向左倾斜纠正 37.1mm；TTS＝0mm，胸廓向左倾斜纠正 38.4mm。矢状位 T5-T12＝＋30°，T12-S1＝−83°。

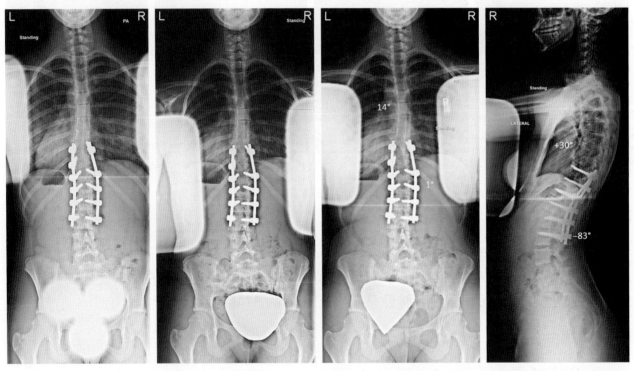

图 8　术后 3 个月　　　图 9　术后 1 年 3 个月　　　图 10　术后 3 年 6 个月　　　图 11　术后 3 年 6 个月
　　　　　　　　　　　　　　　　　　　　　　　　　　　　　　　　（正位）　　　　　　　　　　　（侧位）

【讨论】

- 对于 Lenke 5 型弯更多采取后路椎弓根螺钉技术，融合节段选择的原则是自胸腰弯／腰弯上端椎到下端椎。

病例 4

【病史】

- 14 岁 11 个月男孩，2 年前发现脊柱侧凸，曾有不规律的支具治疗，近期加重，无其他不适主诉（图 1、图 2）。

- 神经系统检查无异常，MRI 无异常，其他系统未见异常。

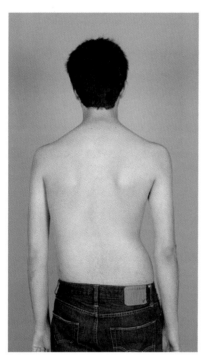 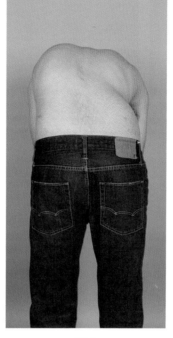

图 1　　　　　　　　　　图 2

【测量】

- 左侧胸腰弯 T9-L3 = 57°，胸腰弯的上端椎（UEV）T9，下端椎（LEV）L3，顶椎 T12，Bending 28°。右侧胸弯 T4-T9 = 22°，Bending 7°。Risser 征 4 + 级（图 3）。

- 冠状面平衡：C7PL-CSVL = −45.3mm，TTS = −39.7mm，CSVL 位于胸腰弯顶椎 L1 凹侧缘外侧，LG = 62.5mm（图 4）。

- 左侧胸腰弯上端椎是 T9，下端椎是 L3（图 5）。

- 矢状位 T5-T12 = +31°，T10-L2 = +5°，T12-S1 = −64°（图 6）。

【诊断及理由】

- 青少年特发性脊柱侧凸（AIS）。

- 理由：1）患者为青少年期（12 岁）发现脊柱侧凸；2）单纯左侧胸腰弯；3）未见先天性发育异常的椎体；4）神经系统检查无异常，MRI 无异常；5）其他系统无异常。

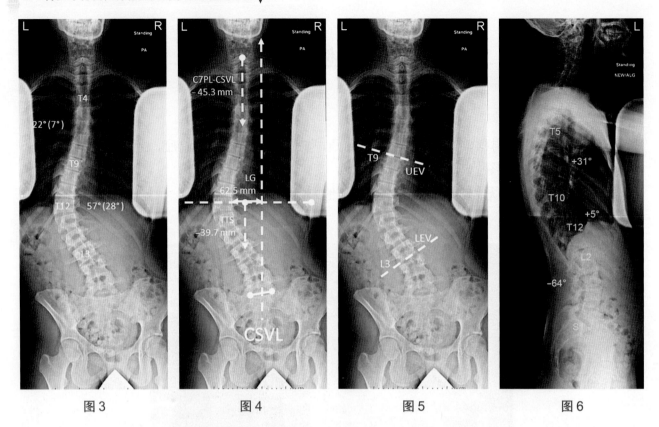

图3　　　　　　　图4　　　　　　　图5　　　　　　　图6

【分型及理由】

- Lenke 5 型。
- 理由：1）左侧主胸腰弯 49°，上端椎是 T9，下端椎是 L3，顶椎位于 T12；2）右侧胸弯 T4-T9 = 22°，Bending 7°（<25°），胸弯为非结构性弯；3）单纯胸腰弯，顶椎在 T12，Lenke 5 型。

【治疗原则及理由】

- 手术治疗。
- 理由：胸腰弯 57°（>45°）。

【手术方案及理由】

- 后路固定融合 T9 到 L3。
- 最下固定椎（LIV）选择 L3 的理由：Lenke 5 型 LIV 选择原则是胸腰弯 / 腰弯的下端椎，L3 是下端椎。
- 最上固定椎（UIV）到 T9 的理由：Lenke 5 型 UIV 选择原则是胸腰弯 / 腰弯的上端椎，T9 是上端椎。

【实际结果】

- 后路固定融合 T9 到 L3。
- 术后 3 个月（图7）、1 年（图8）随访后前位 X 线片。

- 术后 2 年 3 个月测量（图 9、图 10）：T4-T9＝13°，胸弯自发矫正率 41%；胸腰弯 T9-L3＝24°，胸腰弯矫正率＝58%。C7PL-CSVL＝−15.6mm，冠状位向左倾斜纠正 29.7mm；TTS＝−26.6mm，胸廓向左倾斜纠正 13.1mm。矢状位 T5-T12＝＋25°，T12-S1＝−62°。

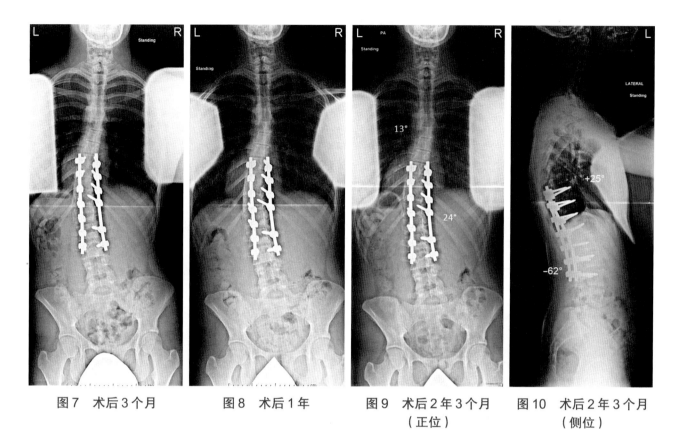

图 7　术后 3 个月　　　　图 8　术后 1 年　　　　图 9　术后 2 年 3 个月　　图 10　术后 2 年 3 个月
　　　　　　　　　　　　　　　　　　　　　　　　　　　（正位）　　　　　　　　　（侧位）

【讨论】

- 采用后路椎弓根螺钉技术治疗 Lenke 5 型弯时，融合节段选择的原则是自胸腰弯 / 腰弯的上端椎到下端椎。

Lenke 4 型病例

病例

【病史】

- 15 岁 7 个月女孩，3 年前发现脊柱侧凸，曾给予支具治疗。近期侧凸进展，伴有腰部疼痛（图1、图2）。

- 神经系统检查无异常，MRI 未见异常，10 岁月经初潮，其他系统未见异常。

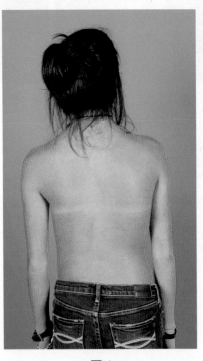 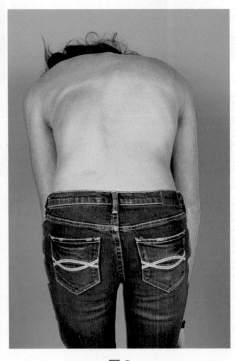

图1　　　　　　　　　　　图2

【测量】

- 右侧胸弯 T5-T11＝72°，胸弯的上端椎（UEV）T5，下端椎（LEV）T11，顶椎 T8，Bending 43°。上胸弯 T2-T5＝57°，Bending 47°（＞25°）。胸腰弯 T11-L4＝57°，胸腰弯的顶椎为 L1，Bending 28°。Risser 征 4 级（图3～图5）。

- 冠状面平衡：C7PL-CSVL＝−17.8mm，TTS＝−8.7mm，CSVL 位于胸腰弯顶椎 L1 凹侧缘外侧，LG＝29.2mm（图6）。

- T-AVT＝＋34.5mm，L-AVT＝−43.9mm，T-AVT／L-AVT＝0.8；T-Rotatio（Moe）＝1 级，L-Rotatio（Moe）＝2 级，T-Rotation／L-Rotation＝0.5（图 7）。
- 结构性上胸弯上端椎是 T2，结构性胸腰弯下端椎是 L4，L3-L4 椎间盘平行（图 8）。
- 矢状位 T2-T5＝＋16°，T5-T12＝＋26°，T10-L2＝−2°，T12-S1＝−57°（图 9）。

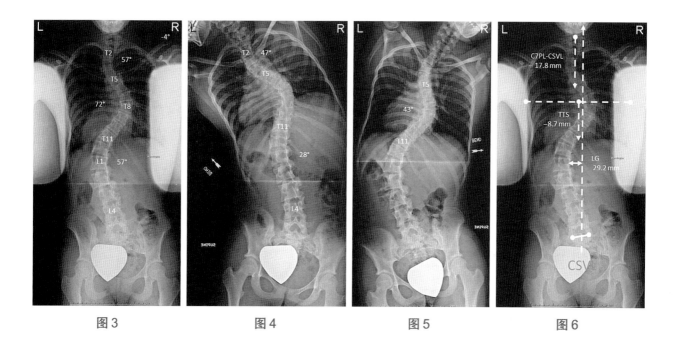

图 3　　　　　图 4　　　　　图 5　　　　　图 6

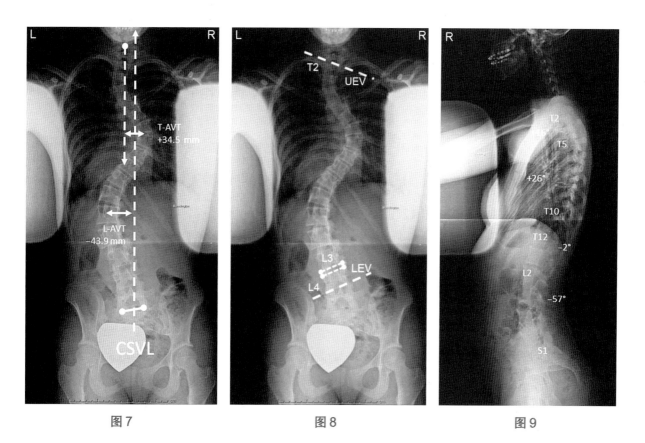

图 7　　　　　　　图 8　　　　　　　图 9

【诊断及理由】

- 青少年特发性脊柱侧凸（AIS）。
- 理由：1）患者为青少年期（12 岁）发现脊柱侧凸的女孩；2）右侧主胸弯，顶椎 T8；3）矢状面主胸弯顶椎区肋骨小头平直；4）未见先天性发育异常的椎体；5）神经系统检查无异常，MRI 未见异常；6）其他系统无异常。

【分型及理由】

- Lenke 4 型。
- 理由：1）右侧主胸弯 T5-T11 = 72°；2）Bending 像上胸弯 T1-T5 = 47°（>25°），上胸弯为结构性上胸弯；3）Bending 像胸腰弯 T11-L4 = 28°（>25°），胸腰弯为结构性弯；4）上胸弯、主胸弯、胸腰弯为三个结构性主弯，该 AIS 分型为 Lenke 4 型。

【治疗原则及理由】

- 手术治疗。
- 理由：三个结构性主弯均大于 50°。

【手术方案及理由】

- 后路固定融合 T2 到 L3。
- 最下固定椎（LIV）选择 L3 的理由：Lenke 4 型弯 LIV 选择在结构性胸腰弯 / 腰弯的下端椎。如果结构性胸腰弯 / 腰弯的下端椎与其头侧端相邻椎体的椎间盘是平行的，LIV 可酌情考虑选择平行椎间盘头侧端的椎体。该例结构性胸腰弯的下端椎（L4）与其头侧端椎体（L3）的椎间盘是平行的，LIV 可选择在 L3。
- 最上固定椎（UIV）到 T4 的理由：Lenke 4 型弯 UIV 选择在 T2。

【实际结果】

- 后路固定融合 T2 到 L3。
- 术后 3 个月（图 10）随访后前位 X 线片。
- 术后 1 年测量（图 11、图 12）：T2-T5 = 30°，上胸弯矫正率 = 47%；T5-T11 = 38°，主胸弯矫正率 = 72%；胸腰弯 T11-L4 = 26°，胸腰弯矫正率 = 54%。C7PL-CSVL = +8.1mm，冠状位向右倾斜 8.1mm；TTS = 0mm，胸廓向左倾斜纠正 8.7mm。矢状位 T5-T12 = +28°，T12-S1 = −79°。

【讨论】

- Lenke 4 型弯是指上胸弯、主胸弯及胸腰弯 / 腰弯均为结构性弯。Lenke 4 型弯后面观外观像见图 1，Adam test 后面观可见三弯均为明显的骨性隆起（图 2）。Lenke 4 型弯手术原则是三弯都需固定融合，融合节段的选择：UIV 为 T2，LIV 为胸腰弯 / 腰弯的下端椎。

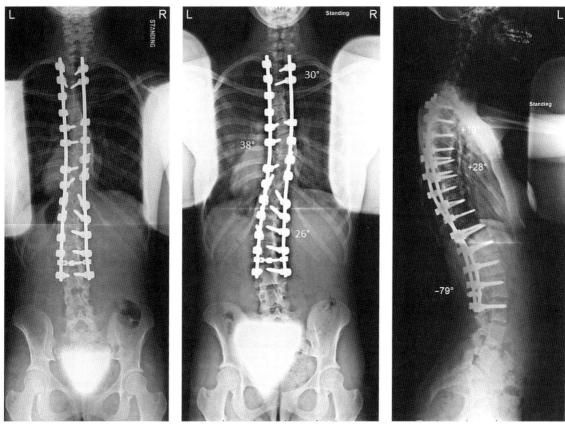

图 10 术后 3 个月   图 11 术后 1 年（正位）   图 12 术后 1 年（侧位）

参考文献

1. Doody MM, Lonstein JE, Stovall M, et al. Breast cancer mortality after diagnostic radiography: findings from the U.S. Scoliosis Cohort Study. Spine (Phila Pa 1976), 2000, 25 (16): 2052-2063.

2. Ron E, Lubin JH, Shore RE, et al. Thyroid cancer after exposure to external radiation: a pooled analysis of seven studies. Radiat Res, 1995, 141 (3): 259-277.

3. Dimeglio A, and Canavese F. The growing spine: how spinal deformities influence normal spine and thoracic cage growth. Eur Spine J, 2012, 21 (1): 64-70.

4. DiMeglio A, Canavese F, Charles YP. Growth and adolescent idiopathic scoliosis: when and how much? J Pediatr Orthop, 2011, 31 (1 Suppl): S28-36.

5. Canavese F, and Dimeglio A. Normal and abnormal spine and thoracic cage development. World J Orthop, 2013, 4 (4): 167-174.

6. Dimeglio A, and Canavese F. Progression or not progression? How to deal with adolescent idiopathic scoliosis during puberty. J Child Orthop, 2013, 7 (1): 43-49.

7. Winter RB, Lonstein JE, Heithoff KB, et al. Magnetic resonance imaging evaluation of the adolescent patient with idiopathic scoliosis before spinal instrumentation and fusion. A prospective, double-blinded study of 140 patients. Spine (Phila Pa 1976), 1997, 22 (8): 855-858.

8. Errico TJ, Lonner BS, Moulton AW. Surgical Management of Spinal Deformities: Expert Consult, 1. Edited, Saunders, 2008.

9. Heary RF, Albert TJ. Spinal Deformities: The Essentials, 1. Edited, Thieme, 2007.

10. Bruner A, Sutker W, Maxwell G. Minimizing patient exposure to ionizing radiation from computed tomography scans. Proc (Bayl Univ Med Cent), 2009, 22 (2): 119-123.

11. Lenke LG, Betz RR, Harms J, et al. Adolescent idiopathic scoliosis: a new classification to determine extent of spinal arthrodesis. J Bone Joint Surg Am, 2001, 83-A (8): 1169-1181.

12. Cho RH, Yaszay B, Bartley CE, et al. Which Lenke 1A curves are at the greatest risk for adding-on... and why? Spine (Phila Pa 1976), 2012, 37 (16): 1384-1390.

13. Trobisch PD, Ducoffe AR, Lonner BS, et al. Choosing fusion levels in adolescent idiopathic scoliosis. J Am Acad Orthop Surg, 2013, 21 (9): 519-528.

14. Wang Y, Bunger CE, Zhang Y, et al. Distal adding-on in Lenke 1A scoliosis: how to more effectively determine the onset of distal adding-on. Spine (Phila Pa 1976), 2013, 38 (6): 490-495.

15. Wang Y, Hansen ES, Hoy K, et al. Distal adding-on phenomenon in Lenke 1A scoliosis: risk factor identification and treatment strategy comparison. Spine (Phila Pa 1976), 2011, 36 (14): 1113-1122.

16. Matsumoto M, Watanabe K, Hosogane N, et al. Postoperative distal adding-on and related factors in Lenke type 1A curve. Spine (Phila Pa 1976), 2013, 38 (9): 737-744.

17. Vedantam R, Lenke LG, Bridwell KH, et al. The effect of variation in arm position on sagittal spinal alignment. Spine (Phila Pa 1976), 2000, 25 (17): 2204-2209.

18. Marks MC, Stanford CF, Mahar AT, et al. Standing lateral radiographic positioning does not represent customary standing balance. Spine (Phila Pa 1976), 2003, 28 (11): 1176-1182.

19. Faro FD, Marks MC, Pawelek J, et al. Evaluation of a functional position for lateral radiograph acquisition in adolescent idiopathic scoliosis. Spine (Phila Pa 1976), 2004, 29 (20): 2284-2289.

20. Aota Y, Saito T, Uesugi M, et al. Optimal arm position for evaluation of spinal sagittal balance. J Spinal Disord Tech, 2011, 24(2): 105-109.

21. Dubousset J, Herring JA, Shufflebarger H. The crankshaft phenomenon. J Pediatr Orthop, 1989, 9(5): 541-550.

22. Canale ST, Beaty JH. Campbell's Operative Orthopaedics. 12th. Edited. Mosby 2012.

23. Larson AN, Fletcher ND, Daniel C, et al. Lumbar curve is stable after selective thoracic fusion for adolescent idiopathic scoliosis: a 20-year follow-up. Spine(Phila Pa 1976), 2012, 37(10): 833-839.

24. Chang MS, Bridwell KH, Lenke LG, et al. Predicting the outcome of selective thoracic fusion in false double major lumbar "C" cases with five- to twenty-four-year follow-up. Spine(Phila Pa 1976), 2010, 35(24): 2128-2133.

中英文对照

Adam 向前弯曲测试　Adams Forward Bend Test，Adam test

Risser 征　Risser sign

D

单一右胸弯　single right thoracic curve

骶骨冠状面参考线　sacral coronal reference line，SCRL

骶骨倾斜　sacral obliquity

骶骨中垂线　center sacral vertical line，CSVL

顶椎　apex

顶椎偏距　apical vertebra translation，AVT

端椎　end vertebrae，EV

G

骨盆冠状面参考线　pelvic coronal reference line，PCRL

骨盆倾斜　pelvic obliquity

骨盆三角软骨　Triradiate Cartilage，TRC

冠状面平衡　coronal balance

J

脊柱矢状位轴　sagittal vertebral axis，SVA

假定型特发性脊柱侧凸　presumed idiopathic scoliosis

结构性上胸弯　structural proximal thoracic curve，SPT

结构性弯　structural curve

结构性主弯　major structural curve

颈 7 铅垂线　C7 plumb line，C7PL

Q

青少年特发性脊柱侧凸　adolescent idiopathic scoliosis，AIS

躯干垂直参考线　vertical trunk reference line，VTRL

R

柔软指数　flexible index

S

上端椎　upper end vertebra，UEV

上水平参考线　superior horizontal reference line，SHRL

上胸弯　proximal thoracic curve，PT

矢状面肋骨隆起　rib hump，RH

矢状面平衡　sagittal balance

矢状面胸廓深度　thoracic depth，TD

锁骨参考线　clavicle reference line，CRL

锁骨角　clavicle angle

锁骨水平参考线　clavicle horizontal reference line，CHRL

W

弯度进展　curve progression

稳定椎　stable vertebra

X

下端椎　lower end vertebra，LEV

下水平参考线　inferior horizontal reference line，IHRL

胸 1 椎体倾斜角　T1 tile angle

胸廓躯干倾斜　thoracic trunk shift，TTS

胸弯　thoracic curve

胸腰段 / 腰段　thoracolumbar/lumbar curve

胸腰双主弯　double major curve

胸腰弯　thoracolumbar curve

胸椎过度后凸畸形　hyperkyphosis

胸椎平背畸形　hypokyphosis

选择性胸椎融合　selective thoracic fusion，STF

Y

腰弯　lumbar curve

影像学肩高度　radiographic shoulder height，RSH

右侧股骨水平参考线　right femoral horizontal reference line，RFHRL

幼儿特发性脊柱侧凸　juvenile idiopathic scoliosis，JIS

远端附加现象　distal adding-on phenomenon

远端交界性后凸　distal junctional kyphosis，DJK

Z

早发性综合征型脊柱侧凸　early onset syndromic scoliosis

中立椎　neutral vertebra，NV

主弯　major curve

主胸部　main thoracic

主胸弯　main thoracic curve，MT

最后触及椎　last touched vertebra，LTV

最后实质性触及椎　last substantially touched vertebra，LSTV

最上固定椎　upper instrumented vertebra，UIV

最下固定椎　lowest instrumented vertebra，LIV

左侧股骨水平参考线　left femoral horizontal reference line，LFHRL

索 引